Abwehrfermente

Das Auftreten blutfremder Substrate und
Fermente im tierischen Organismus unter
experimentellen, physiologischen und
pathologischen Bedingungen.

Von

Emil Abderhalden

Direktor des Physiologischen Instituts der Universität
zu Halle a. S.

Vierte, bedeutend erweiterte Auflage

Mit 55 Textfiguren und vier Tafeln

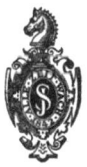

Berlin
Verlag von Julius Springer
1914

ISBN-13: 978-3-642-89492-3   e-ISBN-13: 978-3-642-91348-8
DOI: 10.1007/978-3-642-91348-8

Copyright 1912 by Julius Springer.
Ins Russische, Englische, Französische und Spanische
übersetzt.
Softcover reprint of the hardcover 4th edition 1912

Meinen treuen Mitarbeitern.

Vorwort zur ersten Auflage.

Im Jahre 1906 habe ich in meinem Lehrbuche der physiologischen Chemie den Versuch unternommen, die Abwehrmaßregeln des tierischen Organismus gegen die durch körperfremde Zellen erzeugten Produkte mit Stoffwechselvorgängen der einzelnen Körperzellen in Zusammenhang zu bringen. Ich stellte mir vor, daß die Körperzellen nach dem Eindringen körper-, blut- resp. plasma- und zellfremder Substanzen nicht mit Gegenmaßregeln antworten, die den Organ- und Blutzellen vollständig neuartig sind. Ich suchte vielmehr die ganze Frage der sog. Immunitätsreaktionen in enge Beziehungen zu Prozessen zu bringen, die den Zellen vertraut und daher geläufig sind. Von den dort gegebenen Gesichtspunkten aus habe ich das Problem der Verteidigung des tierischen Organismus gegen das Eindringen körper-, blutplasma- und zellfremden Materials experimentell in Angriff genommen und zunächst die Frage geprüft, ob das Blutplasma normalerweise bestimmte Fermente enthält, und ob nach Zufuhr von fremdartigem Material sich in diesem solche nachweisen lassen, die vorher fehlten. Es ergab sich, daß in der Tat nach der Zufuhr von körperfremden Stoffen Fermente im Blutplasma erscheinen, die imstande sind, diese fremdartigen Produkte abzubauen und dadurch ihres spezifischen Charakters zu berauben. Damit war in einwandfreier Weise wenigstens eine Abwehrmaßregel des tierischen Organismus gegen das Eindringen fremdartiger Stoffe klargestellt.

Ich habe sofort der Beziehungen dieser Befunde zur Immunität und speziell auch zur Anaphylaxie gedacht und bin ferner experimentell der Frage näher getreten, ob der tierische Organismus für die von Mikroorganismen abgegebenen Stoffe Fermente spezifischer Natur mobil macht. Ferner interessierte mich die Frage, ob die beim Abbau der einzelnen Substrate sich bildenden Abbaustufen von Fall zu Fall, je nach der Art der dem Organismus fremden Zellen besonderer Natur sind und dadurch sich vielleicht mancherlei Erscheinungen, die im Gefolge bestimmter Infektionen auftreten, erklären lassen.

Schließlich konnte bei der Schwangerschaft der Nachweis erbracht werden, daß der Organismus sich der zwar arteigenen, jedoch plasmafremden Bestandteile, die dem Blute wahrscheinlich von den Zellen der Chorionzotten aus zugeführt werden, ebenfalls mittels Fermenten erwehrt. Diese Beobachtung ermöglicht eine Erkennung der Schwangerschaft.

Eine Fülle von einzelnen Problemen schließt sich den erhobenen Befunden an. Fragestellungen aller Art aus dem Gebiete der Immunitätsforschung harren der Lösung. Ohne Zweifel steht manche bereits bekannte Tatsache mit unseren Befunden in engster Beziehung. Es wäre verlockend, schon jetzt aus der

Fülle von Einzelbeobachtungen das herauszugreifen, was geeignet ist, der von mir vertretenen Anschauung über das Wesen der Abwehrmaßregeln des tierischen Organismus gegen die Invasion körperfremder Stoffe und Zellen allgemeinere Bedeutung zu geben. Ich habe vorläufig davon Abstand genommen, weil allein schon die Aufzählung verwandter Beobachtungen und vor allem eine Diskussion all der gegebenen Erklärungsversuche den Umfang des kleinen Werkes außerordentlich vergrößert und ferner auch die Übersichtlichkeit der Darstellung gestört hätte. Dazu kommt noch, daß es für den auf dem Gebiete der speziellen Immunitätsforschung nicht aktiv Mitarbeitenden außerordentlich schwer ist, sich in all die im Laufe der Zeit mitgeteilten, oft wechselnden Vorstellungen und Theorien hineinzudenken und vor allem in der zum Teil recht mannigfaltigen Ausdrucksweise und Nomenklatur sich zurecht zu finden. Theorie und tatsächlich Festgestelltes bilden auf diesem Forschungsgebiete ein ganz besonders inniges Gewebe, so daß es nur dem durch unmittelbare Mitarbeit mit allen Problemen dieses Gebietes Vertrauten möglich sein dürfte, die Grenze zwischen Hypothese und Tatsache scharf zu ziehen. Ich habe mich aus diesen Gründen damit begnügt, diejenigen Arbeiten zu nennen, die entweder eng mit meinen Forschungen zusammenhängen oder durch umfassende Literaturübersichten geeignet sind, dem Leser als Quelle zu weiteren Studien auf den erwähnten Forschungsgebieten zu dienen. Nur durch diese Beschränkung war es möglich, ein, wie ich hoffe, klares Bild der Entwicklung meiner eigenen Forschungen zu geben und zu zeigen, auf welchem Wege ich zur Feststellung der gegen die fremdartigen Stoffe mobil gemachten Fermente gekommen bin. Ferner soll im Zusammenhang dargestellt werden, von welchen Vorstellungen ausgegangen wurde und welche Ausblicke sich auf verschiedene Forschungsgebiete eröffnen.

Die vorliegende zusammenfassende Darstellung ist erfolgt, weil ein Teil der experimentell in Angriff genommenen Probleme in letzter Zeit so weit gefördert worden ist, daß ein Rückblick auf die in zahlreichen Veröffentlichungen niedergelegten Beobachtungen mir nützlich erschien, und ferner vor allem das weitere Studium der einzelnen Fragestellungen Institute erfordert, die über Mittel und Einrichtungen verfügen, wie sie mir nicht zu Gebote stehen. Der einzelne vermag bestimmte Probleme immer nur bis zu einem gewissen Punkte zu fördern. Er übernimmt das von den verschiedensten Seiten bis zu einer bestimmten Höhe aufgeführte Gebäude. Er prüft, ob das Gerüstwerk — die vorhandenen Arbeitshypothesen — noch weiter ausreicht oder aber durch ein neues ersetzt werden muß, und vor allem stellt er fest, ob der Bau selbst fest gefügt ist. Dann baut er weiter, zumeist nur ein winziges Stück. Leicht verbaut der einzelne sich durch ein zu mannigfaltig angelegtes Gerüstwerk den Überblick über das Ganze. Andere kommen dann und prüfen, was solider Bau ist, und rücken die unrichtig eingelegten Bausteine zurecht und geben den ungenügend behauenen den letzten Schliff. Jeder neue Arbeiter bringt neue Werkzeuge, neue Ideen und zahlreiche Erfahrungen mit und packt den ganzen Bau von anderen Gesichtspunkten an. Die Gerüste fallen und schließlich erhebt sich ein gewaltiges Gebäude, das kaum verrät, wie mannigfaltig die Baupläne waren, die ihm zugrunde gelegt wurden. So möge auch dieser Beitrag zur Kenntnis der Zellfunktionen nur als ein Versuch betrachtet werden, dem vorhandenen Bau einen weiteren Stein einzufügen und ein Gerüstwerk zu errichten, auf dem weitergebaut werden kann.

Zum Schlusse möchte ich meinen Mitarbeitern, die durch ihre rastlose Tätigkeit es ermöglicht haben, daß in relativ kurzer Zeit eine große Zahl von Einzelversuchen durchgeführt und verschiedene Probleme gleichzeitig von verschiedenen Seiten aus bearbeitet werden konnten, meinen herzlichsten Dank aussprechen.

Halle a. S., den 15. April 1912.

Emil Abderhalden.

Vorwort zur zweiten Auflage.

Obwohl seit der Abfassung der ersten Auflage erst ein Jahr verstrichen ist, konnte die zweite in manchen Punkten erweitert werden. Es sind bereits eine stattliche Anzahl von Untersuchungen auf verschiedenen Gebieten teils durchgeführt, teils in Angriff genommen worden. Es wird am Schlusse des kleinen Werkes über die wichtigsten Resultate berichtet.

Der Name Schutzferment ist fallen gelassen worden, weil leicht durch ihn die Vorstellung geweckt werden könnte, als wären diese, durch plasmafremde Stoffe hervorgerufenen Fermente unbedingt ein Schutz. Die Bezeichnung „Abwehrferment" soll zum Ausdruck bringen, daß der tierische Organismus sich zu verteidigen sucht. Oft wird er durch Abbau blut- resp. plasmafremdem Material seine Eigenart nehmen, manchmal dürften jedoch durch die Abwehrfermente Abbaustufen gebildet werden, die viel schädlicher sind, als das angegriffene Substrat.

Möge die neue Auflage die gleiche freundliche Aufnahme finden, wie die erste!

Halle a. S., den 15. Juni 1913.

Emil Abderhalden.

Vorwort zur dritten Auflage.

Nach nicht ganz drei Monaten war die 2. Auflage vergriffen, ein erfreuliches Zeichen dafür, daß das erschlossene Arbeitsgebiet viel Interesse gefunden hat. Die Zahl der auf den gegebenen Grundlagen mit den mitgeteilten Methoden ausgeführten Arbeiten hat die Zahl Einhundertundzwanzig überschritten! Jede Woche bringt neue Arbeiten! Ich weiß nicht, ob ich mich darüber ungeteilter Freude hingeben darf. Die grundlegenden Arbeiten, die in der Ausarbeitung des Dialysierverfahrens und der optischen Methode zu einem gewissen Abschluß gekommen sind, sind im Laufe von etwa zwölf Jahren entstanden. Schon vor sechs Jahren war der „theoretische" Teil, der auf die Möglichkeit einer Serodiagnostik der Organfunktionen hinwies, fertiggestellt. Auf breiter Grundlage wurde der Tierversuch herangezogen. Alle Möglichkeiten wurden studiert. Immer traten wieder Zweifel auf, die beseitigt werden mußten. Es ergab sich das überraschende Resultat, daß bei Störungen bestimmter Organe nur Eiweißkörper aus diesen zum Abbau gelangen. Diese Ergebnisse wurden nicht mitgeteilt und nur die Erfahrungen veröffentlicht, die bei der Untersuchung der Schwangerschaft erhalten worden waren. Dieser Zustand gestattet eindeutige Schlußfolgerungen. Die klinische Diagnose ist fast ausnahmslos absolut sicher mit dem Ergebnis der serologischen Diagnose zu vergleichen. Entweder stimmt die gestellte Diagnose mit ersterer überein oder nicht. Diese klaren Verhältnisse ergeben die mannigfaltigen Erkrankungsprozesse nicht. Es kann eine bestimmte Krankheit mit allen möglichen sonstigen Störungen von Organfunktionen vereinigt sein. Es wird wohl selten ganz „reine" Krankheitsbilder geben. Daraus folgt ganz von selbst, daß nur der Kliniker in der Lage ist, zu beurteilen, in welchem Umfange die serologische Diagnostik der Organfunktionen anwendbar ist. Es sind hierbei zwei Ziele zu unterscheiden. Die serologische Organdiagnostik kann in vielen Fällen unser Verständnis der bei einer Erkrankung vorliegenden Störungen erweitern. Wir erhalten Einblicke in längst vermutete Dysfunktionen bestimmter Organe oder entdecken, daß solche, an die man gar nicht gedacht hat, regelmäßig bei einer bestimmten Erkrankung Störungen aufweisen. Eine ganz andere Frage ist dann die, ob man die serologische Organdiagnostik zu differentialdiagnostischen Untersuchungen verwenden kann, d. h. ob man ihr den Vorrang gegenüber anderen Methoden zuerkennen darf.

Es wird noch vieler Jahre bedürfen, bis die Frage nach der praktischen Verwertbarkeit der ausgearbeiteten Methoden für jeden einzelnen Fall entschieden ist. Jede Arbeit, die nicht mit absolut einwandfreier Technik ausgeführt worden ist, verzögert eine klare Übersicht über die Leistungsfähigkeit der Methoden. Es gibt wohl keine Methoden, die auf den ersten Anhieb in jeder Hand zu guten Resultaten führen. Oft braucht es wochenlanger Vorstudien, ehe man zu Ergebnissen gelangt, die dazu berechtigen, die erlernten Methoden auf bestimmte Fragestellungen anzuwenden. Kein gewissenhafter Forscher wird diese Vorstudien der Öffentlichkeit übergeben, sondern sie als Übungen betrachten. Ich kann auf Grund einer nun sehr großen Erfahrung nicht verhehlen, daß viele solcher Vorstudien dem Druck übergeben worden sind. Nur ein zielbewußtes Arbeiten kann bei völliger Beherrschung der Methoden zu einwandfreien Resultaten führen. Der Kliniker hat zudem die Pflicht, jeden einzelnen Fall gründlich zu untersuchen und auch weiter zu verfolgen.

Es wäre verfrüht, jetzt schon die vorliegenden Arbeiten einer Kritik zu unterziehen. Ich habe mich damit begnügt, die mir zugänglichen Arbeiten zusammenzustellen. Ferner sind die Ergebnisse neuer experimenteller Untersuchungen berücksichtigt worden. Die Frage nach der Spezifität der Substrate ist diskutiert und endlich sind bei der Beschreibung der Technik einige neuere Erfahrungen berücksichtigt worden.

Im November 1913.

Emil Abderhalden.

Vorwort zur vierten Auflage.

In der kurzen Zeit seit dem Erscheinen der dritten Auflage ist die Methodik des Nachweises der blutfremden Fermente nach verschiedenen Richtungen ergänzt und erweitert worden. Alle neueren Erfahrungen sind verwertet. Zahlreiche Abbildungen sollen die Handhabung der einzelnen Methoden erleichtern. Trotz der außerordentlich großen Anzahl von Veröffentlichungen, die sich mit Anwendungen der geschilderten Methoden auf den verschiedensten Gebieten der Pathologie befassen, ist es immer noch nicht möglich, ein endgültiges Urteil über den praktischen Wert der einzelnen Verfahren für den Pathologen abzugeben. Eigene Erfahrungen auf den verschiedensten Gebieten lassen es als ganz zweifellos erscheinen, daß das ganze Forschungsgebiet nicht nur für die Physiologie, sondern auch für die gesamte Pathologie von Nutzen sein wird. Selbstverständlich lassen sich die Grenzen, die auch dieser Forschungsrichtung gezogen sind, nicht auf Grund einiger weniger Beobachtungen feststellen. Es wird jahrelanger wirklicher Forscherarbeit bedürfen, um bei jeder einzelnen Fragestellung klar erkennen zu können, was die ganzen Methoden und die ihnen zugrunde liegenden Ideen leisten.

Leider bin ich nicht in der Lage, ein wirklich vollständiges Verzeichnis der vorliegenden Literatur zu geben. Viele Angaben konnte ich nicht nach dem Original zitieren. Ich richte an alle diejenigen, die meine Methoden zu ihren Forschungen benützen, die Bitte, mir Separata ihrer Veröffentlichungen zugehen zu lassen.

Halle a. S., im April 1914.

Emil Abderhalden.

Inhaltsverzeichnis.

Seite

Stoffwechsel einzelliger Lebewesen 1
Verhalten der einzelnen Zelle gegenüber den ihr zur Verfügung
 stehenden Stoffen 2
Fermente als Schutzmittel und Vermittler zwischen Außen- und
 Innenwelt der Zelle 4
Stufenweiser Abbau der Nahrungsstoffe 4
Bedeutung der Zellfermente 5
Energiestoffwechsel der Zelle 5
Beispiel der Verarbeitung eines Stoffes durch die Zelle 6
Spezifische Einstellung der Zellfermente 6
Umbau der Nahrungsstoffe bei ihrer Verwertung von seiten der
 Zelle 8
Verschiedene Ansprüche von seiten verschiedener Lebewesen
 an das Nährmaterial 9
Wechselbeziehungen der einzelnen Zellarten zueinander 10
Organisation von Zellstaaten 11
Das Wesen der Nahrungsstoffe. Ihre Herkunft 11
Ernährung des Säuglings 13
Drei Phasen in der Ernährung des Säugetieres 14
Bedeutung der Verdauung 16
Organspezifischer Bau der Zellbestandteile. Bildung und Sekretion
 von Stoffen, die auf bestimmte Stoffwechselprozesse ein-
 wirken 16
Hermaphroditismus verus als Beispiel der spezifischen Ein-
 stellung von Zellsekret und Substrat 17
Weitere Beispiele, die für den spezifischen Bau der einzelnen
 Zellarten innerhalb eines bestimmten Organismus sprechen: 18
 Resultate der Versuche über Transplantation 18
 Beobachtungen aus der Pathologie über organ- und
  funktionsspezifisch gebaute Zellarten 18
 Beobachtungen aus dem Gebiete der Therapie 19

— XVIII —

	Seite
Spezifisch wirkende Zellfermente	19
Vorrichtungen zur Regulation der Zusammensetzung des Blutplasmas	20
Regelung des Zellstoffwechsels	21
Körperfremde und -eigene Stoffe	22
Organ-, zell- und bluteigene und -fremde Stoffe	23
Wie kann jede Zelle aus wenigen Bausteinen zellspezifische Produkte bilden?	24
Verhalten der organischen Bausteine und der anorganischen Stoffe im Organismus	28
Beispiele für den Umbau von Zellmaterial	29
Neubildung von Proteinen und anderen Produkten	30
Schutz des tierischen Organismus vor fremdartigen Stoffen	31
Stufenweiser Abbau der zusammengesetzten Verbindungen	32
Die Zellen des Organismus erhalten beständig ein gleichartiges Nährmaterial	33
Bedeutung der physikalischen Bedingungen der Zellen für ihren Stoffwechsel	34
Bedeutung der Sekretstoffe der einzelnen Zellarten für die Funktion einzelner Organe und damit für den gesamten Organismus	35
Züchtung von Zellen im Reagenzglas	37
Vorläufige Grenzen unseres Wissens. Hypothesen	38
Es gibt keinen einzigen ausschließlich lebenswichtigen Stoff	40
Normaler Weise baut die einzelne Zelle die zusammengesetzten zelleigenen Stoffe zu indifferenten, bluteigenen Stoffen ab	41
Harmonischer Ablauf der Stoffwechselprozesse innerhalb des Organismus	42
Betrachtung einer Infektion (Invasion von Mikroorganismen) unter den Gesichtspunkten der erörterten Auffassung des Zellstoffwechsels und der Zusammenarbeit der verschiedenen Zellarten	43
Verhalten des tierischen Organismus gegen blutfremde Stoffe zusammengesetzter Natur	45
Die Zellfermente und ihre Wirkung	45
Nachweis der Zellfermente	47
Spaltung von Polypeptiden durch Zellfermente	48
Bedeutung der Zellfermente für den Zellstoffwechsel	53
Fermentgehalt des Blutplasmas	54
Parenterale Zufuhr von zusammengesetzten Stoffen	57
Parenterale Zufuhr von Eiweiß, Peptonen und von Polypeptiden	57

	Seite
Das Auftreten von proteo- und peptolytischen Fermenten in der Blutbahn	58
Nachweis der Fermente resp. ihrer Wirkung mittels der optischen Methode	59
Nachweis der Fermente resp. ihrer Wirkung mittels des Dialysierverfahrens	59
Inaktivierung des Plasmas resp. Serums	60
Beispiele von Versuchen durch parenterale Zufuhr von Eiweiß und Eiweißabbaustufen Abwehrfermente ins Blut zu locken	61
Beziehungen der Abwehrfermente zur Anaphylaxie	65
Verhalten des tierischen Organismus bei Zufuhr arteigner Stoffe	67
Erklärung der Möglichkeit der Ausnützbarkeit parenteral zugeführter Proteine und anderer zusammengesetzter Nahrungsstoffe aus dem Auftreten und der Wirkung der Abwehrfermente	70
Abwehrfermente gegen parenteral zugeführte Polysaccharide und speziell gegen Rohrzucker	71
Beispiele von Versuchen über das Auftreten von Invertin im Blutplasma nach parenteraler Zufuhr von Rohrzucker	74
Wie lange nach der parenteralen Zufuhr blutfremder Stoffe sind die Fermente im Blutplasma nachweisbar?	77
Parenterale Zufuhr von Fetten und verwandten Stoffen	78
Parenterale Zufuhr von Nukleoproteiden und Nukleinsäuren	81
Zusammenfassung der besprochenen Erscheinungen	83
Der tierische Organismus ist fremdartigem Material nicht schutzlos preisgegeben	85
Indirekter Nachweis blutfremder, zusammengesetzter Substanzen mittels der auf sie eingestellten Fermente	87
Zustände, bei denen blutfremdes Material kreist	87
Blutfremde Stoffe bei der Bence-Jones'schen Albuminurie	87
Blutfremde Stoffe bei der Schwangerschaft	88
Während der ganzen Dauer der Schwangerschaft finden sich im Blute proteolytische Fermente, die Plazentaeiweiß zu spalten vermögen	89
Die Ursache des Auftretens der Abwehrfermente im Blute von Schwangeren	89
Die Möglichkeit der Diagnose der Schwangerschaft resp. des Vorhandenseins einer „lebenden" Plazenta mittels Abwehrfermenten, die auf Plazentaeiweiß eingestellt sind	92
Rufen auch andere blutfremde Stoffe Abwehrfermente hervor, die Plazentaeiweiß abbauen?	93

	Seite
Das Auftreten von Abwehrfermenten, die auf bestimmte Substrate eingestellt sind	94
Versuch einer Erklärung für die Beobachtung, daß das Blutserum unter bestimmten Bedingungen mehrere Substrate oder nur ein bestimmtes angreift	94
Kann koaguliertes Eiweiß noch eine spezifische Struktur und Konfiguration besitzen?	96
Beim Dialysierverfahren und der optischen Methode gehen wir von verschiedenen Substraten aus	98
Die Fermente als solche sind uns unbekannt. Wir erkennen sie an ihrer Wirkung	100
Einwände gegen die Annahme von Fermenten, die eine ganz spezifische Einstellung auf ein bestimmtes Substrat besitzen	102
Begründung des Versuches einer Serodiagnostik der Organfunktionen	102
Indirekter Nachweis von blutfremden Substanzen mittels der auf sie eingestellten Fermente	103
Verfeinerung der Methodik des Nachweises der blutfremden Fermente spezieller Art	104
Bedeutung der Erforschung der Abwehrfermente für die Physiologie	105
Die Abwehrfermente und Zellfermente als feinste Reagentien auf die Feinheiten der Struktur und Konfiguration der Zellbestandteile	105
Nachweis von Zellfermenten, die auf die Bestandteile ihres Mutterbodens — eben der Zelle, der sie entstammen — eingestellt sind	107
Erforschung der Abhängigkeit der einzelnen Organe voneinander mittels der blutfremden Fermente	109
Das Blut enthält wahrscheinlich öfter, als wir ahnen, plasmafremde Bestandteile	111
Übertragung der an das Vorkommen plasmafremder Substrate und Fermente sich anknüpfenden Theorien auf das Gebiet der Pathologie	113
Studien der Wechselbeziehungen der Organe	113
Prüfung des Erfolgs therapeutischer Maßnahmen mittels plasmafremder Fermente	113
Studium von Degenerationsprozessen	113
Studium von Infektionskrankheiten	114
Toxikologische Prüfung der durch die plasmafremden Fermente aus bestimmten Substraten gebildeten Abbaustufen	114

	Seite
Neue Wege zu therapeutischen Maßnahmen	115
Einfluß wiederholter parenteraler Zufuhr von plasmafremden Stoffen auf die Raschheit des Auftretens der plasmafremden Fermente	116
Studium der Syphilis	116
Gedanken über die Beziehungen zwischen dem „Wirt" und seinen „Gästen" (z. B. Mikroorganismen)	117
Nährboden für die Mikroorganismen. Die Bedeutung seiner Zusammensetzung für die Verwendbarkeit durch diese	118
Die Möglichkeiten, durch die die Mikroorganismen den Wirt schädigen können	120
Zerfall von Mikroorganismen	121
Bildung von Giftstoffen innerhalb der Mikroorganismen	123
Auch bei der Abwehr von Infektionserregern spielen die plasmafremden Fermente eine wichtige Rolle	125
Bedeutung des Nachweises, daß Fermente bei der Abwehr von plasmafremden Stoffen eine Rolle spielen	126
Es ist im Interesse der eindeutigen Beurteilung der Ergebnisse des ganzen Forschungsgebietes anzustreben, möglichst viele Unbekannte auszuschalten	128
Wichtigkeit fortgesetzter Untersuchungen auf plasmafremde Fermente beim gleichen Fall	129
Anführung einiger klinischer Fragestellungen, die sich besonders zum Studium mittels der angegebenen Methoden eignen	130
Nephritis	130
Eklampsie. Schwangerschaftstoxikosen	131
Karzinom. Sarkom	132
Stoffwechselkrankheiten usw.	133
Toxikologische und pharmakologische Studien	133
Probleme, die bis jetzt mittels der angeführten Methoden auf dem Gebiete der Pathologie in Angriff genommen worden sind	134
Die Verwendung des Dialysierverfahrens zur Feststellung von blutfremden Substraten im Blutserum	139
Nachweis blutfremder Stoffe mittels biologischer Methoden	141
Das Problem der „Spezifität" der Abwehrfermente und der proteolytischen Fermente überhaupt	144
Die Herkunft der proteolytischen Fermente des Blutplasmas resp. Blutserums	147
Die Inaktivierung der plasmafremden Fermente und ihre Reaktivierung	150

— XXII —

Seite

Die Übertragung der plasmafremden Fermente von Tier zu Tier und die Einwirkung von normalem Serum auf solches, das Abwehrfermente enthält 155
Adsorption oder Bindung der plasmafremden Fermente durch das Substrat 157
Die Grundlagen der Verwertbarkeit des Dialysierverfahrens und der optischen Methode zu klinischen Fragestellungen 159
Kritik des Dialysierverfahrens, der optischen und der übrigen Methoden und die Aussichten auf eine weitere Entwicklung der ganzen Methodik 166
Sind beim Dialysierverfahren noch Fehlerquellen möglich, die bis jetzt nicht oder doch nicht genügend in Betracht gezogen worden sind? 182
Ausführung physiologischer und klinischer Versuche 186
Lassen sich mittels der Ergebnisse des Dialysierverfahrens und der optischen Methode klinische Diagnosen stellen? 193
Wie sollen die Ergebnisse von Dialysierversuchen veröffentlicht werden? 198

Methodik 205

I. Das Dialysierverfahren 207
 Prinzip der Methodik 207
 Wahl der Dialysierhülsen. Die an sie zu stellenden Anforderungen. Ihre Prüfung 208
 Eichung der Dialysierschläuche 210
  a) Prüfung der Dialysierhülsen auf Undurchlässigkeit für Eiweiß 210
  b) Prüfung der Dialysierhülsen auf gleichmäßige Durchlässigkeit für Eiweißabbauprodukte 220
 Darstellung der Substrate (Organe) 234
  a) Befreiung der Substrate von Blut, Lymphe, Bindegewebe, Gefäßen und Nerven 237
  b) Koagulation der Eiweißkörper durch Kochen und Entfernung jeder Spur von Substanzen, die auskochbar sind und mit Ninhydrin eine Farbreaktion geben 241
 Prüfung der Verwertbarkeit der Substrate 247
 Gewinnung des Blutserums 257
 Ausführung des Versuches 260
  A. Anwendung des Ninhydrins zum Nachweis dialysabler Abbaustufen aus Eiweiß 260
   Die Prüfung des Substrates auf vollständige Freiheit an auskochbaren, mit Ninhydrin reagierenden Stoffen 264

	Seite
Aussetzen des Versuches	266
Prüfung des Dialysates mit Ninhydrin	269
Beurteilung des Ausfalls der Ninhydrinprobe	272
Die Fehlerquellen des Dialysierverfahrens bei Anwendung der Ninhydrinreaktion	277
Die Vordialyse des Serums	291
B. Anwendung der Biuretreaktion zum Nachweis der dialysablen Abbauprodukte aus Eiweiß	300
C. Feststellung der Menge der dialysablen stickstoffhaltigen Verbindungen mittels Mikrostickstoffbestimmungen im Dialysat	301
D. Feststellung der Menge der dialysierten, die Aminogruppe tragenden Verbindungen mittels der Mikro-Aminostickstoffbestimmung im Dialysat. Verwendung der optischen Methode zur Untersuchung des Dialysates. Direkte Isolierung der dialysierten, stickstoffhaltigen Produkte	311
E. Biologische Prüfung der Dialysate	313
Verwendung der Ultrafiltration (Bechhold) zur Trennung der kolloiden und nichtkolloiden Bestandteile des Serums	314
Versuch, die nicht koagulierbaren Verbindungen im Serum von den koagulierbaren durch Fällungs- resp. Koagulationsmethoden zu trennen	317
Der Nachweis des Vorhandenseins proteolytischer Fermente im Serum mittels gefärbter Substrate	322
Nachweis proteo- und peptolytischer Fermente mittels der optischen Methode	327
Ausführung der optischen Methode	329
Darstellung von Peptonen zur Anwendung bei der optischen Methode	330
Eichung der Peptone	338
Ausführung eines Versuches bei der Anwendung der optischen Methode	348
Welche Wege stehen außer den genannten Methoden noch offen, um die Wirkung der blutfremden Fermente zu studieren?	358
Nachträge und Ergänzungen	363
Literaturverzeichnis	368

Es ist wiederholt die Frage erörtert worden, ob einzellige Organismen in ihrer gesamten Organisation und in ihrem Stoffwechsel einfachere Prozesse aufweisen als die mehrzelligen Lebewesen. Es wäre a priori denkbar, daß die morphologisch einheitlicher organisierten Organismen aus einfacher zusammengesetzten Verbindungen aufgebaut wären, und daß ihre Stoffwechselprozesse in einfacheren Bahnen verliefen, als das bei jenen Lebewesen, an deren Aufbau Zellen verschiedener Art beteiligt sind, der Fall ist. Die bisherigen Erfahrungen haben jedoch gezeigt, daß schon die morphologisch einfach gebauten Zellen, vom chemischen und physikalischen Standpunkte aus betrachtet, außerordentlich komplizierte Verhältnisse zeigen. Ja, das Studium der Stoffwechselvorgänge einzelliger Lebewesen ist ein viel schwierigeres als das der komplizierter gebauten Organismen, denn bei den ersteren hält es schwer, die resorbierten Stoffe, die Stoffwechselzwischenprodukte, Sekrete usw. und endlich die Auswurfstoffe voneinander zu trennen. Aufnahme und Ausscheidung laufen nebeneinander her. Je höher wir in der Organismen- und speziell in der Tierreihe aufsteigen, um so mehr

Stoffwechsel einzelliger Lebewesen.

begegnen wir Zellen, die besondere Funktionen übernommen haben. So finden wir solche, die in der Hauptsache Stoffe von außen aufnehmen. Andere verarbeiten bestimmte Verbindungen zu Produkten spezieller Art. Wieder andere haben die Aufgabe, Stoffwechselendprodukte an bestimmten Stellen zur Ausscheidung zu bringen.

Verhalten der einzelnen Zelle gegenüber den ihr zur Verfügung stehenden Stoffen. Das einzellige Lebewesen steht beständig zahlreichen, von Ort zu Ort und von Zeit zu Zeit wechselnden Stoffen der Außenwelt gegenüber. Manche davon kommen für es als Nahrungsstoffe in Betracht. Andere dagegen sind für die betreffende Zelle vollständig unverwertbar, ja manche würden schwere Störungen hervorrufen, wenn sie in das Innere der Zelle eindringen könnten.

Die einzelne Zelle ist diesen Stoffen nicht schutzlos preisgegeben. Sie verfügt über verschiedenartige Einrichtungen, um sie von sich abzuwehren. Einmal besitzt sie eine Zellwand, die nicht für jeden Stoff durchlässig ist. Dann vermag sie durch Prozesse mannigfacher Art, Produkte, die in irgendeiner Weise schädigend auf Zellprozesse einwirken könnten, so zu verändern, daß die wirksame Gruppe ausgeschaltet wird. Oft genügt schon ein einfacher hydrolytischer Abbau, um einem komplizierter gebauten Stoffe seine Eigenart zu nehmen. Das zellfremde Produkt wird in indifferente, für die Zelle unschädliche Spaltstücke zerlegt. Oft werden energischere Mittel angewandt. Es wird oxydiert oder reduziert, je nach den vorliegenden

Verhältnissen. Manche Stoffe werden gewiß auch schon bei diesen einfach gebauten Lebewesen durch Kuppelung an andere Verbindungen unschädlich gemacht, genau so, wie der komplizierter gebaute tierische Organismus in seinem Zellstoffwechsel Verbindungen verschiedener Art bereitet, um in geeigneten Fällen für ihn unerwünschte Stoffe zu binden und sie dann in dieser Form aus dem Körper auszuscheiden. Oft ist eine Substanz zur Kuppelung ungeeignet. Sie muß erst durch weitere Prozesse so umgebaut werden, daß Gruppen entstehen, die der Bindung zugänglich sind. Wir sehen, wie die Körperzellen oxydieren, reduzieren, spalten usw., bis ein zur Bindung geeignetes Produkt entstanden ist. Es liegt kein Grund vor, daran zu zweifeln, daß auch das einzellige Lebewesen über derartige Schutzmittel verfügt, nur sind sie nicht so leicht nachweisbar, weil es schwerer hält, einer einzelnen Zelle bestimmte Stoffe einzuverleiben, ohne sie zu schädigen, als einem komplizierter gebauten Organismus. Dieser kann die per os zugeführten Stoffe schon dadurch in ihrer Wirkung stark beeinflussen, daß er sie langsam zur Resorption bringt. Ferner erfahren sie in der Lymphe und im Blute eine starke Verdünnung. Endlich können sie rasch wieder aus dem Körper entfernt werden, ohne daß ihnen Gelegenheit geboten war, in Zellen einzudringen.

Als Hauptschutz bleibt der einzelnen Zelle immer die Zellwand mit ihrem ganz spezifischen Aufbau und ihren speziellen physikalischen Eigenschaften. Ferner

Fermente als Schutzmittel und Vermittler zwischen Außen- und Innenwelt der Zelle. spielen ohne Zweifel Fermente eine große Rolle. Sie gestatten der Zelle eine Auswahl unter den auf sie beständig eindringenden Stoffen. Die Fermente sind, wie vor allem Emil Fischer (6)[1]) an Hand exakter Untersuchungen gezeigt hat, zum größten Teil in ganz spezifischer Weise auf bestimmte Substrate eingestellt. Nur diejenigen Stoffe sind für die Zelle im allgemeinen verwertbar, die von ihr in einfachere Bruchstücke zerlegbar sind. Es deuten alle Erfahrungen darauf hin, daß die Zellen in der Hauptsache ihren Energiebedarf nur mit den einfachsten Bausteinen der Nahrungs- und Körperstoffe decken und vielleicht nie kompliziert gebaute Stoffe, wie Fette, Polysaccharide und Proteine direkt zu den Stoffwechselendprodukten abbauen. Ja selbst die einfachsten Bausteine werden nicht auf einmal vollständig zerlegt. Die **Stufenweiser Abbau der Nahrungsstoffe.** Zelle arbeitet stufenweise. Sie spaltet zunächst ein großes Molekül in kleinere Stücke und legt dabei einen Bruchteil des gesamten Energieinhaltes des Ausgangsmaterials nach dem anderen frei, bis schließlich — bei den Kohlehydraten und Fetten wenigstens — die gesamte in ihm enthaltene Energie frei geworden ist. Die Zelle reguliert ihren Stoffwechsel bis in die äußersten Feinheiten selbst. In der geeigneten Zubereitung des zum Abbau kommenden Materiales und der stufenweisen Erschließung des Energieinhaltes liegt eine wesentliche

---

[1]) Die Nummern beziehen sich auf das am Schlusse mitgeteilte Literaturverzeichnis.

Bedeutung derjenigen von der Zelle **gebildeten Stoffe, die wir zurzeit unter dem Namen Fermente zusammenfassen.**

Die Fermente haben für die Zelle noch **eine andere Bedeutung. Sie helfen ihr ihren Bau zurechtzimmern.** Nicht jedes aufgenommene Produkt paßt in den Bau der Zelle. Bald muß der Abbau weitergeführt werden, bald werden Bruchstücke in geeigneter Weise zusammengefügt, bis der brauchbare Baustein geschaffen ist, und dann beginnt die Verkettung all der mannigfaltigen Zellbausteine, bis das komplizierte, charakteristische Gefüge der Zelle gebildet ist. Wenn wir die Fermente zurzeit ihrer Natur nach auch noch nicht kennen, so ist uns doch ihre spezifische Wirkung und ihre große Bedeutung für den Zellstoffwechsel und für den Zellbau selbst bekannt. *Bedeutung der Zellfermente.*

Ohne Energie kann keine Zelle **Arbeit leisten oder Wärme bilden.** Der Energiestoffwechsel gibt uns ein genaues Gesamtbild der Leistungen der Zelle. Wie die Zelle sich die nötige Energie verschafft, wie sie diese verwertet usw., darüber orientiert uns nur ein sorgfältiges und möglichst lückenloses Studium der feineren Stoffwechselvorgänge in der Zelle. Bei diesen spielen die sog. Fermente die ausschlaggebende Rolle. Mit ihrer Hilfe ist es gelungen, Vorgänge, die ausschließlich an die Zelle gebunden zu sein schienen, außerhalb der Zelle zu verfolgen. Je weiter diese Versuche ausgebaut werden, um so mehr ergeben sich Beobachtungen, die zeigen, daß wir uns die Vorgänge im Zelleibe zum großen *Energiestoffwechsel der Zelle.*

<small>Beispiel der Verarbeitung eines Stoffes durch die Zelle.</small> Teil in viel zu schematischer Weise vorgestellt haben. So hat sich z. B. die so einfach zu formulierende Vergärung des Traubenzuckers zu Alkohol und Kohlensäure — $C_6H_{12}O_6 = 2\,C_2H_5OH + 2\,CO_2$ — als ein sehr komplizierter Prozeß erwiesen. Eine ganze Reihe von Reaktionen sind nötig, bis aus Zucker Alkohol und Kohlensäure sich gebildet haben. Es sind viel mehr Zwischenreaktionen vorhanden, als man je geahnt hat. Es wird eine wichtige Aufgabe der zukünftigen Forschung sein, zu prüfen, welche Bedeutung die alkoholische Gärung mit all ihren Zwischenstufen für die Hefezelle im einzelnen hat. Wir kennen dank neueren Forschungen, an denen Knoop, Neubauer, Friedmann, Embden, Dakin, Neuberg, Schittenhelm, Jones, Wiechowski u. a. hervorragenden Anteil haben, schon mehrere Zwischenstufen im Abbau der Aminosäuren, des Traubenzuckers, der Purinbasen usw. Jede Feststellung von Zwischengliedern in der Zerlegung bestimmter Verbindungen vertieft unseren Einblick in das Getriebe der Stoffwechselvorgänge in den Zellen und gibt uns vor allem Anhaltspunkte über die Art und Weise, wie die Zellen des tierischen Organismus aus Verbindungen einer bestimmten Art solche bereiten, die einer anderen Klasse von Stoffen angehören. Es sei z. B. an die Umwandlung von Aminosäuren in Traubenzucker und von Kohlehydraten in Fett erinnert.

<small>Spezifische Einstellung der Zellfermente.</small> Manche der einzelligen Lebewesen und der aus wenigen Zellgruppen bestehenden Organismen sind zum Teil wenigstens mit Agentien, „Fermenten",

ausgerüstet, die nicht in so feiner Weise auf bestimmte Substrate eingestellt sind, wie die Fermente der höher organisierten Pflanzen und Tiere. Während die Fermente der letzteren, soweit unsere Kenntnisse reichen, vornehmlich Substrate spalten, die aus Bausteinen bestehen, die in den in der Natur immer wiederkehrenden Zellbestandteilen enthalten sind, sind Fälle beobachtet, bei denen niedere Organismen (im morphologischen Sinne niedrig) auch Bindungen zwischen Verbindungen lösten, die im Laboratorium aus Bausteinen aufgebaut worden waren, die sich in der Natur nicht finden. Durch diese größere Unabhängigkeit vom Substrate sichern sich diese Lebewesen bessere Lebensbedingungen. Sie können da **gedeihen**, wo manche Zelle, die sich den Energieinhalt des dargebotenen Materiales nicht erschließen und ferner auch aus diesem Substrat keine Bausteine für ihren Zelleib bilden kann, **an Nahrungsmangel zugrunde geht.** So stirbt die Zelle, trotzdem mehr als genug Energie enthaltendes Material zur Stelle ist. Es kann nicht verbraucht werden, weil ihm die richtige Form — Struktur und Konfiguration — fehlt. Es paßt nicht in die Organisation der Zelle hinein. Sauerstoff steht in genügender Menge zur Verfügung. Er findet jedoch keinen Angriffspunkt. Es fehlt die erforderliche Zubereitung.

Manchem Produkte ist die Aufnahme in die Zelle schon deshalb versagt, weil es seiner ganzen **physikalischen Beschaffenheit** nach viel zu grob ist, um die Zellwand zu passieren. Es trifft dies für viele kolloidale

Körper zu. Ihrem Übergange in das Zellinnere muß eine Zerlegung in einfachere Komplexe vorausgehen. In diesen Fällen wird für die Möglichkeit einer Übernahme in das Zellinnere die Anwesenheit von Fermenten entscheidend sein, die imstande sind, das kompliziert gebaute Molekül zu spalten. Oft werden jedoch vielleicht auch Bedingungen genügen, die einen groben Komplex in eine feinere Verteilung überführen, ohne daß zunächst ein Abbau von Molekülen einsetzt. Die weitere Spaltung erfolgt dann auf dem Wege der Resorption oder auch erst im Zellinneren an geeigneter Stelle.

Umbau der Nahrungsstoffe. **Schon das einzellige Lebewesen tritt mit keinen Stoffen, die nicht vorher vollständig umgebaut sind, in seinem Inneren in engere Beziehungen.** Dieser Umbau vollzieht sich im allgemeinen in der Weise, daß das Substrat in einfachere, indifferente Bestandteile zerlegt wird. Die Zelle baut dann von Grund aus wieder auf[1]). In vielen Fällen wird dieser Wiederaufbau überflüssig sein. Es ist dies dann der Fall, wenn die Zelle nur den Energieinhalt der aufgenommenen Substanz für sich zu verwerten wünscht. Sobald aber Stoffe Bausteine der Zelle werden sollen, dann müssen sie dem ganzen Bauplan bis in die äußersten Feinheiten angepaßt werden. Das gleiche ist der Fall, wenn es sich um die Bildung eines Sekretstoffes mit charakteristischem Bau und spezifischer Wirkung handelt.

Wir kennen einzellige Lebewesen, die beim

---

[1]) Vgl. hierzu Emil Abderhalden, Synthese der Zellbausteine in Pflanze und Tier. Julius Springer. Berlin 1912.

Aufbau ihrer Körpersubstanz von sehr einfachen Bausteinen ausgehen. So sind uns Organismen bekannt, die aus Karbonaten, Nitrat, Wasser und Salzen ihren Zelleib bilden. Anderen genügt als Stickstoffquelle jede Substanz, aus der sie Ammoniak gewinnen können. Wieder andere benutzen sogar den freien Stickstoff der Luft. Es gibt jedoch schon bei den einzelligen Organismen Arten, die sehr anspruchsvoll sind und z. B. nur gedeihen, wenn ihnen bestimmte Peptone zur Verfügung stehen. Andere verlangen sogar bestimmte Proteine als Ausgangsmaterial. Ein eingehendes Studium der für jeden einzelnen Organismus notwendigen Stickstoffquelle unter Berücksichtigung der übrigen Nahrungsstoffe und Bedingungen wird ohne Zweifel zu exakten Methoden führen, um die einzelnen Zellen im Laboratorium zu züchten. Ferner werden wir auf diesem Wege, indem wir bestimmten Mikroorganismen Peptone als Nahrung vorsetzen, über deren Aufbau wir genau orientiert sind, einen tiefen Einblick in die Stoffwechselprozesse der einzelnen Lebewesen gewinnen[1]). Schon die Art des Abbaus der Substrate und der sich bildenden Zwischenstufen wird manchen wichtigen Hinweis auf spezifische Zellfunktionen ergeben und uns in vielen Fällen gestatten, bestimmte Organismen zu er-

Die verschiedenen Lebewesen stellen verschiedene Ansprüche an das Nährmaterial.

---

[1]) Kennt man das stickstoffhaltige Nährmaterial nicht, auf das bestimmte Mikroorganismen eingestellt sind, so könnte man vielleicht durch Abbau der Leibessubstanz der betreffenden Zellen einen Kulturboden für sie gewinnen.

kennen.[1]) Wir werden ferner erfahren, weshalb bestimmte Keime auf einem bestimmten Nährboden wachsen, während sie auf einem anders gearteten Substrate entweder im Wachstum stehen bleiben oder aber vollständig zugrunde gehen. Ferner wird es möglich sein, genau festzustellen, welche Abbaustufen und Umwandlungsprodukte des Nährmateriales die schädigenden Wirkungen auslösen.

Wechselbeziehungen der einzelnen Zellarten zueinander. Es unterliegt keinem Zweifel, daß in der Organismenwelt bestimmte Arten den Boden für andere vorbereiten, und so ein Organismus für den andern als Pionier wirkt. Es ist eine reizvolle Aufgabe, diesem Zusammenwirken verschiedener Lebewesen in all seinen Einzelheiten nachzugehen. Wir haben in der Zusammenarbeit verschiedener Einzelzellen in gewissem Sinne eine Vorstufe der Wechselbeziehungen der Organe der höher organisierten Lebewesen vor uns. Hier sind die Zellen noch frei, dort sind sie zu Geweben verbunden. Von diesem Gesichtspunkte aus können wir die Symbiose der mannigfachsten Zellarten als den ersten Versuch der Bildung eines Zellstaates auffassen. Die einzelnen Zellen sind noch selbständiger und ihre Aufgaben noch vielseitiger. Kein festes Band fügt die Organismen zu einem „Organe" zusammen, und doch sind sie auf gegenseitige Unterstützung angewiesen. Die Einzelwesen beginnen, sich zu Verbänden zu organisieren. Gehen wir einen Schritt weiter, so kommen wir zu Zellkomplexen mit be-

---

[1]) Die Farbwerke Höchst a. M. stellen Peptone bestimmter Zusammensetzung für solche Zwecke her.

stimmten Aufgaben, die wir als Organe ansprechen. Aber auch die am höchsten entwickelten Organismen der Tier- und Pflanzenwelt knüpfen noch Beziehungen zu Zellen an, die außerhalb des eigenen Verbandes sich befinden. Die Pflanze erschließt sich mit Hilfe von Mikroorganismen ihr sonst unzugängliche Nahrungsquellen, z.B. Stickstoff, Phosphor usw. und dem Tier vermitteln Bakterien das wichtige Kohlehydrat Zellulose. Sie bauen dieses in seinem Darmkanal zu Produkten ab, die von den Fermenten seiner Drüsen weiter zerlegt werden können.

Bei denjenigen Organismen, bei denen sich eine Arbeitsteilung der Zellen herausgebildet hat, und vor allem bestimmte Zellen sich zu einem Darmrohr zusammengeschlossen haben, stehen nur diese letzteren mit der Außenwelt in Beziehung. Nur sie erfahren in gewissem Sinne, welche Nahrung aufgenommen wird. Direkte Beziehungen zu den aufgenommenen Stoffen unterhalten allerdings auch sie nicht, weil diese schon vor der Aufnahme in die Zellen der Darmwand durch die in den Verdauungskanal hineingesandten Fermente in einfachere, indifferente Bruchstücke zerlegt worden sind. Alle zusammengesetzten Nahrungsstoffe werden stufenweise abgebaut, bis schließlich Spaltprodukte übrig bleiben, die keinen besonderen Charakter mehr aufweisen. *Organisation von Zellstaaten.*

Die Nahrung stellt im allgemeinen Zellmaterial dar. Es handelt sich um kompliziert gebaute pflanzliche und tierische Gewebe. Jede einzelne *Das Wesen der Nahrungsstoffe. Ihre Herkunft.*

Zelle hat einen ganz spezifischen Bau. Dieser ist durch ganz eigenartig zusammengesetzte einzelne Bausteine und die Art ihrer Verknüpfung untereinander bedingt. Wir dürfen uns diesen komplizierten Bau nicht nur vom rein chemischen Standpunkt aus vorstellen, wir müssen vielmehr auch den physikalischen Zustand berücksichtigen. Die Gesamtsumme der durch den eigenartigen Bau gegebenen Eigenschaften der Zelle bedingt ihre ganz speziellen Funktionen. Der einzelne Organismus, der derartig spezifisch aufgebaute, besonderen Aufgaben angepaßte Zellen aufnimmt, kann zunächst mit den übernommenen Stoffen nichts anfangen. Es muß vorerst der spezielle Charakter der einzelnen, die betreffenden Zellen aufbauenden Produkte vollständig zerstört werden. Baustein muß von Baustein gelöst werden, bis schließlich nur noch ein Gemenge einfacher Verbindungen übrig bleibt, aus dem dann die Körperzellen ihr eigenes Material aufbauen können, oder aber es werden die einzelnen Bausteine direkt als Energiequelle benutzt. Auch hierfür ist, wie bereits oben erwähnt, ein vorbereitender Abbau, eine Anpassung an die Zelle notwendig.

Ein Vergleich möge diese Art des Umbaues klarer machen. Es sei einem Architekten die Aufgabe gestellt, ein bestimmtes Gebäude, das einem ganz bestimmten Zwecke gedient hat und daher ganz spezielle Einrichtungen besitzt, in ein anderes mit ganz andersartigen Aufgaben zu verwandeln. Er wird nur dann sein Ziel erreichen, wenn er den ersten Bau abtragen darf. Aus den übrig bleibenden Bausteinen kann er nach neuen Plänen das neue Gebäude errichten. Manche Bausteine und vielleicht auch aus mehreren solchen zusammengefügte Gebilde können ohne weiteres verwendet werden, manche müssen erst behauen werden und wieder andere sind ganz unverwertbar. Genau so verhält sich der tierische Organismus gegenüber den charakteristisch gebauten Zellbestandteilen der Nahrung. Zuerst erfolgt ein Abbau zu einfachen Verbindungen und dann ein Aufbau jenseits der Darmwand nach neuen Plänen.

Die einfachsten Verhältnisse finden wir beim Säugetier während der Säuglingsperiode. In dieser nimmt das Tier unter normalen Verhältnissen die Milch seiner Art auf. Diese ist, wie G. von Bunge zuerst in exakter Weise nachgewiesen hat, in mannigfacher Beziehung dem wachsenden Organismus angepaßt (2, 3). Vor allen Dingen erhält der Säugling fortwährend dasselbe Gemisch von Salzen und dieselben organischen Nahrungsstoffe: Eiweiß, Kohlehydrate, Fette. In späteren Zeiten, wenn gemischte Nahrung aufgenommen wird, werden die Verhältnisse viel komplizierter, indem bei der Verdauung bald von diesem, bald von jenem Baustein größere Mengen auftreten, und die Zellen des Darmes beständig neuen Aufgaben gegenüberstehen. Sie müssen sich diesen neuen Verhältnissen erst allmählich anpassen.

Ernährung des Säuglings.

Die Zellen der Milchdrüse übernehmen für den Säugling die richtige Auswahl der Nahrung. Sie arbeiten dem sich entwickelnden Organismus vor und vereinfachen vor allem den Darmzellen ihre Arbeit.

Diese selbst bereiten, zum Teil unterstützt von der Leber, die aufgenommene Nahrung für die übrigen Körperzellen vor. Auch die Milchbestandteile müssen, ehe sie im Organismus Verwendung finden können, im Darmkanal tief abgebaut werden, genau ebenso, wie später bei der Aufnahme gemischter Nahrung der Resorption ein weitgehender Abbau mittels der Fermente des Verdauungstraktus vorausgeht. Der Unterschied gegenüber der letzteren Art der Ernährung besteht somit nur darin, daß bei der Milchnahrung beständig dieselben Abbaustufen und dieselben Spaltprodukte entstehen. Es wiederholt sich gewissermaßen Tag für Tag für die Zellen des Darmes und des Organismus dieselbe Aufgabe.

Drei Phasen in der Ernährung des Säugetieres. Wir können von diesen Gesichtspunkten aus drei wichtige Phasen in der Ernährung des Säugetieres unterscheiden. Bis zur Geburt, der ersten Phase, hat der Fötus „parenteral" nur körpereigen gemachtes Material von der Mutter empfangen. Er macht es blut- und zelleigen. Nie wurde sein Organismus von gänzlich fremdartigen Stoffen überrascht, und so vollzieht sich denn sein Zellstoffwechsel in bestimmten, ausgeglichenen Bahnen. Nun erfolgt die Geburt und damit die erste Änderung in der Art der Ernährung. Sie wird „enteral". Das Individuum ist selbstständig geworden. Die Atmung setzt ein. Mit einem Mal übernehmen die Lungenzellen den Gasaustausch. Die Zellen der Darmwand und der Anhangsdrüsen stehen gleichfalls mit einem Schlage vor neuen Aufgaben. Sie sollen mit Hilfe von Fermenten die aufgenommene Nahrung für die Körperzellen vorbereiten. Die Mutter erleichtert diese Aufgabe durch die Abgabe der dem kindlichen Organismus angepaßten Milch. Vor allem wird den Darmzellen ihre Arbeit vereinfacht. Weder stehen sie fortwährend einem stets wechselnden Gemisch von Ionen aller Art gegenüber, noch werden sie von allen möglichen Abbaustufen aus organischen Nahrungsstoffen überschwemmt. So gewöhnt sich das noch „unerfahrene" Lebewesen allmählich an seine neuen Aufgaben und ist schließlich gewappnet, wenn ihm durch Zufuhr anderer Nahrung als der Milch, ganz neue und viel schwerere, weil beständig wechselnde Aufgaben gestellt werden. Mit dem Verlassen der Milch als einziger Nahrung, mit dem Übergang zur gemischten, gewöhnlichen Nahrung der betreffenden Tierart vollzieht sich die zweite große Änderung in der Ernährung des wachsenden Individuums. Die dritte Phase seiner Entwicklung hat begonnen[1]).

Die Zellen müssen rasch arbeiten, soll nichts Fremdartiges in den allgemeinen Kreislauf gelangen. Um die Lösung dieser großen und für den Organismus so wichtigen Aufgabe zu sichern, ist zwischen Darm und die übrigen Organe die Leber eingeschaltet. In diesem wichtigen Organe zieht das mit resorbierten und zum Teil von den Zellen der Darmwand bereits umgebauten

---

[1]) Von diesen Gesichtspunkten aus ist es leicht verständlich, weshalb bei Mangel der artgleichen Milch und vor allem bei beständigen Änderungen in der Zusammensetzung der Säuglingsnahrung Störungen aller Art auftreten. Der Säugling ist für die Aufnahme einer heterogenen Nahrung noch nicht vorbereitet.

Stoffen beladene Blut an den einzelnen Zellen vorbei. Es wird noch einmal alles Aufgenommene sorgfältig gesichtet und schließlich Blut in den allgemeinen Kreislauf entlassen, das nichts Körper- und Blutfremdes mehr mit sich führt.

Die Erkenntnis, daß die Verdauung den Zweck hat, zu verhindern, daß Produkte in den Organismus übergehen, die weder dem Blute noch den Körperzellen angepaßt sind, ist von großer Bedeutung für die Auffassung des gesamten Stoffwechsels im tierischen Organismus[1]). Wir können in gewisser Beziehung den tierischen Organismus als ein in sich abgeschlossenes Ganzes betrachten. Alle Körperzellen haben einen gemeinsamen Grundplan, der von Generation zu Generation durch die Geschlechtszellen weiter vererbt wird. Die Zellen, die sich zu besonderen Organen zusammenschließen, haben außerdem noch einen organspezifischen Aufbau. Wir müssen eine solche Annahme machen, denn sonst bliebe es unverständlich, weshalb z. B. nur die Leberzellen Galle liefern, und die Zellen des Markes der Nebenniere Adrenalin, usw. Die Körperzellen haben alle bestimmte Funk-

Bedeutung der Verdauung.

Organspezifischer Bau. Bildung und Sekretion von Stoffen, die auf bestimmte Stoffwechselprozesse einwirken.

---

[1]) Vgl. hierzu die geistvollen Ausblicke von Huppert: Über die Erhaltung der Arteigenschaften. J. G. Calvesche k. k, Hof- und Univ.-Buchhandlung Josef Koch, Prag 1896. — Ferner Franz Hamburger: Arteigenheit und Assimilation. Franz Deuticke, Leipzig und Wien 1903. — Vgl. ferner Ludimar Hermann: Ein Beitrag zum Verständnis der Verdauung und Ernährung. Antrittsvorlesung. 25. November 1868. Meyer & Zeller, Zürich. 1869.

Abderhalden, Abwehrfermente. 4. Aufl.

Tafel

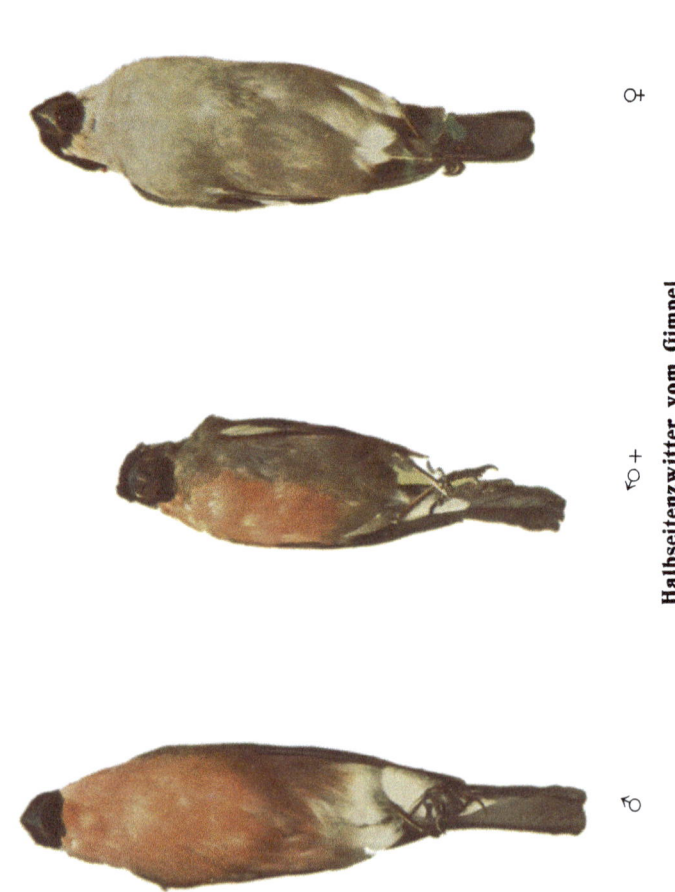

♂   ♀♂   ♀

Halbseitenzwitter vom Gimpel

(Hermaphroditismus verus lateralis, Pyrrhula pyrrhula europaea Vieill).

tionen zu erfüllen, die dem gesamten Organismus zugute kommen. Es steht fest, daß die verschiedenen Organe Stoffe an das Blut abgeben, die an irgendeiner Stelle im Organismus ganz bestimmte Prozesse auslösen. Damit diese Stoffe wirken können, müssen sie einen ganz spezifischen Bau haben. Ebenso müssen die Zellen, in denen sie ihre Wirkung entfalten sollen, durch eine besondere Struktur ausgezeichnet sein, denn sonst wäre es schwer zu verstehen, weshalb ein bestimmter Sekretstoff nur auf ganz bestimmte Zellen einwirkt und unzählige andere vollständig unberührt läßt.

Ein besonders schönes Beispiel für die spezifische Einstellung von Sekretstoffen auf Zellen bestimmter Bauart haben jene Fälle von **Hermaphroditismus verus** geliefert[1]), bei denen z. B. Gimpel auf der einen Seite ihres Körpers einen Hoden und der anderen ein Ovarium aufweisen. Diese eigenartigen Tiere besitzen, wie das nebenstehende Bild (Tafel 1) zeigt, auf der einen Körperhälfte ein männliches und auf der anderen ein weibliches Gefieder. Ohne jeden Übergang schneiden beide Gefiederarten mit der Mittellinie des Körpers ab. Es ist nun ganz undenkbar, daß die Sekretstoffe der beiden verschiedenen Keimdrüsen, welche die offenbar schon vorhandenen sekundären Geschlechtscharaktere zur vollen Entwicklung bringen, nur auf je der einen Körperhälfte bleiben. Sie werden vielmehr mit dem Blut an den verschiedensten Zellen

<small>Hermaphroditismus verus.</small>

---

[1]) Vgl. Poll, Zur Lehre von den sekundären Sexualcharakteren. Sitz.-Ber. d. Gesellsch. naturf. Freunde Nr. 6, S. 331 (1909).

des Körpers vorbei geführt. Es passen jedoch die vom Hoden abgegebenen Stoffe nur auf diejenigen Zellen mit „männlichem" Grundhabitus, und umgekehrt sind die vom Ovarium abgesonderten Stoffe nur auf die Zellen der „weiblichen" Körperhälfte eingestellt.

Eine bedeutsame Stütze hat ferner die Annahme spezifisch gebauter Zellen durch die zahlreichen Transplantationsversuche erhalten. Der Chirurg sucht heutzutage möglichst alle Organe funktionstüchtig zu erhalten. Fehlen Gewebsarten, dann sieht er sich nach Ersatz um. Es hat sich gezeigt, daß nur diejenigen Gewebe einheilen, die von derselben Art stammen. Noch bessere Bedingungen geben Organteile des gleichen Individuums. Die Heteroplastik, d. h. der Versuch, artfremdes Gewebe zum Anwachsen zu bringen, hatte nie Erfolg. Der Körper verlangt körpereigene Zellen. Sind sie diesen nahe verwandt, wie das bei Geweben der gleichen Art der Fall ist — auch das Individuum hat seinen eigenen Typus! —, dann wird wahrscheinlich im Laufe der Zeit das eingeheilte Gewebe durch Umbau den übrigen Zellen des gleichen Organes und damit des gesamten Organismus angepaßt.

Endlich gibt uns die Pathologie eine Fülle von Beispielen, die unsere Ansicht stützen, wonach jede Zellart innerhalb eines bestimmten Organismus einen eigenartigen Bau hat. Wir wissen, daß gewisse Gifte nur ganz bestimmte Zellarten beeinflussen und schädigen. Es sei auf die bekannten Systemerkrankungen im Zentralnervensystem hingewiessn. Die sog. metasyphilitischen Erscheinungen äußern sich z. B. nur an ganz bestimmten Stellen des Rückenmarkes und Gehirns.

Die Vorstellung, daß jede Zellart einen besonderen Bau und in mancher Beziehung einen besonderen Stoffwechsel hat, eröffnet endlich der Therapie weite Gesichtspunkte. So gut der Organismus Produkte bildet, die auf ganz bestimmte Zellen und nur auf diese einwirken, so gut muß es möglich sein, Stoffe zu entdecken, die ausschließlich diejenigen Zellen beeinflussen, deren Stoffwechsel man in bestimmter Weise ändern möchte, oder deren vollständige Vernichtung man wünscht. Letzteres wird z. B. bei der Bekämpfung der Erreger von Infektionskrankheiten und von Geschwulstzellen — speziell Krebs — angestrebt. Die Zukunft gehört der zellspezifischen Therapie. Sie wird die Struktur und Konfiguration der angewandten Mittel in den Vordergrund rücken, oder aber ganz allgemein versuchen, die Bedingungen chemischer und physikalischer Art in bestimmten Zellen so zu beeinflussen, daß ein Weiterleben für ganz bestimmte Zellarten unmöglich wird. *Beobachtungen aus dem Gebiete der Therapie.*

Die Annahme eines spezifisch festgelegten Baus für jede Zellart mit besonderen Funktionen setzt voraus, daß die einzelnen Zellen über besondere Werkzeuge verfügen, mittels derer sie ihren Bau zurechtzimmern. Das Ausgangsmaterial, die Bestandteile des Blutplasmas, ist für alle Zellen das gleiche. Auch *Spezifisch wirkende Zellfermente.*

die Bildung spezifisch wirkender Sekrete fordert, daß jede Zellart über Mittel und Einrichtungen verfügt, um unter Umständen das gleiche Produkt eigenartig umformen und bearbeiten zu können. Von diesen Gesichtspunkten aus ist zu erwarten, daß jede Zellart über besondere Fermente verfügt. Daneben müssen solche vorhanden sein, die allen Körperzellen gemeinsam sind. Diese haben die Aufgabe, die mit dem Blutplasma den Zellen zugeführten Nährmaterialien zu einfacheren Produkten abzubauen. Studien über die Eigenart der Zellfermente — der Werkzeuge der Zellen — sind bereits im Gange. Wir kommen auf diese Fragestellung noch zurück. Vielleicht ergibt ihre Beantwortung die eindeutigste und sicherste Stütze für die Abhängigkeit der Funktion einer bestimmten Zellart von ihrem Bau.

Vorrichtungen zur Regulation der Zusammensetzung des Blutplasmas. Ein regelmäßiger, ungestörter Ablauf der mannigfaltigen Zellprozesse setzt voraus, daß in gewissen Grenzen konstante Verhältnisse garantiert sind. Wenn wir im Laboratorium bestimmte Reaktionen ausführen und z. B. die Einwirkung zweier Stoffe aufeinander studieren wollen, dann wählen wir möglichst günstige Bedingungen und vermeiden vor allen Dingen, daß außer den Stoffen, die zur Wirkung gelangen sollen, noch andere vorhanden sind. Es ist eine bekannte Tatsache, daß Spuren von Verunreinigungen eine Reaktion sehr stark beeinflussen können. Sie kann entweder vollständig ausbleiben oder aber beschleunigt oder endlich in ganz andere Richtung gedrängt werden. Wir begegnen schon großen Schwierigkeiten, wenn wir in demselben Medium mehrere Reaktionen nebeneinander verfolgen wollen. Es können entstehende Zwischenprodukte sich gegenseitig beeinflussen, so daß schließlich Endprodukte in Erscheinung treten, über deren Herkunft wir uns nur sehr schwer orientieren können. Wenn nun im tierischen Organismus die einzelnen Prozesse nicht genau reguliert wären und z. B. an das Blut nicht nur Stoffe abgegeben würden, die dem Blute zugehören, d. h. in ganz bestimmter und immer wiederkehrender Weise umgebaut sind, so wäre es schwer zu verstehen, wieso die einzelnen Sekretstoffe stets ihr Ziel in ganz bestimmter Weise erreichen und an Ort und Stelle ganz bestimmte Stoffwechselprozesse hemmen, fördern oder erst in die Wege leiten könnten.

Es unterliegt keinem Zweifel, daß ein solcher Ablauf des Zellstoffwechsels und ferner die Wechselbeziehungen der einzelnen Organzellen zueinander nur unter der Voraussetzung, daß der Zellstoffwechsel im gesamten Organismus in feinster Weise nicht nur quantitativ, sondern vor allen Dingen auch qualitativ geregelt ist, möglich sind. Wir müssen uns vorstellen, daß bei der Zellarbeit immer wieder dieselben Abbaustufen auftreten, und daß die Zellen die einzelnen Stoffwechselzwischenprodukte erst in einem ganz bestimmten Stadium des Abbaus in die Lymph-

Regelung des Zellstoffwechsels.

resp. Blutbahn entlassen. Die einzelne Zelle ist in dieser Beziehung in derselben Weise für das Konstanthalten der Zusammensetzung des Blutes verantwortlich, wie die Zellen des Darmkanales mit ihren Fermenten.

Auch hier verfügt der tierische Organismus über wichtige Schutzmittel, um etwa begangene Fehler noch zu korrigieren. Zwischen Blut und Körperzellen ist die Lymphe eingeschaltet. Sie fängt zunächst die von den einzelnen Zellen abgegebenen Stoffe ab und kontrolliert sie mittels ihres Hilfsapparates, den Lymphzellen und den Drüsen. Mancher Stoff wird weiter abgebaut oder sonst verwandelt und vielleicht sogar noch zu mannigfaltigen Synthesen benützt. Wir können von diesen Gesichtspunkten aus die Lymphe als mächtige Schutzwehr betrachten, durch die vor allem verhindert werden soll, daß quantitativ und qualitativ unpassende Verbindungen ins Blut übergehen. Von allen Seiten aus wird dafür Sorge getragen, daß im Blute nur Stoffe erscheinen, die diesem normalerweise zukommen.

Körperfremde und -eigene Stoffe. Wir können von diesen Gesichtspunkten aus einmal **körperfremde** Stoffe unterscheiden, d. h. solche Verbindungen, die in ihrer Struktur und Konfiguration mit den Bestandteilen des Organismus keine Übereinstimmung zeigen. Dahin gehören alle jene Stoffe, die wir von außen als Nahrungsstoffe aufnehmen, es sei denn, daß **Produkte** zur Aufnahme gelangen, die bereits zu den einfachsten Bausteinen gehören, wie z. B. der

Traubenzucker. Als **körpereigen** können wir jene Stoffe bezeichnen, die vollständig umgeprägt sind und in ihrer Struktur dem Grundplane der speziellen Art und des speziellen Individuums ganz entsprechen. Neben diesem generellen Begriff, der nur besagt, daß ein Stoff dem Körper ganz allgemein nicht vollständig fremd ist, kommt nun ohne Zweifel noch die feinere Unterscheidung je nach der Zugehörigkeit der betreffenden Verbindung. Wir haben bereits im Jahre 1906 vorgeschlagen[1]), zwischen Stoffen zu unterscheiden, die zwar dem Blute angepaßt, jedoch den verschiedenartigen Körperzellen fremd sind, und solchen Stoffen, die irgendeine charakteristische Bauart der Zellen eines bestimmten Organes zeigen. Wenn unsere Vorstellung über den Bau der einzelnen Organzellen und der Abhängigkeit der Funktion von dessen Eigenart richtig ist, dann folgt, daß, wie schon betont, jede Zellart über Bausteine besonderer Art verfügen muß. Wir können von **organeigenen** und noch spezieller von **zelleigenen** Stoffen sprechen und ebenso von **bluteigenen**. Die spezifisch aufgebauten Stoffe des Blutes wären dann als **zellfremd** zu betrachten, und umgekehrt die zelleigenen Substanzen als **blut-** oder noch besser **plasmafremd**, weil ja auch die Bestandteile der Formelemente des Blutes für das Plasma fremdartig sind und umgekehrt. Die zelleigenen Pro-

Organ-, zell- und bluteigene und -fremde Stoffe.

---

[1]) Lehrbuch der physiologischen Chemie. 1. Auflage. S. 292. Urban- & Schwarzenberg. Berlin-Wien 1906.

dukte wären unter sich nur insofern nicht fremdartig, als sie Zellen mit gleichen Teilfunktionen entsprechen, dagegen müssen von diesen Gesichtspunkten aus, z. B. die spezifisch gebauten Bausteine der Schilddrüsenzellen für die Nebennierenzellen fremd sein und umgekehrt. Die Vorstellung einer ganz spezifischen Ausgestaltung jeder Organzelle — sowohl in chemischer als in physikalischer Richtung — gründet sich nicht nur auf den Umstand, daß ohne eine solche Annahme die speziellen Aufgaben und Funktionen der einzelnen Körperzellen schwer verständlich wären, sondern vor allem auch auf die schon oben erwähnte Tatsache, daß bestimmte von gewissen Organzellen ausgesandte Sekretstoffe immer nur auf die Zellen eines bestimmten Systems einwirken. Das schließt in sich, daß die betreffenden Zellen einen Bau haben müssen, der sie scharf von allen übrigen Zellarten unterscheidet.

Wie kann jede Zelle aus wenigen Bausteinen zellspezifische Produkte bilden? Die Annahme, daß jede Tierart zusammengesetzte Verbindungen eigener Struktur aufbauen kann, und ferner jeder Zelle mit besonderen Funktionen wiederum besonders konstruierte Bestandteile zukommen, stößt vielfach auf Zweifel[1]). Wie soll die Tier- und Pflanzenwelt diese gewaltige Fülle von verschiedenartigen Verbindungen hervorbringen? Es müßten ja Millionen und aber Millionen von verschiedenen Substanzen gebildet

---

[1]) Vgl. hierzu auch Emil Abderhalden: Lehrbuch der physiologischen Chemie. 3. Auflage. S. 361. Urban & Schwarzenberg, Berlin-Wien 1914.

werden. Man denke nur an die ungeheure Fülle von Pflanzen- und Tierarten und stelle dieser die Tatsache gegenüber, daß im großen und ganzen immer wieder die gleichen Zellbestandteile auftreten. Wir begegnen in jeder Zelle Kohlehydraten, Fettstoffen und Eiweißkörpern. Spalten wir diese Verbindungen in ihre Bausteine, dann erhalten wir die gleichen Verbindungen! Sämtliche Eiweißstoffe liefern z. B. mit wenig Ausnahmen die gleichen, ca. zwanzig Aminosäuren. Dieser scheinbare Widerspruch — auf der einen Seite Zellbestandteile, die die gleichen Bausteine besitzen, und auf der anderen Seite die Annahme von ganz spezifisch aufgebauten Zellen — verschwindet sofort, wenn man anfängt, zu rechnen. Wenn wir die drei Bausteine A, B und C zusammenfügen, dann erhalten wir allein schon durch die verschiedene Reihenfolge der einzelnen Verbindungen die folgenden sechs verschiedenartigen Produkte:

A — B — C   B — A — C   C — A — B
A — C — B   B — C — A   C — B — A.

Gehen wir von vier verschiedenen Bausteinen aus, dann gelangen wir zu 24 verschiedenen Verbindungen. Fünf verschiedenen Bausteinen entsprechen 120 isomere Verbindungen. Im folgenden sei für einige weitere Fälle die Zahl jener Verbindungen angegeben, die bei ganz gleicher Bindungsart einzig und allein durch die verschiedene Reihenfolge bedingt sind:

Zahl der verschiedenen Bausteine	Zahl der aus diesen darzustellenden Verbindungen, wenn ausschließlich die Reihenfolge, in der sie zusammengefügt werden, wechselt:
8	40320
10	3628800
12	479001600
15	1307674368000
18	6402373705728000
20	2432902008176640000

Diese ungeheure Zahl von verschiedenen Verbindungen ergibt sich allein dadurch, daß die gleichen zwanzig Bausteine sich in verschiedener Reihenfolge folgen! Alle diese Verbindungen würden bei der Hydrolyse die gleichen Bausteine und auch in genau der gleichen Menge ergeben! Diese Überlegungen mögen für alle jene Forscher eine Warnung sein, die der Meinung sind, aus dem Befunde gleicher Bausteine auf die Identität bestimmter Verbindungen schließen zu dürfen!

Weitere Variationsmöglichkeiten. Nun braucht nicht nur die Reihenfolge der einzelnen Bausteine eine verschiedene zu sein. Es kann auch die Art der Verknüpfung der einzelnen Verbindungen unter sich eine verschiedene sein. Die Zahl der Möglichkeiten wächst ins Unermeßliche! Endlich treten die Bausteine nicht in gleicher Menge auf. Schließlich kommt noch ein sehr wichtiger Faktor hinzu. Keine Zelle enthält nur einen Eiweißkörper, ein Kohlehydrat und ein Fett. Immer finden sich Gemische. Damit hat die Zelle es in der Hand, aus ganz gleichartigen Verbindungen, z. B. aus mehreren Eiweißstoffen, Gemische aller Art zu bereiten, die ihr ein besonderes Gepräge geben. Es wachsen dadurch die Möglichkeiten der Erstellung spezifisch zusammengesetzter Zellarten ins Unermeßliche. Niemand ist imstande jene Zahl zu berechnen, die all diesen Möglichkeiten Rechnung trägt!

Wir halten es nach zahlreichen Erfahrungen nicht für ausgeschlossen, daß die gleichen Organe in der ganzen Tierreihe neben dem Artcharakter und vielleicht dem individuellen Charakter auch noch Züge aufweisen, die allen Tierarten gemeinsam sind. Es braucht ja nur ein bestimmtes Eiweiß in der Zelle immer wiederzukehren. Wir kommen auf diese Vermutung, weil Versuche ergeben haben, daß bestimmte, auf Organeiweißstoffe spezieller Art eingestellte Fermente zwar Organspezifität aufweisen, nicht aber für eine bestimmte Tierart spezifisch sind. Wir vermuten, daß wir einem wichtigen biologischen Gesetze auf der Spur sind.

Trotz gleichen oder doch verwandten Zügen kann durch die Mischung der einzelnen Zellbestandteile und ihrer Art ein für jede Tierspezies und schließlich für jedes Individuum eigener Zellbau vorhanden sein. Wiederholt sich eine bestimmte Gruppe auch nur einmal, dann wird das auf diese eingestellte Ferment immer wieder einen Angriffspunkt finden. Wir heben diese Punkte deshalb so sehr hervor, weil bei flüchtiger Betrachtung der Umstand, daß bei dem Dialysierverfahren und der optischen Methode Organe des Menschen durch solche von Tieren ersetzt werden können, leicht dafür ins Feld geführt werden könnte, daß es weder spezifisch gebaute Zellbausteine noch auf solche eingestellte Fermente gibt.

<small>Verhalten der organischen Bausteine und der anorganischen Stoffe im Organismus.</small> Eine besondere Stellung nehmen, wenigstens **qualitativ**, all jene Substanzen ein, die, wie die Bausteine der verschiedenen organischen Nahrungs- und Gewebstoffe, und die anorganischen Bestandteile, die Salze, das Wasser usw. keine spezifische Struktur aufweisen und als Stoffwechselzwischen- und -endprodukte den verschiedenartigsten Zellen und auch dem Blute und der Lymphe gemeinsam sind. Hier kann im allgemeinen nur die **Quantität** Störungen hervorrufen. Rasche Ausscheidung oder synthetische oder endlich analytische Prozesse können hier regulierend eingreifen und wieder normale Verhältnisse schaffen. Alle Stoffe jedoch, die eine spezifische Struktur haben, gehören entweder dem Blute an oder ganz bestimmten Zellen. Von diesen Gesichtspunkten aus betrachtet, müssen wir Stoffe, die ohne genügenden Abbau die Zelle verlassen und in die Blutbahn gelangen, als blut- oder besser **plasma**fremd ansprechen, und umgekehrt müßte eine Störung des Stoffwechsels bestimmter Zellen eintreten, wenn z. B. ungenügend zerlegte Zellbestandteile der Muskeln in Nierenzellen hineingelangen könnten. Die Bausteine der Muskelzellen sind für die Nierenzellen zellfremd. Sie könnten erst nach einem gründlichen Umbau für diese zelleigen werden.

Daß im tierischen Organismus eine Bildung bestimmten Zellmateriales aus den Bestandteilen ganz anderer Zellen möglich ist, lehren Versuche an Hungertieren, und vor allen Dingen die bekannten Beobachtungen des Baseler Physiologen Friedrich Miescher an Lachsen. Dieser Forscher konnte zeigen, daß die Geschlechtsdrüsen der genannten Fische im Süßwasser auf Kosten der Muskulatur sich mächtig entwickeln. Es konnte mikroskopisch nachgewiesen werden, wie die Bestandteile der Muskelfasern allmählich zerlegt werden, bis sie in die Blutbahn übergehen. Miescher spricht direkt von einer Liquidation der Bausteine der Muskelzellen. Gleichzeitig beobachtet man, ohne daß das Tier irgendwelche Nahrung aufnimmt, wie die Geschlechtsdrüsen allmählich anfangen zu wachsen. Wir treffen jedoch in den Zellen der Geschlechtsdrüsen keine unveränderten Bestandteile an, die vorher den Muskelzellen eigen waren. Vielmehr begegnen wir ganz neuartigen Stoffen, vor allen Dingen Eiweißstoffen, wie sie in den Muskelzellen niemals vorkommen. Wir sehen zunächst, daß an Stelle der Muskel-Eiweißkörper Histone auftreten. Es sind dies Eiweißkörper, die basischer Natur sind. Sie enthalten große Mengen von sog. Diaminosäuren. Bald finden wir an Stelle der Histone, je mehr sich die Geschlechtsorgane, speziell die Hoden, der Geschlechtsreife nähern, Protamine. Diese bestehen fast ausschließlich aus Diaminosäuren. Wir sehen an diesem Beispiel, wie charakteristisch gebaute Zellen ihr Material

Beispiele für den Umbau von Zellmaterial.

tief abgebaut an die Blutbahn abgeben. Es werden zunächst **plasma**eigene Stoffe gebildet und **auf dem Blutweg** den Zellen der Geschlechtsdrüsen zugeführt. Diese übernehmen die indifferenten Stoffe und bauen aus ihnen nun die für sie spezifischen Produkte auf. Ohne Zweifel spielen derartige Prozesse auch im normalen Stoffwechsel eine Rolle. Bald wird da und dort eine Zellgruppe einer anderen in dieser Weise aushelfen. Es ist dies besonders dann der Fall, wenn die Nahrungszufuhr längere Zeit stockt.

<small>Neubildung von Proteinen und anderen Produkten.</small> Eine Neubildung von Stoffen aller Art aus blutplasmaeigenen und lympheigenen Produkten demonstriert uns jedes wachsende Haar und jeder Nagel! Jedes neue Blutkörperchen verkündet uns tiefgreifende Umwandlungen, und jedes Sekret, sei es nun ein solches, das unmittelbar in Erscheinung tritt, wie z. B. der Speichel, die Milch, oder **ein solches, das erst** durch geeignete Operationen, wie Fistelbildung, sichtbar gemacht werden kann, sei es ein sog. inneres Sekret, das das Blut oder die Lymphe als Bahn wählt, gibt Kunde von gewaltigem Ab-, Auf- und Umbau. Eilen gar Tausende und Abertausende von Leukozyten einer Invasion von Mikroorganismen entgegen, um sie abzugrenzen, aufzuhalten und zu bekämpfen, dann enthüllt sich uns in besonders überzeugender Weise ein Bild der synthetischen Fähigkeiten des tierischen Organismus. Auch der erwachsene Organismus vermag in jedem Zeitpunkt ungezählte Zellen von Grund aus auszurüsten und ihren speziellen Funktionen anzupassen.

Würden die von außen zugeführten Nahrungsstoffe mit ihrer ganz fremdartigen Struktur direkt der Blutbahn zugeführt und von dieser aus an die Zellen abgegeben, dann wäre der Organismus beständigen Überraschungen ausgesetzt. Eine Kontrolle des Stoffwechsels wäre gar nicht mehr möglich. Bald würde dieser Stoff kreisen, bald jener, bald die Reaktion des Blutes in dieser, bald in jener Weise beeinflußt werden. Die Zellen wären darauf angewiesen, all diese fremdartigen Stoffe abzubauen. Sie müßten mit allen möglichen Einrichtungen versehen sein, um beständig den Kampf gegen diese Stoffe aufzunehmen. Jede einzelne Zelle im Organismus wäre in gewissem Sinne den einzelligen Organismen gleichgestellt. Wie diese beständig von fremdartigem Material umspült sind und eine Auslese treffen müssen, so müßten dann die einzelnen Körperzellen ebenfalls von Fall zu Fall die für sie brauchbaren Stoffe aussuchen. Es wäre nicht nur die Arbeit der einzelnen Zelle außerordentlich erschwert, sondern ohne Zweifel die gegenseitige Beeinflussung von verschiedenen Zellarten durch bestimmte Sekretstoffe stark behindert. Bald würde da und dort ein in seinem ganzen Aufbau spezifisch ausgerüsteter Stoff durch fremdartige im Blute kreisende Stoffe abgefangen und festgelegt, verändert und vielleicht auch vernichtet. Es würde sehr bald die äußerst feine Regulation des Gesamtstoffwechsels erheblich gestört werden. Schädigungen aller Art

Schutz des tierischen Organismus vor fremdartigen Stoffen.

könnten nicht ausbleiben. Vor allem könnten die von Fall zu Fall wechselnden Zwischenprodukte Störungen hervorrufen.

Stufenweiser Abbau der zusammengesetzten Verbindungen. Die Zelle arbeitet, wie schon erwähnt, stets stufenweise. Sie kann ein kompliziert gebautes Molekül nicht mit einem Schlage vernichten, und etwa direkt durch Verbrennung in die Endprodukte überführen. Die Zelle baut Schritt für Schritt ab und bewahrt sich so das Gleichgewicht des Energiestoffwechsels. Die rasche Verbrennung von Eiweiß, Fetten und Polysacchariden würde an Ort und Stelle ganz plötzlich eine große Menge von Energie liefern. Sie würde als Wärme in Erscheinung treten und unter Umständen das Leben der Zelle vernichten. Ist somit die allmähliche Erschließung des Energieinhaltes der Nahrung für die Aufrechterhaltung all der fein abgestuften Stoffwechselprozesse und Funktionen der einzelnen Zelle von allergrößter Bedeutung, so kann andererseits, falls fremdartiges, dem Körper nicht angepaßtes Material zum Abbau kommt, manches Zwischenglied entstehen, das schwere Störungen im Gefolge hat. Bald würde da, bald dort eine Zelle empfindlich geschädigt. Der Abbau könnte vielleicht auch gar nicht zu Ende geführt werden, weil die Zelle nun versagt, oder weil ihr überhaupt das Agens fehlt, um die vorhandenen Bindungen zu sprengen. So wäre eine Fülle von Möglichkeiten gegeben, die alle die feine Regulation des Zellstoffwechsels und damit auch des Gesamtstoffwechsels ausschließen würden.

Allen diesen Möglichkeiten beugt der tierische Organismus vor, indem er nur körpereigen und zunächst plasmaeigen gemachtes Material in den Kreislauf entläßt. Das von diesem Gesichtspunkte aus als homogen zu betrachtende Nährmaterial der Gewebszellen liefert Abbaustufen, mit denen die Zelle längst vertraut ist. Nichts Fremdartiges tritt in Erscheinung. Wie in einer Fabrik bei der Herstellung eines Gegenstandes eine Maschine der anderen vorarbeitet und ein Arbeiter dem anderen Material überreicht, das bis zu einer bestimmten Stufe vorbereitet ist, so unterstützen sich auch die Gewebszellen gegenseitig. Die Darmzellen und die Leberzellen vollziehen für den gesamten Organismus beständig eine wichtige Sortierarbeit. Man stelle sich die Verwirrung und Störung vor, die in einer Fabrik entstehen würde, wenn plötzlich den Maschinen ganz verschiedenartiges Material geboten würde. Sie würden alle bald versagen und stillgelegt sein. Der einzelne Arbeiter, der mit seinen Kenntnissen und seinem Werkzeug nur auf eine bestimmte Phase im Werdegang eines kompliziert gebauten Gegenstandes eingestellt ist, wäre ratlos, wenn ihm plötzlich ganz neue Aufgaben zugemutet würden. Er müßte sich neue Werkzeuge besorgen und sich von neuem einarbeiten. Würden die Aufgaben regellos wechseln, d. h. wäre er von Fall zu Fall in seiner Tätigkeit auf das ihm übergebene Material angewiesen, dann wäre ein erfolgreiches Arbeiten ganz ausgeschlossen. Genau

Homogenes Nährmaterial für die Zellen.

die gleichen Verhältnisse finden wir bei dem Zellenstaate, der unseren Organismus zusammensetzt. Die einzelnen Zellen sind mit Arbeitern und Maschinen vergleichbar, die in einem Riesenbetriebe in Gruppen gemeinsame Ziele verfolgen. Die Darmzellen mit den Zellen der Anhangdrüsen und speziell den Leberzellen überwachen gewissermaßen die Zufuhr des Rohmaterials. Es wird in der richtigen Weise vorbereitet und dann so umgeprägt, daß es allen Zellen „mundgerecht" wird. Nun geht das Material von Hand zu Hand — von Zelle zu Zelle.

Bedeutung der physikalischen Bedingungen für den Zellstoffwechsel. Man darf bei diesen Überlegungen nicht nur an rein chemische Prozesse denken. Auch die physikalischen spielen eine überaus wichtige Rolle. Jede Zelle besitzt Stoffe, die einen Einfluß auf den osmotischen Druck besitzen und solche, denen in dieser Beziehung jeder Einfluß fehlt. Auch in dieser Hinsicht ist die Zelle stets in feinster Weise eingestellt. Bald baut sie ab und führt kolloide Stoffe in solche über, die den osmotischen Druck der Zelle erhöhen, bald kettet sie gelöste Stoffe zu immer komplizierter gebauten, großen Molekülen zusammen, bis ein Körper entsteht, der mehr und mehr der Lösung entzogen wird und damit seinen Einfluß auf den osmotischen Druck der Zelle verliert. Dieses Wechselspiel ist noch nach ganz anderer Richtung für die Zelle von größter Bedeutung. Wir wissen, daß die einzelnen Ionen ganz spezifische Wirkungen entfalten. Auch hier muß die Zelle über Einrichtungen verfügen, um bald die Wirkung des einen Ions hervortreten zu lassen und die des anderen einzuschränken resp. ganz aufzuheben. Sie kann das in mannigfachster Weise bewirken. Bald wird ein Ion z. B. an Proteine oder andere Stoffe gebunden und so seines Charakters beraubt, bald wird durch Abspaltung oder einfache Dissoziation ein Ion in Freiheit gesetzt. Oder aber die Zelle läßt antagonistisch wirkende Ionen in fein abgestufter Weise in ihrer Wirkung sich gegenseitig beeinflussen.

Zahlreiche Erfahrungen haben, wie bereits erwähnt, ergeben, daß bestimmte Zellen auf ganz bestimmte Sekretstoffe, die von anderen Organen abgesondert werden, angewiesen sind. Entfernen wir bestimmte Organe, z. B. die Schilddrüse, die Nebenschilddrüsen, die Geschlechtsdrüsen, die Nebenniere usw., so erhalten wir ganz bestimmte Ausfallserscheinungen. Ja, in vielen Fällen ist das Fehlen dieser Organe mit dem Leben ganz unvereinbar. Dasselbe Phänomen erhalten wir, wenn zwar das Organ an Ort und Stelle bleibt, aber aus irgendwelchen Gründen allmählich seine Funktionen einstellt. Es braucht dabei nicht das Organ als solches zugrunde zu gehen, es genügt, wenn die Bildung eines spezifischen Sekretes vollständig ausbleibt. Es kommt dieser Zustand dann dem Fehlen dieses Organes in bestimmter Richtung vollständig gleich. Derartige Beobachtungen, wie sie uns die Pathologie liefert, zusammen mit den Fest-

Bedeutung der Sekretstoffe der einzelnen Zellarten für die Funktion einzelner Organe und damit für den gesamten Organismus.

stellungen, die wir jederzeit erheben können, wenn wir bestimmte Organe exstirpieren und, nachdem die Folgeerscheinungen sich gezeigt haben, wieder transplantieren, ergeben ein äußerst mannigfaltiges Bild der Wechselbeziehungen der verschiedenen Organe untereinander.

Jede Zellgruppe — jedes Organ — hat innerhalb des übrigen Zellstaates bestimmte Funktionen zu erfüllen und besitzt in dieser Beziehung eine gewisse Selbständigkeit. Gewiß bestehen innerhalb der Zellen eines Organes ebenfalls wieder Wechselbeziehungen. Manche Beobachtungen machen es wahrscheinlich, daß morphologisch scheinbar einheitlichen Organen nicht ohne weiteres eine funktionelle Einheit entspricht. Die Selbständigkeit eines jeden Organes ist nur eine relative. Wie schon wiederholt erwähnt, stehen alle Zellen in regem, gegenseitigem Austausch. Für diese Annahme haben wir Beweise genug, dagegen fehlt uns bis jetzt ein klarer Einblick in die Bedeutung dieser gegenseitigen Abhängigkeit. Vollständig selbstständig und ganz auf sich angewiesen ist vielleicht nur das einzellige Lebewesen. Es vollzieht alle zum Leben nötigen Prozesse unabhängig von anderen Zellen, wenn nicht, was auch möglich ist, dem gemeinsamen Vorkommen mancher dieser einfachen Lebewesen die Bedeutung einer Symbiose zukommt. Diese ist, wie schon betont, genau so zu bewerten, wie die Wechselbeziehung der Zellen der höher organisierten Wesen der Pflanzen- und Tierwelt untereinander.

Daß auch in den Pflanzen die Zellen in reger Wechselbeziehung stehen, ist nicht zu bezweifeln.

Ohne Zweifel sind auch in den aus Zellstaaten aufgebauten Organismen zahlreiche Zellarten vorhanden, die, ohne mit anderen Zellen im Austausch zu stehen, leben können, gerade so, wie das einzelne Individuum sich von seiner Sippe isolieren kann und doch eine gewisse Zeit fortlebt. Wie aber erst durch das wohlgeordnete Zusammenarbeiten vieler die Existenzbedingungen für ein Volk und einen Staat geschaffen werden, so erhält jede Zellart erst im Zusammenwirken mit all den anderen Zellen im Organismus seine volle Bedeutung. Erst dann kann sie ihre Fähigkeiten voll entfalten. Ja, in vielen Einzelfunktionen ist eine so weitgehende Arbeitsteilung eingetreten, daß ein großer Teil der Zellen vollständig von den Funktionen anderer Zellen abhängig ist. Ein Versagen dieser Zellen führt, wie schon oben betont, zum Siechtum und schließlich zum Tode vieler anderer. Hier liegt noch ein weites Feld der Forschung vor uns. Das „Warum" und „Wie" nimmt hier kein Ende.

Die Möglichkeit, einzelne **Körperzellen** und **Gewebsstücke** in Blutplasma außerhalb des **Organismus** zu züchten und längere Zeit am Leben zu erhalten, eröffnet vielen Fragestellungen die Aussicht auf Beantwortung auf experimentellem Wege. Es wird sich zeigen, weshalb manche Zellen ihre normalen Funktionen einbüßen, wenn das Sekret bestimmter Organe ausbleibt. Die Zahl der

Züchtung von Zellen im Reagensglas.

Möglichkeiten ist fast unerschöpflich. Es können beispielsweise manche Stoffe, wie z. B. Traubenzucker von den Zellen erst **dann** zu den Endprodukten — Kohlensäure und Wasser — abgebaut werden, nachdem sie in bestimmter Weise vorbereitet worden sind. Es setzt ein stufenweiser Abbau ein. Die Zelle besitzt wohl das Werkzeug, um das vorhandene Substrat zu verändern, es ist jedoch an und für sich noch unfertig. Ein zweites Agens muß es erst funktionstüchtig machen — wie etwa ein Hammer ohne Stiel oder eine Schraube ohne Schraubenzieher erst beim Vorhandensein der fehlenden Materialien verwendbar ist. Dieses Agens wird vielleicht von Zellen anderer Organe ausgesandt.

Vorläufige Grenzen unseres Wissens. Hypothesen.

Es ist wohl möglich, daß wir zurzeit, allzu sehr in Vorstellungen der Strukturchemie gefangen, die Prozesse in der Zelle zu einseitig betrachten und zu wenig an den physikalischen Zustand der Zelle denken. Wir wissen, daß manche Reaktionen in ihrem Verlauf vollständig von den vorhandenen Bedingungen abhängig sind. Es genügt ein Wechsel der Reaktion des Mediums, um z. B. die Wirkung eines Fermentes zu vernichten. Der Zusatz einer Spur eines Elektrolyten beschleunigt unter Umständen eine bestimmte Reaktion, ja Veränderungen der Bedingungen können sogar Reaktionen vollständig verschieben und zu ganz anderen Endprodukten führen. Die Prozesse im Zellinneren stehen sicher in viel weitgehenderem Maße, als im allgemeinen angenommen wird, unter dem Einfluß des physikalischen Zustandes der Zelle. Sicher spielen die kolloiden Stoffe und die Elektrolyte — die Ionen — und vielleicht auch die übrigen gelösten Stoffe in ihren Wechselbeziehungen eine wichtige Rolle. Hier stehen wir Regulationen gegenüber, die wir zurzeit gar nicht übersehen können. Sollte nicht gerade in dieser Richtung das Zusammenspiel der verschiedenen Körperzellen von grundlegender Bedeutung sein? Mancher Prozeß, der in Erscheinung tritt und wegen seiner leichten Feststellbarkeit sich uns in erster Linie aufdrängt, ist vielleicht nur sekundärer Art. Die Ursache — das Primäre — entgeht uns, weil wir zurzeit teils die Fragen nicht richtig zu stellen wissen, teils nicht über Methoden verfügen, um ihnen experimentell nachzugehen.

Vor allen Dingen manifestiert sich bei allen biologischen Problemen unsere völlige Abhängigkeit von der Gedankenwelt und den Methoden der exakten Naturwissenschaften. Wir tragen all das dort Errungene in die Probleme der Biologie hinein. Jahrzehntelang sind dann bestimmte Vorstellungen herrschend. Sie treten zurück, sowie ein neuer Impuls, ein neuer Fortschritt auf dem Gebiete der Physik und Chemie wieder zahlreiche Arbeiter auf neue Bahnen lenkt. Es wird gebohrt und gearbeitet, bis ein neuer Stollen in den Berg von Rätseln, die uns jede Zelle bietet, getrieben ist. Gar oft endet er blind, hat aber doch auf seinem Wege diesen oder jenen interessanten Befund ergeben.

Manchmal ist die Pionierarbeit jedoch von Erfolg gekrönt. Eine wichtige Etappe ist zurückgelegt, ein weiter Ausblick gewonnen. Noch liegt jedoch das ersehnte Ziel — der lückenlose Einblick in die Stoffwechselvorgänge der Zelle — in weiter Ferne. Doch gibt das Erreichte einen Anhaltspunkt dafür, daß wir auf dem richtigen Wege sind. Der vorsichtige Wanderer wird nichts unbeachtet lassen. Die anscheinend unbedeutendste Beobachtung kann die Forschungsrichtung für ganz neue Probleme abgeben.

<small>Es gibt keinen allein lebenswichtigen Stoff!</small> Beim Studium der Zellfunktionen dürfen wir vor allen Dingen nie außer acht lassen, daß kein einziger Stoff für die Zelle bedeutungslos ist. Es wäre ganz verkehrt, wollte man irgendeinen Stoff — z. B. das Eiweiß — als den „lebenswichtigsten" betrachten. Ein einziges Ion kann im einzelnen Falle über Leben und Tod der Zelle entscheiden. Ein Konglomerat von Molekülen kann sich zu einem gewaltigen Komplex — einem Kolloid — vereinigen und mit seinen Eigenschaften die ganze Zellfunktion beherrschen. Struktur und Konfiguration der einzelnen Verbindungen, der einzelnen Bausteine der Zellen sind von größter Bedeutung für ihre Eigenart. Dazu kommt dann, zum Teil durch diese bedingt, die Struktur und Konfiguration im physikalischen Sinne. Eine Trennung der chemischen und physikalischen Eigenschaften der Zellbausteine ist unmöglich. Sie alle zusammen geben die Lebensbedingungen für die Zelle ab. Sie prägen ihre Eigenart.

Stoffe, die für eine bestimmte Zellart ein indifferentes Produkt darstellen, können für eine andere schädlich sein. Jede Zelle bildet eigenartige Sekretstoffe. Bis zu ihrer Bildung werden mannigfache Zwischenstufen durchlaufen. Vollzieht sich der ganze Umbau innerhalb der Zelle selbst bis zu plasmaeigenen Stoffen, dann werden etwa auftretende, für andere Zellen nicht gleichgültige Zwischenprodukte im Organismus keine störende Wirkung entfalten können. Werden jedoch solche, nicht genügend umgebaute Stoffe in den allgemeinen Kreislauf entlassen, dann haben wir Störungen aller Art zu befürchten. Ein solcher Zustand wird z. B. dann auftreten, wenn bestimmte Zellen einen angefangenen Umbau nicht vollenden können, weil das Agens — das Ferment — fehlt, um ihn durchzuführen. So kann das Versagen eines Organes in der mannigfaltigsten Weise zu Störungen aller Art führen. Ist erst einmal eine Regulation durchbrochen, dann zieht eine Störung lawinenartig eine andere nach sich. Der Organismus wehrt sich zwar. Er schafft Kompensationen und sucht sich den neuen Verhältnissen anzupassen. Das gelingt ihm oft auch in ganz wunderbarer Weise, und für lange Zeit hinaus ist der Schaden repariert. Die Pathologie liefert uns täglich Beispiele dieser Art. Das Studium der Zellfunktionen unter veränderten Bedingungen ist eines der reizvollsten, das wir kennen. Die experimentelle Pathologie ist ein Gebiet, das ohne Zweifel für die ganze Physiologie von noch ganz ungeahnter Bedeutung werden wird.

Normalerweise baut die einzelne Zelle die zusammengesetzten zelleigenen Stoffe zu indifferenten, bluteigenen Stoffen ab.

Harmonischer Ablauf der Stoffwechselprozesse innerhalb des Organismus.

So führen denn alle Beobachtungen über den Bau und den Stoffwechsel der einzelnen Körperzellen in überzeugender, eindeutiger Weise zu der Annahme, daß innerhalb eines bestimmten Organismus ein großer Zellstaat in harmonischer Weise zusammenarbeitet. Die volle Harmonie in diesen Beziehungen wird, es sei dies noch einmal betont, dadurch gewährleistet, daß einerseits die Zellen des Darmes und der Leber nichts in den Kreislauf gelangen lassen, was nicht seiner Eigenart vollständig beraubt ist, und andererseits alle Körperzellen nur Stoffe an die Blutbahn abgeben, die so weit abgebaut sind, daß der zelleigene Typus zerstört ist. Es kreist somit Blut, das stets die gleichen Stoffwechselprodukte und dieselben Substanzen aufweist. Wir können von diesem Gesichtspunkte aus die Zusammensetzung des Blutes als konstant betrachten. Wahrscheinlich hat die Lymphe, die gewissermaßen zwischen die Körperzellen und das Blut eingeschaltet ist, die Aufgabe, das Blut vor einem Zuviel an den einzelnen Stoffwechselprodukten zu bewahren. Vielleicht wird auch manches Produkt, das noch ungenügend abgebaut ist, in den Lymphdrüsen oder in der Lymphe selbst vollständig zerlegt. Wir hätten in diesem Sinne das gesamte Lymphsystem, wie schon eingangs betont, als eine wichtige Kontrollstation aufzufassen. Die Lymphe mit ihren Zellen und speziell den Lymphdrüsen wacht darüber, daß nicht plasmafremdes Material in das Blut hereingelangt.

Von den gegebenen Gesichtspunkten aus ergeben sich Ausblicke auf die Bedeutung einer Invasion von Organismen aller Art für den tierischen Organismus. Die Abgeschlossenheit des gesamten Organismus ist sofort gestört, sobald sich innerhalb des körpereigenen Zellstaates an irgendeiner Stelle fremdartige Zellen ansiedeln. In diesem Momente sind in die übrigen, harmonisch aufeinander eingestellten Gewebszellen Zellarten eingeschaltet, die eine vollständig fremdartige Organisation besitzen. Diese fremden Zellen haben entsprechend ihrer ganzen Struktur und Konfiguration einen eigenartigen Stoffwechsel. Sie führen diesen unentwegt im neuen Organismus fort. Sie geben mannigfaltige Stoffwechselendprodukte an das Blut ab. Ferner zerfallen da und dort Zellen, und es gelangen Bestandteile in das Blut hinein, die sowohl art- als natürlich auch vollständig plasma- und zellfremd sind. Die gesamte Regulation des Stoffwechsels ist auf das schwerste geschädigt. Wohl wachen die Zellen der Darmwand nach wie vor darüber, daß von dieser Stelle aus nichts Fremdartiges in den Organismus einbricht. Auch sind die einzelnen Körperzellen immer noch bemüht, an das Blut nur Stoffe abzugeben, die nicht mehr zelleigen sind. Die gesamte Organisation in der Zusammenarbeit der verschiedenartigen Körperzellen ist jedoch dadurch gestört, daß beständig fremdartige Stoffe von diesen Eindringlingen abgegeben werden. Genau dieselben Verhältnisse haben wir vor uns, wenn aus irgendeinem

Betrachtung einer Infektion unter den Gesichtspunkten der erörterten Auffassung des Zellstoffwechsels und der Zusammenarbeit der verschiedenen Zellarten.

Grunde Körperzellen ihre Struktur verändern und einen Stoffwechsel sich zu eigen machen, der den übrigen Körperzellen vollständig fremd ist. Entwickeln sich z. B. Krebszellen oder Sarkomzellen, dann haben wir Zellen vor uns, die sich dem gesamten übrigen Zellstaate nicht mehr bei- oder unterordnen. Diese Zellen haben offenbar eine gewisse Selbständigkeit erlangt. Sie unterhalten keine direkten Beziehungen mit den verschiedenartigen Körperzellen. Sie sind gewissermaßen außerhalb des Verbandes der Zellen eines bestimmten Organes getreten. Auch hier haben wir offenbar Sekretstoffe vor uns, Stoffwechselprodukte, die für das Blutplasma fremd sind. Ferner können wir uns vorstellen, daß auch hier Zellen zerfallen und Produkte in das Blut übergehen, die vollständig plasmafremd wirken.

Diese Vorstellungen ergeben die Möglichkeit, die Wirkung von fremdartigen Organismen aller Art und speziell von Mikroorganismen innerhalb des Organismus, und die Beziehungen dieser Zellen zu den übrigen Körperzellen von allgemein physiologischen Gesichtspunkten aus zu betrachten. Es schien uns wohl der Mühe wert, derartigen Gedankengängen nachzugehen, und den Versuch zu wagen, durch direkte Versuche und Beobachtungen engere Beziehungen zwischen den beiden Forschungsgebieten Physiologie und Immunitätslehre zu knüpfen.

Wir legten uns zunächst die Frage vor: Welche Maßregeln ergreift der tierische Organismus, wenn in seinen Körper und speziell in sein Blut hinein Stoffe gelangen, die art- oder auch nur blut- resp. plasmafremd sind? Ist ihm die Möglichkeit versagt, sich gegen derartige Stoffe zu wehren, oder aber haben die Körperzellen auch jenseits des Darmkanals noch die Fähigkeit bewahrt, zusammengesetzte Stoffe, die dem Organismus fremd sind, durch weitgehenden Abbau in indifferente Bruchstücke zu zerlegen, die dann die Zellen zum Aufbau neuen Materials oder als Energiequelle benutzen können? *Verhalten des tierischen Organismus gegen blutfremde Stoffe zusammengesetzter Natur.*

Um dieses Problem in einwandfreier Weise lösen zu können, waren Voruntersuchungen auf breitester Basis notwendig. Zunächst mußte festgestellt werden, in welcher Art und Weise die einzelnen Körperzellen die ihnen mit dem Blut normalerweise zugeführten Nahrungsstoffe verwenden. Baut die einzelne Körperzelle die zusammengesetzten Nahrungsstoffe direkt zu den Stoffwechselendprodukten ab, oder erfolgt zunächst stets eine Spaltung in einfachere Bruchstücke, die dann stufenweise weiter zerlegt werden, bis schließlich der ganze Energievorrat, soweit der Organismus ihn in Freiheit setzen kann, der Zelle zur Verfügung gestellt ist, und die letzten Abbaustufen in Erscheinung treten? *Die Zellfermente.* Alle bis jetzt nach dieser Richtung ausgeführten Untersuchungen führen, wie eingangs betont, zu der Vorstellung, daß jede einzelne Körperzelle im allgemeinen mit wenigen Ausnahmen über dieselben oder doch ähnliche Hauptfermente verfügt, wie sie von den Zellen der Verdauungsdrüsen in den Darmkanal hinein abgegeben werden. Die Fermente brauchen nicht in allen Einzelheiten identisch zu sein. Es wäre möglich, daß die von den Drüsen des Darmkanals abgegebenen Fermente in ihrer Art mannigfaltiger sind, weil ja mit der Nahrung von außen her ein viel heterogeneres Gemisch von einzelnen Produkten zugeführt wird, als wir es in den bereits umgewandelten, in der Blut- und Lymphbahn kreisenden Nahrungsstoffen der Körperzellen vor uns haben. Es ist auch möglich, daß Unterschiede in der Art des Abbaus und damit in den entstehenden Spaltprodukten sich finden. Festgestellt ist, daß die Körperzellen imstande sind, Fette hydrolytisch in Alkohol und Fettsäuren zu spalten. Ferner können sie kompliziert gebaute Kohlehydrate, speziell das Glykogen, über Dextrine zur Maltose abbauen. Die gebildete Maltose wird von dem Ferment Maltase in zwei Moleküle Traubenzucker zerlegt. Ebenso wissen wir, daß in den verschiedenartigsten Körperzellen Fermente vorhanden sind, die Eiweiß in Peptone spalten. Diese werden weiter zu einfacheren Bruchstücken abgebaut. Schließlich bleiben Aminosäuren übrig, die dann einem weiteren Abbau unterliegen.

Es konnte weiterhin gezeigt werden, daß die Körperzellen imstande sind, säureamidartig verkettete Aminosäuren, sog. Polypeptide, in ihre Bausteine zu zerlegen. Diese Fermente sind **peptolytische** genannt worden. Ihr Nachweis glückte im Tier- und Pflanzenreich in den verschiedenartigsten Zellarten. Bei den Pflanzen sind sie nicht immer in aktivem Zustand vorhanden. Sie treten z. B. in Samen erst in Erscheinung, wenn diese keimen. Ebenso werden sie, wie Iwanow in meinem Institute zeigen konnte, vermißt, wenn die Pflanzen zur Winterszeit ruhen. Beim Fötus sind sie schon recht frühzeitig nachweisbar. Sie konnten z. B. beim Hühnchen schon am 7. Tage der Entwicklung festgestellt werden. Bei Schweineembryonen traten aktive peptolytische Fermente etwa am 40. Tage auf.

Der Nachweis der peptolytischen Fermente läßt sich auf verschiedenem Wege führen. Einmal kann man nach dem Vorgehen von Eduard Buchner die Zellen bestimmter Gewebe oder auch einzelne Zellen durch Zerreiben mit Quarzsand vollständig zerstören und bewirken, daß der Zellinhalt ausfließt. Dann wird das Gemisch mit Kieselguhr vermischt. Diese nimmt aus den Zelltrümmern gierig Flüssigkeit auf. Es entsteht eine leicht knetbare, plastische Masse. Jetzt wird aus dieser der aufgenommene Saft unter hohem Druck — bis zu 300 Atmosphären — ausgepreßt und durch eine Tonkerze filtriert. Man erhält einen klaren Saft, der vielerlei Bestandteile der Zellen enthält, dem jedoch deren ursprüngliches Gefüge natürlich ganz fehlt. In einem solchen Preßsafte kann man

Nachweis der Zellfermente.

allerlei Fermentwirkungen nachweisen und zeigen, daß mancher Prozeß qualitativ genau in der gleichen Richtung abläuft, wie wenn die Zelle noch als Ganzes erhalten wäre. Dagegen fehlt der Hauptlebensprozeß, die Oxydation zu Kohlensäure und Wasser. Schon geringfügige Verletzungen der Zelle genügen, um diesen wichtigen Prozeß aufzuheben. Es sind im Preßsafte in gewissem Sinne nur noch die vorbereitenden Funktionen erhalten, alles Prozesse, die wir auf Fermente zurückzuführen gewohnt sind. Gibt man zu einem solchen Preßsafte ein Pepton, das sehr schwer lösliche Aminosäuren, wie z. B. Tyrosin oder Cystin enthält, oder eine Peptonart, an deren Aufbau eine Aminosäure beteiligt ist, die im Momente ihrer Abspaltung sich mit Hilfe einer Farbreaktion leicht erkennen läßt[1]), dann kann man mühelos verfolgen, ob er ein das zugesetzte Pepton spaltendes Ferment enthält. Das Ausfallen der betreffenden Aminosäuren oder das Auftreten der Farbreaktion verkündet, daß das spaltende Agens zugegen ist.

Spaltung von Polypeptiden durch Zellfermente. Noch eindeutigere Verhältnisse erhält man, wenn man Verbindungen von bekannter Struktur, z. B. Polypeptide, an deren Aufbau die genannten Aminosäuren beteiligt sind, zu diesen Untersuchungen wählt. Oder man verfolgt die Spaltung im Polarisationsrohr. Man mischt eine bestimmte Menge des Preßsaftes mit einer abgemesse-

---

[1]) Dies ist z. B. beim Tryptophan der Fall.

nen Lösung eines optisch aktiven Polypeptides von bekanntem Gehalte, füllt das Gemisch in ein Polarisationsrohr ein und bestimmt nun rasch das Drehungsvermögen der Lösung. Stellt man dann von Zeit zu Zeit die Drehung wieder fest, dann erhält man einen Einblick in die Art des Abbaus. An Stelle von optisch-aktiven Polypeptiden können wir auch Razemkörper wählen. Sie sind optisch inaktiv, weil sie aus zwei Hälften von gleich stark in entgegengesetzter Richtung drehenden Komponenten bestehen. Die peptolytischen Fermente zerlegen im allgemeinen nur solche Polypeptide, die aus den in der Natur vorkommenden optisch-aktiven Aminosäuren aufgebaut sind. Haben wir ein razemisches Polypeptid, dessen eine Hälfte diese Bedingung erfüllt, dann wird dieser Teil in seine Komponenten zerlegt, und es bleibt diejenige Hälfte des Razemkörpers übrig, die aus Aminosäuren besteht, die sich in der Natur nicht finden. Wir erkennen diese asymmetrische Spaltung daran, daß das ursprünglich optisch-inaktive Gemisch optisch aktiv wird.

Ein Beispiel möge diese Verhältnisse klarlegen. In der Natur kommen die Aminosäuren l-Leucin und d-Alanin vor, während d-Leucin und l-Alanin noch nie unter den Abbauprodukten der Proteine gefunden worden sind. Lassen wir peptolytische Fermente auf den Razemkörper d-Alanyl—l-leucin + l-Alanyl—d-leucin einwirken, dann erhalten wir die Aminosäuren l-Leucin und d-Alanin, und es bleibt die Verbindung l-Alanyl—d-leucin übrig. Diese ist optisch aktiv.

Besonders interessante Resultate werden erhalten, wenn optisch-aktive Polypeptide zur Untersuchung gewählt werden, an deren Aufbau mehrere Aminosäuren beteiligt sind. Da bei diesen Körpern das Drehungsvermögen jeder einzelnen möglichen Abbaustufe genau bekannt ist, so läßt sich in exaktester und eindeutigster Weise erkennen, an welcher Stelle das peptolytische Ferment bestimmter Gewebe den Angriff auf das verwendete Substrat eröffnet. Wir haben somit ein Mittel an der Hand, um Fermente verschiedener Herkunft zu vergleichen, und damit ist die Möglichkeit gegeben, in feinster Weise spezifisch wirkende peptolytische Fermente zu erkennen. Der weitere Ausbau dieses Forschungsgebietes unter Verwendung möglichst mannigfaltiger Substrate aus allen Klassen von Stoffen ist berufen, die Frage nach der Eigenart bestimmter Zellarten in mancher Hinsicht zu beantworten. Man wird in Zukunft imstande sein, bestimmte Zellen an der Art, wie sie Substrate, über deren Aufbau wir selbstverständlich genau orientiert sein müssen, abbauen, zu erkennen.

Ein Beispiel möge diese Art des Studiums der Zellfermente klar machen.[1]) Die folgende Übersicht gibt Auskunft über das Drehungsvermögen von drei aus

---

[1]) Es liegt hier ein gewaltiges Arbeitsgebiet, das reiche Früchte für die verschiedensten Probleme der Erforschung der Chemie des Eiweißes, der Immunitätsforschung, der Bakteriologie usw. verspricht, einzig und allein deshalb brach, weil das Geld fehlt, um ein kleines Heer ausgezeichneter, junger Chemiker zu besolden.

drei Aminosäuren bestehenden Polypeptiden. Gleichzeitig ist das optische Verhalten der einzelnen Spaltstücke angegeben.

1.) $\overbrace{\underbrace{\text{l-Leucyl}}_{\underbrace{+10^0}_{85^0}}\text{-}\underbrace{\text{glycyl}}_{0^0}\text{-}\underbrace{\text{d-alanin}}_{+2,4^0}}^{+20^0}$
$\underbrace{\phantom{\text{l-Leucyl-glycyl-d-alanin}}}_{-50^0}$

2.) $\overbrace{\underbrace{\text{Glycyl}}_{0^0}\text{-}\underbrace{\underbrace{\text{d-alanyl}}_{+2,4^0}\text{-}\underbrace{\text{glycin}}_{0^0}}_{+50^0}}^{-64^0}$
$\underbrace{\phantom{\text{Glycyl-d-alanyl-glycin}}}_{-50^0}$

3.) $\overbrace{\underbrace{\underbrace{\text{d-Alanyl-glycyl}}_{+50^0}\text{-}\text{glycin}}_{0^0}}^{+30^0}$

Die Erklärung des Beispiels 3 erläutert auch die anderen. Das Tripeptid d-Alanyl-glycyl-glycin dreht $+30^0$. Würde von einem Ferment zuerst Glycin (= Glykokoll) abgespalten, dann entstünde das Dipeptid d-Alanyl-glycin (vgl. S. 48, I). Das Drehungsvermögen der Lösung müßte nach rechts ansteigen, weil d-Alanyl-glycin stärker nach rechts dreht als das Ausgangsmaterial. Würde dagegen zuerst d-Alanin frei, dann müßte das Drehungsvermögen rasch auf 0^0 sinken, denn das entstehende Dipeptid Glycyl-glycin ist optisch inaktiv (vgl. II, S. 48).

Endlich können wir, um peptolytischen Fermenten in Geweben nachzuspüren, Peptone und Polypeptide, die schwer lösliche Aminosäuren enthalten, in Gewebe einspritzen und an Ort und Stelle beobachten, ob es zur Abscheidung von Aminosäuren kommt.

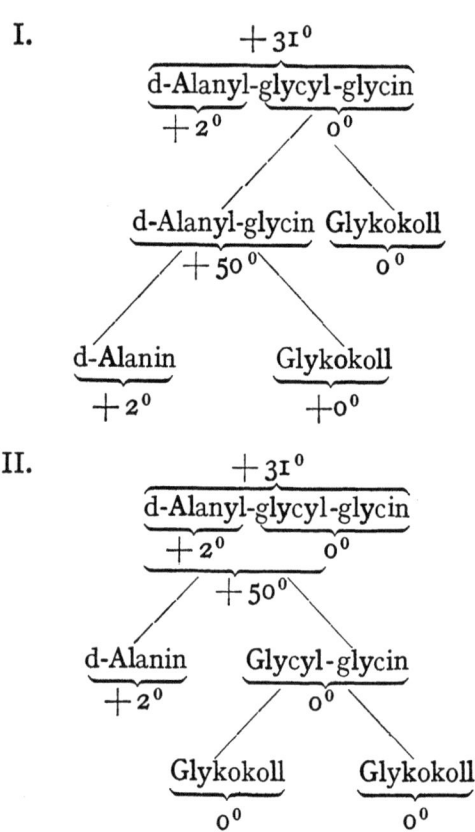

Bei all diesen Versuchen ist die Mitwirkung von Mikroorganismen peinlichst ausgeschaltet worden. Es kann keinem Zweifel unterliegen, daß den Gewebszellen diese Fermente selbst zukommen. Das gleiche gilt für die auf Fette, Kohlehydrate, Nukleoproteide, Nukleinsäuren, Phosphatide usw. eingestellten Fermente. Alles deutet darauf hin, daß die Zelle über Agentien verfügt, die ihr gestatten, all die kompliziert gebauten Stoffe, die ihr zugeführt werden und die sie zum Teil selbst aufbaut, bis zu den einfachsten Bausteinen zu spalten. Für diese Annahme spricht außer dem direkten Nachweis der Fermente vor allem auch die Beobachtung, daß im Zellstoffwechsel alle jene Bausteine vorübergehend anzutreffen sind, aus denen sich die kompliziert gebauten Nahrungsstoffe und Zellbestandteile aufbauen.

Es unterliegt heutzutage keinem Zweifel mehr, daß ein gewichtiger Teil der Zellstoffwechselprozesse durch Fermente herbeigeführt wird. *Bedeutung der Zellfermente für den Zellstoffwechsel.* Ganz allgemein werden durch Hydrolyse kompliziert gebaute Stoffe von Stufe zu Stufe abgebaut, bis die einfachsten Bausteine gebildet sind. Sind diese einmal entstanden, dann geht der weitere Abbau wieder stufenweise über mannigfaltige Zwischenprodukte entweder zu den Stoffwechselendprodukten, oder aber die gebildeten Spaltprodukte bilden das Ausgangsmaterial zu neuen Synthesen. Es werden von diesen Produkten aus die mannigfachsten Brücken von einer Gruppe von Stoffen zu einer ganz anderen geschlagen.

Es ist somit bewiesen, daß in gewissem Sinne jede einzelne Körperzelle verdauen kann. Es gilt dies namentlich auch von den weißen und roten Blutkörperchen, ja selbst die Blutplättchen sind imstande, hydrolytische Spaltungen durchzuführen. Dem Blutplasma kommt bei dem größten Teil der Tiere und auch beim Menschen eine spaltende

Wirkung von Eiweißstoffen, Peptonen und Polypeptiden nicht zu, wenigstens nicht in mit den jetzigen Methoden nachweisbarem Umfange. Auch das Vermögen, Fette zu spalten, scheint oft zu fehlen. Dagegen wird vielfach behauptet, daß dem Blute stets eine diastatische, d. h. komplizierte Kohlehydrate spaltende Wirkung zukommt. Unter normalen Verhältnissen ist offenbar das Blutplasma im allgemeinen nicht auf eine Zerlegung zusammengesetzter Verbindungen eingerichtet. Nur beim Meerschweinchen liegen unzweifelhaft besondere Verhältnisse vor, indem das Blutplasma hier andere Eigenschaften zeigt, und zum Teil unter normalen Verhältnissen auch solche Polypeptide spaltet, die vom Blutplasma anderer Tiere gar nicht angegriffen werden. Worauf diese Besonderheit des Verhaltens des Plasmas beim Meerschweinchen beruht, können wir zurzeit nicht sagen. Daß das Blutplasma im allgemeinen eine verdauende Kraft nicht besitzt, ist offenbar so aufzufassen, daß unter normalen Verhältnissen eben nie Stoffe ins Blut hineingelangen, die plasmafremd sind und eines raschen Abbaus bedürfen.

Fermentgehalt des Blutplasmas. Nachdem diese Beobachtungen gemacht waren, konnte die Frage in Angriff genommen werden, ob das Blutplasma neue Eigenschaften zeigt, wenn dem Organismus plasmafremde und zunächst körperfremde Substanzen mit Umgehung des Darmkanals zugeführt werden. Die Versuchsanordnung war die folgende.

Es wird zunächst der Gehalt des Blutplasmas resp. -serums eines Tieres an proteolytischen und peptolytischen Fermenten unter normalen Verhältnissen, d. h. bei normaler Ernährung festgestellt. Die Vornahme dieser Prüfung gestaltet sich, wie folgt. Es werden dem Versuchstiere, z. B. einem Hunde, aus der Vena jugularis externa oder einer Beinvene etwa 10 ccm Blut entnommen. Man läßt dieses entweder spontan gerinnen und gewinnt Serum, oder man gibt in das Röhrchen, in dem man das Blut auffangen will, 0,1 g Ammonoxalat. Dadurch wird die Gerinnung des Blutes verhindert. Beim Zentrifugieren setzen sich dann die Formelemente ab. Es läßt sich dann das klare Plasma leicht mit der Pipette abheben. In beiden Fällen prüft man — Serum und Plasma — auf die Abwesenheit von Blutfarbstoff. Ist solcher vorhanden, dann sind rote Blutkörperchen zerfallen. Damit ist auch festgestellt, daß die diesen zugehörenden Fermente in die Blutflüssigkeit übergetreten sind. Nur absolut hämoglobinfreies Serum und Plasma darf deshalb zu diesen Versuchen benutzt werden. Man fügt zu einer abgemessenen Menge Serum resp. Plasma eine bestimmte Anzahl Kubikzentimeter einer Eiweiß-, Pepton- oder Polypeptidlösung von bekanntem Gehalte an Substrat, füllt die Mischung in ein Polarisationsrohr ein und bestimmt rasch das Drehungsvermögen mittels eines guten Polarisationsapparates. Das Rohr wird dann in einen Brutschrank gebracht und von Zeit zu Zeit das Drehungsvermögen wieder festgestellt. Um Täuschungen zu entgehen, wird gleichzeitig ein Polarisationsrohr mit den entsprechenden Mengen Plasma resp. Serum + physiologischer Kochsalzlösung — die der Substratlösung entsprechende Menge — gefüllt und unter den gleichen Bedingungen das Drehungsvermögen des Gemisches im Polarisationsapparat beobachtet, und endlich wird auch eine Probe mit der Substratlösung allein angesetzt. Ferner ist es zweckmäßig, dem Gemisch eine abgemessene Menge eines Phosphatgemisches zuzugeben, damit die Fermentwirkung nicht durch Änderungen der Reaktion des Gemenges beeinflußt wird. Damit das Rohr sich während der Beobachtung nicht abkühlt, wird sein Mantel mit Wasser von 37° gefüllt, oder man verwendet einen am Polarisationsapparat angebrachten Brutschrank (vgl. weiter unten die Technik der optischen Methode). Bei diesen Versuchen konnte nie eine Spaltung von Proteinen oder Peptonen festgestellt werden, sofern das Blut von gesunden, normal ernährten, möglichst nüchternen Tieren stammte. Nur das Meerschweinchen scheint ab und zu solche Fermente zu besitzen. Ferner ist in einigen Fällen beim Kaninchen beobachtet worden, daß beim Zusatz von Serum zu Organen ein geringfügiger „Abbau" auftrat. Ob es sich um proteolytische Fermente handelte, oder ob Versuchsfehler vorlagen, ist noch unentschieden. Es wäre denkbar, daß beim Pflanzenfresser die Fermente der Nahrung zur Resorption gelangen. Beim Fleischfresser werden die proteolytischen Fermente der Nahrung schon im Magen durch die

Salzsäure unwirksam gemacht. In der Pflanzennahrung sind sie durch die widerstandsfähigen, aus Zellulose bestehenden Zellwände wenigstens zum Teil geschützt. Bei Kaninchen muß man ferner immer an Infektionskrankheiten und speziell an Coccidiose denken. Manche überraschende Beobachtung findet in schweren Organveränderungen ihre Erklärung! Endlich muß auch mit den Fermenten der Leukozyten gerechnet werden. Bis jetzt liegen noch keine Anhaltspunkte dafür vor, daß im Blutserum proteolytische Fermente sich finden, die auf alle möglichen Eiweißarten eingestellt sind.

Jetzt werden dem gleichen Versuchstier, d. h. dem Tier, dessen Plasma resp. Serum man untersucht hat, bestimmte Stoffe direkt in den Organismus eingeführt, d. h. es wird die abbauende Wirkung der Fermente des Darmkanals künstlich umgangen. Entweder werden die Substanzen unter die Haut gespritzt, oder in die Bauchhöhle, oder aber direkt in die Blutbahn hineingebracht. Nach einiger Zeit wird dann Blut entnommen und mit dem Serum resp. Plasma genau so verfahren, wie es oben geschildert wurde. *Parenterale Zufuhr von zusammengesetzten Stoffen.*

Die ersten Versuche wurden mit Hunden und Kaninchen angestellt. Es wurde diesen Tieren Eiereiweiß oder Pferdeblutserum parenteral, d. h. mit Umgehung des Darmkanals zugeführt, und dann geprüft, ob das Plasma der behandelten Tiere bestimmte Polypeptide spaltete resp. rascher spaltete, als das Plasma desselben Tieres vor der Injektion des plasmafremden Materiales. Schon die ersten Versuche ergaben *Parenterale Zufuhr von Eiweiß, Peptonen und von Polypeptiden.*

einen positiven Befund. Es zeigte sich, daß der Gehalt des Blutes an peptolytischen Fermenten ein größerer war. Bei einer weiteren Untersuchung wurde Seidenpepton gespritzt. Es ergab sich, daß das Serum normaler Kaninchen Seidenpepton gar nicht abbaute, d. h. es blieb das Drehungsvermögen des Gemisches von Plasma plus Seidenpeptonlösung konstant. Wurde jedoch Serum von solchen Tieren, denen dieses Pepton eingespritzt worden war, mit Seidenpepton zusammengebracht, und dann im Polarisationsrohr rasch die Drehung abgelesen, dann ergab sich, daß die so bestimmte Anfangsdrehung im Laufe der Zeit sich änderte.

Das Auftreten von proteo- und peptolytischen Fermenten in der Blutbahn. Es folgten dann Versuche mit Gliadin, Pepton aus Gelatine, aus Edestin und aus Kasein. Ferner wurden Edestin und Kasein selbst gespritzt. Das Resultat war in allen Fällen dasselbe. Stets ließ sich nach der Zufuhr plasmafremden Materiales im Plasma resp. Serum des behandelten Tieres die Eigenschaft nachweisen, Stoffe, die den Proteinen zugehören, speziell Proteine selbst und deren Peptone, abzubauen. Eine spezifische Wirkung der zugeführten Substrate ließ sich nur insofern erkennen, als nach der Einspritzung von Proteinen und Peptonen Fermente im Plasma nachweisbar waren, die Abkömmlinge dieser Gruppe abbauten, jedoch nicht z. B. Fette und Kohlehydrate. Umgekehrt konnte nach Einspritzung von Fetten, von Kohlehydraten und auch von Aminosäuren keine Spaltung von Proteinen nachgewiesen werden. Dagegen wurde nach Einspritzung eines bestimmten Proteins oder eines bestimmten Peptongemisches aus einem bestimmten Protein nicht nur das gespritzte Material vom Plasma abgebaut, sondern die Spaltung betraf die ganze Gruppe der Proteine und der nächsten Abbaustufen.

Daß es sich tatsächlich um die Anwesenheit von Fermenten handelt, konnte auf zwei Wegen bestätigt werden. Einmal wurde die Spaltung einer bestimmten Peptonlösung durch das Plasma vorbehandelter Tiere mit der Einwirkung von Hefepreßsaft auf dasselbe Pepton verglichen. Es konnte gezeigt werden, daß der Abbau in beiden Fällen ein sehr ähnlicher war, d. h. die Anfangsdrehung änderte sich im gleichen Sinne, gleichgültig, ob Plasma von vorbehandelten Tieren benutzt wurde, oder aber aktiver Hefepreßsaft. *Nachweis der Fermente mittels der optischen Methode.*

Besonders eindeutig bewies der folgende Versuch, daß in der Tat Plasma vom vorbehandelten Tiere Proteine abbaut. Es wurde solches mit Gelatine, resp. mit Eiereiweiß zusammengebracht und das Gemisch in einen Dialysierschlauch gefüllt. Nach kurzer Zeit konnten in der Außenflüssigkeit — gewählt wurde destilliertes Wasser — mit Hilfe der Biuretreaktion Peptone nachgewiesen werden. Wurde Plasma von normalen Tieren mit Eiweißkörpern in einen Dialysierschlauch gefüllt, dann waren selbst nach vielen Tagen in der Außenflüssigkeit keine die Biuretreaktion gebenden Körper nachweisbar. Schließlich ist neuerdings noch festgestellt worden, daß beim Zusammen- *Nachweis der Fermente mittels des Dialysierverfahrens.*

— 60 —

bringen von Plasma resp. Serum vorbehandelter Tiere mit Eiweiß der Stickstoffgehalt der Außenflüssigkeit in bedeutend höherem Maße ansteigt, als wenn Plasma von normalen Tieren und Eiweiß zusammengebracht werden. Im letzteren Falle ist die Zunahme des Stickstoffgehaltes der Außenflüssigkeit keine größere, als wenn die entsprechende Menge Plasma allein, d. h. ohne Zusatz von Eiweiß in den Dialysierschlauch hineingebracht wird. Selbstverständlich muß bei diesem Versuche das Eiweiß vorher durch Dialyse resp. durch Auskochen von stickstoffhaltigen, kristalloiden Beimengungen befreit werden.

<small>Inaktivierung des Plasmas resp. Serums.</small> Wurde das Plasma vorbehandelter Tiere, das, wie spezielle Versuche ergeben haben, aktiv war, d. h. Proteine und Peptone spaltete, 60 Minuten auf 56—58° erwärmt, dann wurde es inaktiviert, d. h. es ließ sich keine spaltende Wirkung mehr nachweisen.

Die erwähnten Befunde sind durch sehr viele Versuche immer und immer wieder bestätigt worden. In allen Fällen wurden selbstverständlich auch bei den Versuchen mit dem Plasma resp. Serum vorbehandelter Tiere Kontrollversuche einerseits mit Peptonlösung allein, andererseits mit dem Plasma allein ausgeführt. Ferner wurde immer wieder durch Erwärmen auf 60° inaktiviert, um ja jeder Täuschung vorzubeugen. Die Dialysierversuche endlich zeigten, daß die mit Hilfe der sog. optischen Methode gemachten Beobachtungen vollständig richtig gedeutet worden waren. Erwähnt sei noch, daß auch jodierte Eiweißkörper gespritzt worden sind. Es ließ sich keine spaltende Wirkung des Blutplasmas hervorrufen. Aus anderen Untersuchungen wissen wir, daß jodierte Eiweißkörper schwer oder gar nicht abgebaut werden. Wahrscheinlich sind sie dem Körper so fremdartig, daß der Organismus mit Hilfe seiner Werkzeuge, seinen Fermenten, keinen Angriffspunkt findet, um den Abbau in die Wege zu leiten.

Einige Beispiele, die in Kurvenform die von Zeit zu Zeit beobachtete Zerlegung des Gemisches von Plasma resp. Serum ╋ Substrat (Eiweiß resp. Pepton) wiedergeben, mögen das oben Erläuterte belegen:

Beispiele von Versuchen, durch parenterale Zufuhr von Eiweiß und Eiweißabbaustufen, Abwehrfermente ins Blut zu locken.

1. Ein Hund, dessen Serum keine Peptone spaltete, erhielt am 25. und 29. November und am 4. Dezem-

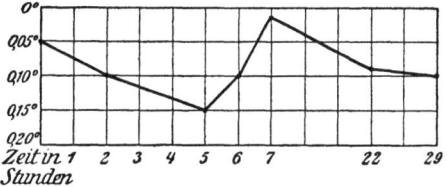

Fig. 1.

ber 0,5 g Kasein subkutan. Das zu dem folgenden Versuche verwendete Blut war am 6. Dezember entnommen worden. Das Polarisationsrohr wurde mit einem Gemisch von 0,5 ccm Serum, 0,5 ccm Seidenpeptonlösung (10 prozentige) und 7 ccm physiologischer Kochsalzlösung gefüllt. Vergl. Fig. 1, S. 61.

2. Ein Hund erhielt wiederholt subkutan kristallisiertes Eiweiß aus Kürbissamen. Die letzte Injektion

fand am 8. Dezember statt. Es wurden 8 g des Eiweißes zugeführt. Das Serum wurde am folgenden Tage untersucht. Zur Beobachtung wurde 1,0 ccm Serum mit 0,5 ccm einer 10 prozentigen Gelatinepeptonlösung und 2,5 ccm physiologischer Kochsalzlösung gemischt (vgl. Fig. 2).

3. Der Versuchshund erhielt am 18. Oktober 3 ccm einer 10 prozentigen Seidenpeptonlösung subkutan. Am 21. Oktober wurde Blut entnommen. Das Serum spal-

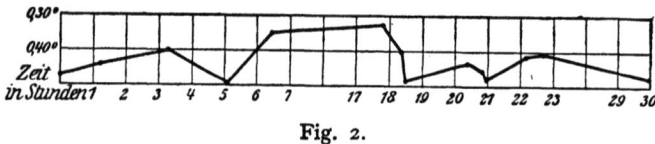

Fig. 2.

tete sowohl Seidenpeptonlösung (Kurve *a* in Fig. 3) als auch Gelatine (Kurve *c* in Fig. 3). Beim Erwärmen auf 60° wurde das Serum inaktiv (Kurve *b* in Fig. 3).

Es sei gleich hier erwähnt, daß wir von vornherein daran gedacht haben, daß die von uns beobachteten Erscheinungen mit der sog. **Anaphylaxie**, der **Überempfindlichkeit**, in irgendeinem Zusammenhang stehen könnten[1]). Wir verstehen darunter die merk-

---

[1]) **Hermann Pfeifer**, Graz, hat fast gleichzeitig, unabhängig von uns, proteolytische Fermente im Blutplasma von sensibilisierten Tieren nachgewiesen, nachdem wir bereits das Auftreten peptolytischer Fermente nach Zufuhr von blutfremden Eiweißabkömmlingen festgestellt und damit das ganze Problem systematisch in Angriff genommen hatten. Die ersten Versuche sind mit Eiweiß angestellt worden. Sie wurden zurückgestellt, weil das Ergebnis einer Drehungsänderung beim Zusammenbringen von Serum von

würdige Eigenschaft des tierischen Organismus, auf eine zweite Injektion des Materiales, das zur ersten Injektion benutzt worden ist, mit typischen Symptomen zu antworten. Es vergeht eine gewisse Zeit — beim Meer-

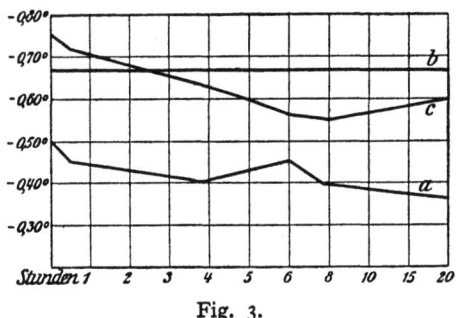

Fig. 3.

a. 1 ccm Serum.
  0,5 ccm einer 10 prozentigen Seidenpeptonlösung.
  5,0 ccm physiologische Kochsalzlösung.
b. 1 ccm auf 60° erwärmtes Serum.
  0,5 ccm einer 10 prozentigen Seidenpeptonlösung,
  5,0 ccm physiologische Kochsalzlösung.
c. 1 ccm Serum.
  1 ccm einer 1 prozentigen Gelatinelösung.
  4,5 ccm physiologische Kochsalzlösung.

schweinchen ca. 15—20 Tage — bis dieser Zustand sich auslösen läßt. Man beobachtet Krämpfe verschiedener Muskelgruppen, Temperatursturz usw. Es konnten auch Peptone nach der Reinjektion des ursprünglich gespritzten Proteins im Blute nachgewiesen werden.

---

mit Eiweiß vorbehandelten Tieren und von Eiweiß resp. Pepton zunächst noch vieldeutig war. Aus diesem Grunde wurden zunächst Polypeptide, d. h. Verbindungen, über deren Struktur wir genau unterrichtet sind, als Reagenz auf Fermente gewählt.

Verschiedene Autoren — es seien zunächst Friedberger, Pfeiffer, Biedl, A. Schittenhelm und Weichardt genannt — haben angenommen, daß die Anaphylaxie in Beziehung zur Bildung von Abbauprodukten aus Proteinen, speziell von Peptonen, stehe, ohne daß es jedoch geglückt wäre, einen eindeutigen Beweis für diese Anschauung zu erbringen. Erst späterhin ist versucht worden, durch Einspritzung von Peptonen und Abkömmlingen von Aminosäuren, speziell von Aminen, Erscheinungen hervorzurufen, die den im anaphylaktischen Shok auftretenden ähnlich sind. Es ist schwer, einwandfrei zu entscheiden, welche Rolle die von uns beobachteten Fermente beim Zustandekommen der Anaphylaxie spielen. Es spricht manches gegen die Annahme einer direkten Beziehung zwischen dem Vorhandensein von aktiven Fermenten und jenem Substrat, auf das sie eingestellt sind. Es ist klar bewiesen worden, daß die Fermente schon zu einer Zeit im Blute vorkommen, zu der sich der anaphylaktische Shok durch die wiederholte Injektion des Materiales, das bei der ersten Einspritzung verwendet worden ist, noch nicht auslösen läßt. Ferner ist bereits betont worden, daß diese Fermente nur innerhalb der Stoffgruppe, die zur Injektion benutzt worden ist, spezifisch sind, nicht aber für den injizierten speziellen Körper. Zur Erzeugung des Shokes hingegen muß das Substrat zugegen sein, mit dem das Versuchstier sensibilisiert worden ist. Für eine bestimmte Bedeutung der Eiweiß abbauenden Fähigkeit des Plasmas für das

Zustandekommen des Shokzustandes spricht vielleicht die von uns bestätigte Beobachtung von Hermann Pfeiffer, wonach während der dem anaphylaktischen Shok folgenden sog. Antianaphylaxie — einem Stadium, während dessen das Tier vollständig unempfindlich für eine weitere Reinjektion ist — die Proteolyse im Plasma nicht mehr nachweisbar ist.

Fassen wir alle bis jetzt erhobenen Befunde zusammen, dann kommen wir zu der Anschauung, daß die von uns gemachten Beobachtungen über das Auftreten von Fermenten im Blutplasma nach der Einspritzung von blutfremden Proteinen und Peptonen unzweifelhaft in irgendeinem Zusammenhang mit der Anaphylaxie stehen. *Beziehungen der Abwehrfermente zu Anaphylaxie.* Fraglich bleibt nur, welche spezielle Bedeutung ihnen zukommt. Es wäre denkbar, daß die Fermente im Laufe der Zeit besondere Eigenschaften annehmen und dann vielleicht beim Abbau des zum zweitenmal gespritzten Eiweißes ganz besondere Abbaustufen liefern, die eine spezielle Wirkung entfalten[1]).

Es sind noch viele andere Möglichkeiten gegeben. Der Abbau braucht sich ja nicht ausschließlich im Blute zu vollziehen. Wir haben mit unserer Methode bis jetzt nur das Erscheinen von Fermenten im Plasma resp. Serum nachgewiesen, und zwar konnte das geschehen, weil normalerweise im

---

[1]) Andere Substrate, die gleichfalls abgebaut werden, brauchten ja nicht dieselben Abbauprodukte zu geben. Damit wäre eine spezifische Wirkung für das zuerst gespritzte Material gesichert.

Blutplasma bestimmter Tiere die von uns nach der parenteralen Zufuhr von Proteinen und Peptonen aufgefundenen Fermente nicht feststellbar sind. Es ist nicht unwahrscheinlich, daß nach der Zufuhr von artfremdem Materiale auch in den Körperzellen neue Eigenschaften auftreten und in diesen ebenfalls der Abbau dieser körperfremden Stoffe vorgenommen wird. Es würde in gewissem Sinne jede einzelne Zelle, der das fremdartige Material zugeführt wird, genau so, wie das einzellige Lebewesen, den Kampf mit diesem aufnehmen, sofern sie über Waffen, „Fermente", verfügt, um den Angriff auf das Substrat wirksam durchzuführen. Sie kann jedoch auch, genau so, wie die einfachsten Organismen, durch die Beschaffenheit und Art der Zellwand sich vor dem Eindringen dieser Substrate schützen und abwarten, bis anderswo der Umbau dieses Materiales so weit gediehen ist, daß nun alles Fremdartige verschwunden und ein indifferentes Produkt entstanden ist.

Schließlich braucht das ganze Anaphylaxieproblem nicht einzig allein von rein chemischen Gesichtspunkten aus lösbar zu sein. Weshalb sollten nicht Störungen, hervorgerufen durch Verschiebung des osmotischen Gleichgewichtes, oder Wirkungen besonderer Ionen im Zusammenhang mit den anderen beobachteten Erscheinungen in Betracht kommen? (Vgl. hierzu auch 13 a.) Je weiter derartige Probleme in ihren Grenzen gefaßt werden, um so mehr Wahrscheinlichkeit besteht, daß durch experimentelle Prüfung aller Möglichkeiten der richtige Weg zur Erklärung der auftretenden Phänomene gefunden wird. Es wäre sicherlich verkehrt, wollte man das Studium der Anaphylaxie allein auf das des Verhaltens des Blutes beschränken. Wahrscheinlich spielen in letzter Linie die Körperzellen beim Zustandekommen der Anaphylaxie die Hauptrolle. Im Verhalten des Blutplasmas spiegeln sich vielleicht die Abwehrmaßregeln der Körperzellen wieder. Vielleicht kommen auch von Fall zu Fall nur ganz bestimmte Zellarten in Betracht.

Von besonderem Interesse war es, zu prüfen, wie der Organismus reagiert, wenn ihm Blut der eigenen Art und solches von anderen Tierarten in die Blutbahn eingeführt wird. Im letzteren Fall traten im Plasma Fermente auf, die Eiweiß und Peptone spalteten. Wurde arteigenes Blut gewählt, dann blieb jede Reaktion aus, wenn das Blut von einem Tier der gleichen Rasse stammte und direkt, d. h. ohne die Blutgefäße zu verlassen, zugeführt wurde. Wurde dagegen einem Hunde Blut zugeleitet, das einer ganz anderen Rasse zugehörte, dann ließ sich ein Abbau in der Blutbahn nachweisen. *Verhalten des tierischen Organismus bei Zufuhr von arteigenen Stoffen.*

Man könnte gegen die erhobenen Befunde den Einwand erheben, daß das Auftreten von aktiven, Eiweiß spaltenden Fermenten in der Blutbahn zu unübersehbaren Störungen Anlaß geben könnte, indem doch auch die plasmaeigenen Eiweißkörper dem Angriff durch sie ausgesetzt sind. Dies ist nun offenbar nicht der Fall, denn das Plasma, das aktives Ferment enthält, behält seine Anfangsdrehung bei, auch kann man nur in Ausnahmefällen bei der Dialyse in der Außenflüssigkeit biuretgebende Stoffe nachweisen. Erst, wenn man dem Plasma Proteine oder Peptone zusetzt, tritt die Fermentwirkung in Erscheinung.

Wie können wir dieses a priori eigenartige Verhalten erklären? Es sind doch schon vor dem Zusatz der Proteine resp. Peptone große Mengen von Eiweißstoffen im Plasma neben aktivem Ferment vorhanden! Wir müssen stets wieder daran erinnern, daß die Fermente in mehr oder weniger ausgesprochen spezifischer Weise auf bestimmte Substrate eingestellt sind. Eine geringe Veränderung in der Struktur und Konfiguration genügt, um ein Substrat einer bestimmten Fermentwirkung zu entziehen. Genau so, wie die Fermente erst durch ein besonderes Agens in die wirksame Form übergeführt werden, werden ohne Zweifel die im Blute und in den Zellen neben den Fermenten vorhandenen Stoffe erst durch besondere Agentien in einen Zustand gebracht, in dem sie angreifbar sind. Auch die Substrate werden in gewissem Sinne aktiviert! Der Körper schützt seine Zellen und die darin enthaltenen Substanzen vor dem Abbau durch Fermente, indem er diesen eine Struktur und Konfiguration — vielleicht spielt auch der physikalische Zustand eine Rolle — gibt, die den Fermenten fremd ist.

Von diesen Gesichtspunkten aus können wir verstehen, weshalb die bluteigenen Plasmaproteine von den im Blute kreisenden Fermenten nicht angegriffen werden.

Schließlich könnte man die Frage aufwerfen, weshalb man den Abbau der parenteral zugeführten Proteine und Peptone nicht direkt durch Beobachtung des Drehungsvermögens des Plasmas ohne Zusatz von Proteinen resp. Peptonen verfolgen kann. Wenn das Auftreten proteo- und peptolytischer Fermente im Plasma den Zweck hat, den Abbau der zugeführten Substrate vorzunehmen, dann muß doch im Plasma selbst die Verdauung, der Abbau, zu verfolgen sein. Es ist in der Tat geglückt, bei intravenöser Zufuhr von größeren Mengen von Proteinen und Peptonen, nachdem die Tiere durch frühere Einspritzungen schon vorbereitet waren, nach sofortiger Blutentnahme einerseits eine Änderung der Anfangsdrehung des Plasmas ohne jeden Zusatz zu beobachten und andererseits im Dialyseversuche Peptone in der Außenflüssigkeit nachzuweisen. Daß dieser Nachweis im allgemeinen nicht gelingt, d.h., daß man den Abbau des zugeführten körperfremden Materials nicht durch Beobachtung des Plasmas allein ohne Zusatz von Substraten verfolgen kann, liegt wohl in erster Linie daran, daß die eingeführten Substanzen sofort sehr stark verdünnt werden und ferner wahrscheinlich auch noch in die Lymphe und vielleicht in Körperzellen übergehen. Die optische Methode ist nicht so fein, daß sie auch die geringfügigsten Drehungsänderungen festzustellen gestattete, und selbst, wenn man solche beobachtete, wäre man nicht sicher, ob die Schwankungen nicht noch innerhalb der Beobachtungsfehler liegen. Ferner geht der Abbau sicher rasch weiter, so daß wir es nur einem glücklichen Zufall zu verdanken haben, wenn wir im Plasma selbst den Abbau des injizierten Materiales verfolgen können. Das sind die Gründe, weshalb wir auf die Anwesenheit der einzelnen Fermente mittels der Substrate prüfen müssen, auf die diese eingestellt sind. Das Substrat ist das Reagens auf das zugehörige Ferment. Sein Abbau verrät die Anwesenheit des letzteren.

Erklärung der Möglichkeit der Ausnützbarkeit parenteral zugeführter Proteine und anderer Nahrungsstoffe aus dem Auftreten und der Wirkung der Abwehrfermente. Es sei bemerkt, daß die eindeutige Feststellung von proteo- und peptolytischen Fermenten im Blutplasma nach Zufuhr körperfremder Eiweißstoffe in die Blutbahn eine sichere Erklärung für das Verhalten von parenteral zugeführten Proteinen im Stoffwechsel ergaben. Es unterliegt keinem Zweifel mehr, daß diese ausgenutzt, d. h. im Stoffwechsel der Körperzellen verwertet werden, sofern nach unseren Erfahrungen ein Abbau möglich ist. Verschiedene Forscher (Lit. 4, 8, 10, 11, 12, 16, 17, 18, 19), die sich mit Stoffwechselversuchen nach parenteraler Einführung von Proteinen beschäftigt haben, äußerten die Vermutung, daß ein Abbau durch Fermente jenseits des Darmkanals erfolge. Am klarsten drückt sich Heilner aus. Bewiesen wurde dieser nur vermutete

Abbau jedoch erst durch den direkten Nachweis der Fermente mittels der geschilderten Versuche und Methoden.

Die Feststellung, daß es gelingt, im Blutplasma von Tieren, das Eiweißkörper und Peptone nicht spalten kann, durch parenterale Zufuhr dieser Verbindungen eine spaltende Wirkung auszulösen, führte von selbst zu der Fragestellung, ob analoge Erscheinungen auftreten, wenn man andere körper- und plasmafremde Stoffe, die nicht der Eiweißkörperreihe angehören, einspritzt. *Abwehrfermente gegen parenteral zugeführte Polysaccharide und speziell gegen Rohrzucker.* Wir begannen mit der parenteralen Zufuhr von körper- und auch plasmafremden Zuckerarten. Zunächst wurde festgestellt, daß das Plasma resp. Serum von Hunden nicht imstande ist, Rohrzucker zu zerlegen. Bringt man Blutserum oder -plasma vom Hunde mit einer Rohrzuckerlösung zusammen, dann kann man mit Hilfe analytischer Methoden leicht nachweisen, daß der Rohrzucker sich nicht verändert. Vor allen Dingen ist keine Spaltung eingetreten. Der Gehalt des Blutplasmas an reduzierenden Substanzen nimmt nicht zu. Verwendet man dagegen Blutplasma oder -serum von einem Hunde, dem man vorher Rohrzucker unter die Haut oder besser direkt in die Blutbahn eingespritzt hat, dann beobachtet man beim Zusammenbringen dieses Plasmas mit Rohrzucker sehr oft, daß das Reduktionsvermögen des Gemisches erheblich zunimmt. Gleichzeitig kann man verfolgen, daß die

Menge des zugesetzten Rohrzuckers eine Abnahme erfährt.

Sehr anschaulich gestalten sich diese Versuche, wenn man die spaltende Wirkung des Plasmas mit Hilfe der optischen Methode untersucht. Man nimmt in diesem Falle Plasma vom normalen Hunde und zwar eine bestimmte Menge davon, gibt dazu eine bestimmte Menge einer Rohrzuckerlösung, füllt das Gemisch in ein Polarisationsrohr ein und bestimmt sein Drehungsvermögen. Man verfolgt dieses dann von Zeit zu Zeit und bewahrt das Polarisationsrohr in der Zwischenzeit im Brutschrank bei 37° auf. Es ergibt sich, daß die Anfangsdrehung unverändert bleibt.

Spritzt man nun dem gleichen Hunde, dem man das Plasma entnommen hatte, etwas Rohrzucker in die Blutbahn ein, dann kann man meist nach kurzer Zeit nachweisen, daß nunmehr das Plasma imstande ist, Rohrzucker zu zerlegen. Die anfänglich beobachtete starke Rechtsdrehung nimmt fortwährend ab. Sie nähert sich Null und geht schließlich über Null hinaus nach links hinüber. Wir behalten schließlich eine Linksdrehung bei. Aus dem Rohrzucker ist Invertzucker geworden. Dieser besteht aus einem Molekül Traubenzucker und einem Molekül Fruchtzucker, den Bausteinen des Disaccharides Rohrzucker. Da der letztere stärker nach links dreht als der Traubenzucker nach rechts, resultiert schließlich eine Linksdrehung. Manche Beobachtungen deuten darauf hin, daß gleichzeitig ein Teil der gebildeten Spaltungsprodukte weiter verändert wird.

Es gelingt nicht immer durch parenterale Zufuhr von Rohrzucker das Erscheinen von Invertin im Blutplasma anzuregen. Besonders bei Hunden zeigen sich große individuelle Unterschiede. Sie hängen vielleicht mit der Art der Ernährung zusammen. Manche Hunde erhalten Rohrzucker mit der Nahrung, andere dagegen nicht. Bei Kaninchen sind die Resultate viel regelmäßiger. Offenbar spielt bei der Bildung der Abwehrfermente das Verweilen des blutfremden Stoffes im Blute eine große Rolle. Der Rohrzucker wird sehr rasch durch die Nieren ausgeschieden.[1] Neuere Versuche haben ergeben, daß durch Fütterung von Rohrzucker das Auftreten von Invertin im Blutplasma nach parenteraler Zufuhr dieses Disaccharids — freilich nicht immer — veranlaßt werden kann. Wahrscheinlich hängt die Möglichkeit der Spaltung von Rohrzucker im Blutplasma mit der Anwesenheit von Invertin im Organismus zusammen.[2] Es wird offenbar nicht ad hoc im

---

[1] Es ist in den Originalmitteilungen schon darauf hingewiesen, daß bei der parenteralen Zufuhr der Kohlehydrate nicht die gleichen regelmäßigen Befunde sich ergeben, wie z. B. bei den Proteinen. Diese verbleiben längere Zeit in der Blutbahn und werden im allgemeinen nicht durch die Nieren entfernt. Es ist der Organismus in diesem Falle geradezu auf den Abbau der blutfremden Produkte angewiesen, um sich des Fremdartigen zu entledigen. Beim Rohrzucker können die Nieren allein mit der blutfremden Verbindung fertig werden.

[2] Exakte Versuche nach dieser Richtung sind im Gange.

Blut erzeugt. Wir kommen auf die Herkunft der Blutfermente noch zurück.[1])

Die folgenden Beispiele geben einen Einblick in das Ergebnis derartiger Versuche.

Beispiele von Versuchen über das Auftreten von Invertin im Blutplasma nach parenteraler Zufuhr von Rohrzucker.

1. Einem Hund wurde vor der parenteralen Zufuhr des Rohrzuckers Blut entnommen und das Verhalten des Serums gegenüber diesem Disaccharid festgestellt. Es fand keine Spaltung statt (Kurve 1 in Fig. 4). Nun erhielt das Tier 10 ccm einer 5%igen Rohrzuckerlösung intravenös. Die 15 Minuten nach der Injektion entnommene Blutprobe zeigte bereits Hydrolyse von zugesetztem Rohrzucker (Kurve 2 in Fig. 4). Zur Kontrolle wurde das Drehungsvermögen des Serums ohne Zusatz von Rohrzucker verfolgt (Kurve A und B in Fig. 4). Die Versuchsanordnung ergibt sich aus der umstehenden Übersicht.

1. 0,5 ccm Serum (Blut 15 Minuten nach der intravenösen Injektion von Rohrzucker entnommen),

0,5 ccm einer 5 %igen Rohrzuckerlösung,

7,0 ccm physiologische Kochsalzlösung.

A u. B. 0,5 ccm Serum,

7,5 ccm physiologische Kochsalzlösung.

2. Weitere Versuche beschäftigten sich mit der Frage, wie lange nach erfolgter parenteraler Zufuhr von Rohrzucker sich im Blutserum noch Invertin

---

[1]) Die Resultate der Versuche von (Röhmann und) T. Kumagai (Biochem. Ztschr. 57, 380, 1913) konnten wir zum guten Teil nicht bestätigen. Sie sind deshalb hier übergangen.

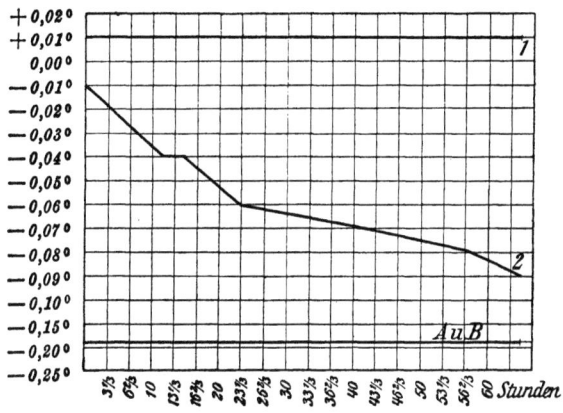

Fig. 4.

nachweisen läßt. Nach einmaliger subkutaner Zufuhr von Rohrzucker war nach 14 Tagen noch ein schwaches Spaltungsvermögen für dieses Disaccharid erkennbar (Kurve I in Fig. 6). Bei einem Hunde, der zweimal subkutan Rohrzucker erhalten hatte, ließ sich 19 Tage darauf noch eine energische Spaltung dieses Disaccharids mit Blutserum herbeiführen (Kurve II in Fig. 6). Die einmal erworbene Eigenschaft klingt somit nicht sogleich wieder ab. Die einzelnen Versuche wurden mit den folgenden Mengen an Serum und Rohrzuckerlösung durchgeführt:

I. 0,5 ccm Serum (Blut 14 Tage nach der Einspritzung des Rohrzuckers entnommen),
0,5 ccm einer 10 %igen Rohrzuckerlösung,
7,0 ccm physiologische Kochsalzlösung.

II. 0,5 ccm Serum (Blut 19 Tage nach der 2. Injektion von Rohrzucker entnommen), 0,5 ccm einer 10 %igen Rohrzuckerlösung, 7,0 ccm physiologische Kochsalzlösung.

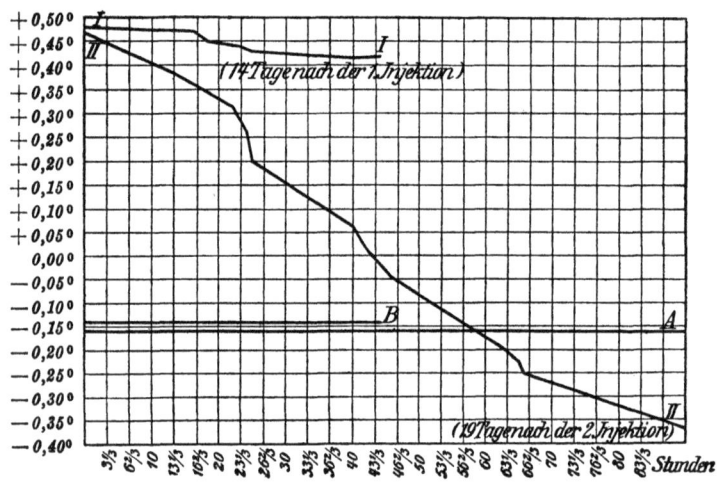

Fig. 5.

Kontrollversuch.

A u. B. 0,5 ccm Serum,
7,5 ccm physiologische Kochsalzlösung.

Mit dieser Feststellung haben wir, ohne es zu wissen, Versuche bestätigt, die vor uns Weinland ausgeführt hatte. Ihm war es bereits geglückt, zu zeigen, daß das Blutplasma vom Hunde imstande ist, Rohrzucker zu spalten, d. h. es besitzt Invertin, sobald man parenteral Rohrzucker zuführt. Die Versuche sind dann auf andere

Zuckerarten, vor allen Dingen auf Milchzucker ausgedehnt worden. Es ließ sich zeigen, daß auch dieser verändert wird, doch scheint hier neben einer Hydrolyse noch ein Abbau in anderer Richtung vorzukommen.

Auffallend ist die Beobachtung, daß nach Zufuhr von gelöster Stärke und auch von Milchzucker das Blutplasma resp. Serum manchmal imstande ist, Rohrzucker zu spalten. Es scheinen also auch hier nach der Zufuhr von artfremden Zuckerarten in manchen Fällen nicht nur Fermente aufzutreten, die ausschließlich auf das Kohlehydrat, das gespritzt worden ist, eingestellt sind. Ferner scheint die Fähigkeit des Organismus, Fermente zu liefern, Grenzen zu haben, denn nach der Zufuhr von Raffinose ließ sich eine bestimmte Reaktion nicht nachweisen. Wahrscheinlich ist dieses Material den Körperzellen zu fremdartig.

Interessant ist, daß der Fermentgehalt im Plasma nach der Zufuhr von artfremdem Material, seien es Produkte der Eiweißreihe, oder Stoffe der Kohlehydratreihe, recht lange anhält. Das Spaltvermögen des Plasmas konnte in einzelnen Fällen bis zu 3 Wochen nach der Injektion noch deutlich festgestellt werden. Wichtig ist ferner der Befund, daß nach intravenöser Zufuhr von Rohrzucker Invertin im Blutplasma unter Umständen schon nach Stunden nachweisbar war. Wurden Eiweißstoffe subkutan zugeführt, dann dauerte es zwei bis drei Tage, bis die Fermentbildung voll zur Geltung kam.

Wie lange nach der parenteralen Zufuhr blutfremder Stoffe sind die Fermente im Blutplasma nachweisbar?

Nach intravenöser Zufuhr treten sie schon innerhalb 24 Stunden auf. Wichtig ist, daß individuelle Unterschiede sich finden. Ferner treten die Abwehrfermente nach Zufuhr großer Mengen der blutfremden Substanzen oft stark verspätet auf.

Parenterale Zufuhr von Fetten und verwandten Stoffen. Schließlich wurde auch das Verhalten von Produkten der Fettreihe geprüft. Hier ergaben sich zunächst Schwierigkeiten in der Methodik. Der Versuch, die Fettspaltung im Blute durch einfache Titration der gebildeten Säuren festzustellen, schlug fehl. Die Fragestellung, ob nach Zufuhr körper- und plasmafremder Fette eine Zunahme des Lipasegehaltes des Blutplasmas erfolgt, konnte erst in Angriff genommen werden, nachdem Michaelis und Rona die Veränderung der Oberflächenspannung bei der Zerlegung der Fette als Grundlage einer Methode zum Studium der Fettspaltung gewählt hatten. Die Fette gehören zu den stark oberflächen-aktiven Stoffen, während die bei der Spaltung entstehenden Abbauprodukte, Alkohol und Fettsäuren, keinen merklichen Einfluß auf die Oberflächenspannung besitzen. Bringt man Plasma von einem normalen Tier mit einer Fettart, z. B. Tributyrin, zusammen, und läßt man das Gemisch aus einer Kapillare ausfließen, dann erhält man in einer bestimmten Zeit eine bestimmte Tropfenzahl. Wird nun diesem Tiere auf irgendeinem Wege Fett in die Blutbahn eingeführt, dann ergibt sich eine Änderung der Tropfenzahl. Sie nimmt ab.

Nach den bis jetzt vorliegenden Erfahrungen scheinen bei Fetten kompliziertere Verhältnisse vorzuliegen, als bei den Proteinen und Polysacchariden. Während nach den bisherigen Erfahrungen im Blute unter normalen Bedingungen stets Proteine bestimmter Art und offenbar auch in bestimmter Menge kreisen und auch der Kohlehydratgehalt ein in engen Grenzen konstanter ist, zeigen die Fette ein anderes Verhalten. Der Fettgehalt des Plasmas schwankt innerhalb weiter Grenzen. Nach einer fettreichen Nahrung finden wir im Blutplasma so viel Fett, daß wir es mit bloßem Auge erkennen können. Lassen wir Plasma nach einer fettreichen Nahrung stehen, dann rahmt es direkt ab. Es erscheint an der Oberfläche des Plasmas eine Fettschicht. Nach kurzer Zeit verschwindet das Fett wieder aus dem Blute. Es wird den verschiedenen Körperzellen zugeführt, da verbraucht, umgewandelt, oder auch direkt als Reservematerial abgelagert. Es scheint, daß das Blut auf jedes Ansteigen des Fettgehaltes mit einer Vermehrung von Lipase antwortet. Es wäre von den erörterten Gesichtspunkten aus dieses Mehr an Fett als plasmafremd zu betrachten. Nur das vollständig nüchterne Tier zeigt kein oder fast kein Fettspaltungsvermögen. Nach einer fettreichen Nahrung läßt sich aktive Lipase im Blute nachweisen. Ferner konnte gezeigt werden, daß während einer längeren Hungerperiode die fettspaltende Wirkung des Blutes ansteigt. Es steht dies im Einklang mit der Erfahrung, daß während des Hungers ein lebhafter Transport von Stoffen stattfindet. Wiederholt konnten während des Hungers im Blute größere Mengen von Fett nachgewiesen werden.

Wird artfremdes Fett zugeführt, dann erhält man ein besonders hohes Spaltvermögen des Plasmas für Fette.

Bei den Fettstoffen bereitet es einige Schwierigkeiten, nicht plasmaeigen gemachtes Fett in die Blutbahn hinein zu bekommen. Spritzt man Fette subkutan, so bleiben sie an Ort und Stelle lange Zeit liegen und werden vielleicht erst nach eingetretener Spaltung weiter transportiert. Bei intravenöser Zufuhr läuft man Gefahr, durch Fettembolien den Tod des Tieres herbeizuführen. Ein Eintritt artfremden Fettes in das Blut konnte erst erzwungen werden, nachdem eine alte Erfahrung von J. Munk zunutze gemacht wurde. Wird nämlich eine große Menge von Fett verfüttert, dann läßt sich dieses in den Geweben und selbstverständlich auch im Blute nachweisen. Wir verfütterten große Mengen von Rüböl und von Hammeltalg, und fanden dann ein sehr stark ausgesprochenes Fettspaltungsvermögen im Plasma. Hier sei gleich erwähnt, daß bei den Proteinen und Peptonen und ferner bei den Kohlehydraten dieselbe Wirkung erreichbar ist, wie nach parenteraler Zufuhr, wenn der Übertritt dieser Stoffe durch eine Überschwemmung des Darmkanals mit den betreffenden Nahrungsstoffen von der Darmwand aus erzwungen wird. Ferner sei hervorgehoben, daß es auch gelingt, auf diesem Wege eine Anaphylaxie hervorzurufen. Wird einem Tier eine große Menge von Eiereiweiß zugeführt, dann geht unzweifelhaft unverändertes Protein in die Blutbahn über. Möglich ist, daß auch Peptone zur Resorption kommen, die noch die spezifische Struktur des Eiereiweißes beitzen. Dieser Übertritt läßt sich durch die sog. biologischen Reaktionen, Präzipitinreaktion usw., vor allen Dingen aber in exaktester Weise durch den Nachweis von peptolytischen Fermenten in der Blutbahn feststellen. Wird nach bestimmter Zeit Eiereiweiß zum zweitenmal parenteral oder enteral — in diesem letzteren Falle muß die Zufuhr eine sehr reichliche sein[1]) — eingeführt, dann erhält man gleichfalls den Zustand des Shockes.

Da, wie schon betont, auch die arteigenen Fette in der Blutbahn ein gesteigertes Fettspaltungsvermögen hervorrufen, ist es ziemlich schwer, zu entscheiden, ob die artfremden Fettstoffe eine spezifische Wirkung auslösen. Weitere Versuche müssen hier eine Entscheidung bringen.

Endlich haben wir auch begonnen, Nukleoproteide, Nukleine und Nukleinsäuren mit Umgehung des Darmkanals in den Organismus einzuführen. Es ergab sich, daß nach Zufuhr dieser Körper in gesteigertem Maße Fermente im Blutplasma auftreten, die diese Körper rasch abbauen (vgl. hierzu auch Lit. 21). Ferner konnte gezeigt werden, daß sich sowohl für bestimmte Nukleoproteide als auch für Nukleine anaphylaktische Erscheinungen ganz spezifischer Art hervorrufen lassen. Versuche, die ge- *Parenterale Zufuhr von Nukleoproteiden und Nukleinsäuren.*

---

[1]) Die enterale Sensibilisierung und darauf folgende enterale Shockauslösung ist uns bis jetzt nur zweimal einwandfrei geglückt.

meinsam mit Kashiwado durchgeführt worden sind, ergaben bei Meerschweinchen, daß die zweite Injektion des gleichen Materials, das zur ersten Einspritzung verwandt wurde, eigenartige Krämpfe der Nacken- und der Kiefermuskulatur hervorruft. Ferner zeigte sich regelmäßig eine vermehrte Peristaltik. Die Tiere ließen fortwährend Kot. Bald traten dann auch Lähmungserscheinungen auf. Immer war ein starker Temperatursturz vorhanden. Wir spritzten z. B. Nukleoproteide und Nuklein-Substanzen, die aus Thymus dargestellt worden waren, ferner Nukleoproteide aus den Blutkörperchen der Gans. Die Reaktion war in allen Fällen eine streng spezifische. Bei der Verwendung von Nukleinsäuren konnten wir keine bestimmten Resultate erhalten. Es scheint, daß diese keine anaphylaktischen Erscheinungen hervorrufen, können. Es dürften bei den Nukleoproteiden und Nukleinen die Eiweißkomponenten den Ausschlag geben. Es gelingt vielleicht, durch eine systematische Untersuchung der Kernsubstanzen verschiedener Zellarten des gleichen Individuums die Frage zu entscheiden, ob „kerneigene" Eiweißkörper am Aufbau der Kerne beteiligt sind, oder ob dem Kern im Zellstoffwechsel eine Rolle zukommt, die sich von Zelle zu Zelle innerhalb des gleichen Individuums in ähnlicher Weise wiederholt.

Es sei noch hervorgehoben, daß umfassende Versuche in Angriff genommen worden sind, um die Frage zu entscheiden, ob der tierische Organismus auch gegen die Bausteine der Nahrungsstoffe Fermente mobil macht, wenn man ihm solche in größerer Menge in das Blut einführt. Kann das Serum eines Tieres, dem man größere Mengen von Aminosäuren, Purinbasen, Monosaccharide usw. in die Blutbahn eingeführt hat, solche verändern? Die bisherigen Versuche ergaben ein negatives Resultat (A. und Bassani). Wahrscheinlich werden diese einfachen Verbindungen, die ja bluteigen und zelleigen sind und nur quantitativ fremdartig wirken, zum Teil durch die Nieren ausgeschieden, zum Teil den Zellen zugeführt und von diesen verwertet.

Solange die rein chemische Forschung uns auf Fragen, welche die feinere Struktur von Zellbausteinen betreffen, keine Antwort geben kann, sind wir auf indirekte Methoden angewiesen. Diese haben in relativ kurzer Zeit schon ein gewaltiges Gebiet erschlossen und überall interessante Ausblicke auf allerlei Zellprozesse eröffnet. Es ist die Aufgabe der Zukunft, all den gemachten Beobachtungen mit exakten Methoden nachzugehen und die vielen Unbekannten, mit denen die bisherigen Methoden zurzeit noch rechnen müssen, durch bekannte Größen zu ersetzen.

Fassen wir all die beobachteten Erscheinungen zusammen, dann ergibt sich das folgende Bild. Mit der Zufuhr von artfremden und speziell plasmafremden Substanzen bringen wir Stoffe

Zusammenfassung der besprochenen Erscheinungen.

in den Organismus hinein, die den Körperzellen ihrer ganzen Struktur nach vollständig fremdartig sind. Es hat kein Umbau stattgefunden. Damit die Körperzellen diese Stoffe verwerten können, müssen die dem Organismus angepaßten Produkte so weit abgebaut werden, daß ihr spezifischer Charakter verloren geht. Dieser Abbau erfolgt durch Fermente und setzt offenbar sehr rasch ein. Die blut- resp. plasma- und körperfremden Stoffe sind für die Zellen nicht gleichgültig. Sie können eine schädigende Wirkung entfalten. Beim Abbau dieser Stoffe bilden sich zunächst Abbaustufen, die gewiß an und für sich zum Teil wenigstens dem Organismus auch fremd sind. Sie können unter Umständen ebenfalls schädlich sein. Entstehen diese Stoffe bei dem stufenweisen Abbau stets nur in geringer Menge, und erfolgt der weitere Abbau sehr rasch, dann wird die Schädigung nur eine geringfügige und eine vorübergehende sein. Wenn dagegen auf einmal sehr viele derartige Abbaustufen vorhanden sind, dann können sie in ihrer Gesamtheit schwere Störungen verursachen. Es braucht in diesen Fällen nicht nur ihre chemische Natur, ihre Struktur und Konfiguration zum Ausdruck zu kommen, wir müssen vielmehr auch daran denken, daß beim Abbau der kolloiden Stoffe Produkte entstehen, die einen Einfluß auf den osmotischen Druck ausüben und auf diesem Wege bestehende Gleichgewichte stören können. Was wir im Plasma beobachten, vollzieht sich, wie oben schon hervorgehoben, vielleicht in gleicher Weise auch im Zellinnern. Bemerkt sei noch,

— 85 —

daß der Organismus bei der Zufuhr von einfacher konstituierten Körpern, von Kristalloiden, sich außer durch Abbau des fremdartigen Materials noch dadurch wehren kann, daß er es zum Teil wenigstens durch die Nieren ausscheidet. Die gleiche Abwehrmaßregel kann auch einsetzen, wenn beim Abbau kompliziert gebauter Stoffe einfachere Bruchstücke entstanden sind. Die Ausscheidung beschleunigt in diesem Falle die Entfernung des blutfremden Materials aus dem Körper. Freilich verliert dann der Organismus einesteils kostbares Brennmaterial und andernteils manchen Baustein für seine Zellen.

Mancherlei Beobachtungen sprechen dafür, daß die parenteral zugeführten Stoffe, soweit sie umgebaut werden können, vom Organismus verwertet werden, d. h. der Ernährung dienen. Es wird in gewissem Sinne die Verdauung, die sich sonst im Darmkanal vollzieht, und die bewirkt, daß nichts Fremdartiges in den Körper übergeht, in der Blutbahn nachgeholt.

Nach unseren Beobachtungen unterliegt es somit keinem Zweifel mehr, daß der tierische Organismus fremdartigem Materiale gegenüber nicht schutzlos preisgegeben ist. Brechen körperfremde Produkte in seinen Körper ein, dann sendet er auf die speziellen Substratarten eingestellte Abwehrfermente aus. Diese bewirken nicht nur durch weitgehenden Abbau eine Zerstörung des spezifischen Charakters des parenteral zugeführten Stoffes, sondern sie ermöglichen

Der tierische Organismus ist fremdartigem Material nicht schutzlos preisgegeben.

auch eine Verwertung der sich bildenden Spaltprodukte im Zellstoffwechsel. Die festgestellte Reaktion gestattet uns jederzeit, zu entscheiden, ob eine bestimmte Substanz körpereigen ist oder nicht. Nun haben wir bereits betont, daß wir neben körpereigenen und körperfremden Stoffen ohne Zweifel auch blut- resp. plasmaeigene und blut- resp. plasmafremde, und endlich zelleigene und zellfremde zu unterscheiden haben. Wir haben bereits geschildert, wie der Darm mit seinen Fermenten und denen der Anhangsdrüsen alles Fremdartige zerlegt, bis ein indifferentes Gemisch von einfachsten Bausteinen übrig bleibt, und wie dann die Zellen der Darmwand und der Leber die resorbierten Produkte sorgfältig prüfen, ob auch alles Körper- und Blutplasmafremde entfernt resp. umgewandelt ist. Außerdem sorgen alle Körperzellen dafür, daß aus ihnen nichts in die Blutbahn übertritt, das nicht einen bestimmten Grad des Abbaues erreicht hat. Als schützende Hülle legt sich außerdem zwischen Blutbahn und die Körperzellen die Lymphe mit ihren vielseitigen Einrichtungen. Hier wird nochmals alles sortiert und erst dann in die Blutbahn entlassen, wenn alles blut- resp. plasmaeigen geworden ist. Für uns existiert kaum mehr ein Zweifel darüber, daß das Lymphsystem in der erwähnten Richtung im Stoffwechsel eine sehr wichtige vermittelnde Rolle spielt. Bald werden Stoffe abgebaut und zu plasmaeigenen Stoffen gestempelt, bald werden Produkte bestimmter Art aufgebaut. Die Lymphe ist, wie schon betont, in gewissem

Sinne als Puffer zwischen Blut- und Körperzellen aufzufassen — als eine neutrale Zone, in der alles soweit als möglich ausgeglichen wird.

Wenn diese Vorstellungen richtig sind, dann muß es möglich sein, körpereigenen, jedoch blut- resp. plasmafremden Substanzen nachzuspüren, indem wir auf bestimmte Fermente fahnden. Es ist wohl denkbar, daß bei bestimmten Krankheiten die Zellen den Abbau der Nahrungsstoffe und der Körperbestandteile nur ungenügend vollziehen, und daß gewissermaßen noch zelleigene Stoffe an die Lymphe abgegeben werden. Diese wird, wie schon eingangs betont, in manchen Fällen mit Hilfe ihrer Zellen, der **Leukozyten**, und ihrer speziellen Organe, ihrer Drüsen, soweit es möglich ist, eingreifen, und manches **plasmafremde** Produkt, bevor es in das Blut eindringt, noch zu zerlegen suchen. In vielen Fällen dürfte aber wohl **plasmafremdes** Material in das Blut hineingelangen und Störungen aller Art bewirken. *Indirekter Nachweis blutfremder, zusammengesetzter Substanzen mittels der auf sie eingestellten Fermente.*

Wir kennen nun zwei Zustände, bei denen ohne Zweifel plasmafremde Stoffe im Blute kreisen. Es ist dies die Bence Jones'sche Albuminurie und die Schwangerschaft. Bei der letzteren sind es sicher arteigene Stoffe, während bei ersterer die Möglichkeit besteht, daß nicht arteigene Verbindungen vorliegen. Die Bence Jones'sche Albuminurie findet sich nämlich wohl fast immer mit Sarkomatose der Knochen verknüpft. Ob das Sarkom als arteigenes Gewebe oder ganz fremdartiges zu betrachten ist, wissen wir zurzeit noch nicht. *Zustände, bei denen blutfremdes Material kreist. Bence-Jones'sche Albuminurie.*

Schwangerschaft. Was die Schwangerschaft anbetrifft, so wissen wir seit den wichtigen Beobachtungen Schmorls, daß es zur Abreißung von Zellen der Chorionzotten kommen kann, die dann in der Blutbahn verschleppt werden. Namentlich Veit hat gezeigt, daß solche Vorgänge relativ häufig sind[1]). Weichardt und später auch Richard Freund versuchten das Erscheinen der Chorionzotten in der Blutbahn in Zusammenhang mit der Eklampsie zu bringen. Weichardt dachte an eine Zellauflösung — Zytolyse. Es sollten dabei toxische Produkte entstehen.

Für uns hatten diese Beobachtungen und Ansichten insofern eine Bedeutung, als sie uns darauf hinwiesen, daß während der Gravidität die Möglichkeit bestand, arteigenes jedoch plasmafremdes Material im Blute anzutreffen. War unsere Ansicht richtig, wonach der tierische Organismus Fermente spezieller Art mobil macht, sobald plasmafremdes, wenn auch arteigenes Material in das Blut übergeht, dann mußte es somit möglich sein, während der Schwangerschaft solche nachzuweisen. Da jedoch die Fermente erfahrungsgemäß nach 14—21 Tagen nach stattgehabter Zufuhr der plasmafremden Stoffe wieder verschwinden, so war kaum zu hoffen, daß stets während der Schwangerschaft Abwehrfermente anzutreffen sind. Man mußte vielmehr eine sehr große Anzahl

---

[1]) Vgl. hierzu Hans Hinselmann: Die angebliche, physiologische Schwangerschaftsthrombose von Gefäßen der uterinen Plazentarstelle. Ferdinand Enke, Stuttgart 1913.

von Fällen untersuchen, um den glücklichen Fall zu fassen, bei dem gerade kurz zuvor eine Ablösung von Zottenzellen stattgefunden hat.

Die Erfahrung zeigte jedoch bald, daß das Serum von Schwangeren immer Abwehrfermente enthält, die auf Plazentaeiweiß eingestellt sind. Es kann somit das Loslösen von Chorionzottenepithelien zum mindesten nicht allein die Ursache des Erscheinens der Abwehrfermente sein. Dazu kommt, daß auch die Stute während der Schwangerschaft über Abwehrfermente verfügt, die auf Plazentaeiweiß eingestellt sind. Die Stutenplazenta zeigt Kreislaufverhältnisse, die eine Verschleppung von Chorionzottenzellen wohl ausschließen. *Während der ganzen Dauer der Schwangerschaft finden sich im Blute proteolytische Fermente, die Plazentaeiweiß zu spalten vermögen.*

Wie können wir uns das Vorhandensein der Abwehrfermente während der Schwangerschaft erklären? Sie werden ganz sicher nur in äußerst seltenen Fällen durch das Hineingelangen von morphologischen Elementen hervorgerufen. In den allermeisten Fällen handelt es sich um den Übergang von einzelnen Stoffen — Bestandteilen bestimmter Zellen oder deren Abbaustufen. Es könnte nun sein, daß die sicher außergewöhnlich lebhaften Stoffwechselprozesse an der Grenze zwischen mütterlichem und fötalem Organismus dazu führen, daß mancherlei Produkte von den Plazentazellen nur ungenügend zerlegt werden. Der Stoffwechsel geht vielleicht mit einer gewissen Überstürzung vor sich. Es ist aber auch denkbar, daß die Zellen Fermente an das mütterliche Blut *Die Ursache des Auftretens der Abwehrfermente im Blute von Schwangeren.*

abgeben. Wir werden später noch bei der Diskussion der Herkunft der Fermente erfahren, daß nicht alle blutfremden Fermente unbedingt sekundär vorhandenen blutfremden Substraten folgen. Sie können gleichzeitig mit Zellinhalt oder allein ins Blut übergehen.

Die folgende Ansicht trifft vielleicht das Richtige. Der mütterliche Organismus verfügt bis zum Eintritt der Gravidität über eine bestimmte Summe von Zellen bestimmter Art. Alle sind in ihrem Stoffwechsel harmonisch auf einander abgestimmt. Nun kommt es mit erfolgter Befruchtung zum Auftreten eines ganz neuartigen Gewebes, das bestimmte Aufgaben zu erfüllen hat. Sind das befruchtete Ei und die mit ihm entstehende Plazenta mit ihren Zellarten auch ganz arteigen, so bietet doch der Stoffwechsel all dieser Zellen etwas ganz Neuartiges für den Zellenstaat des mütterlichen Organismus. Das Blut erhält wahrscheinlich Stoffe — vielleicht auch Sekrete —, die plasmafremd sind und bleiben. Die Zeit ist zu kurz, als daß das Blut sich völlig an diese neuartigen Stoffe gewöhnen könnte. Die Plazenta würde von diesen Gesichtspunkten aus mit dem Fötus im mütterlichen Organismus nie ganz heimatberechtigt werden. Mit der Ausstoßung der Plazenta, bei der vielleicht auch Fermente eine vorbereitende Rolle spielen, verschwinden die auf ihr Eiweiß eingestellten Abwehrfermente wieder ziemlich rasch. Es ist natürlich auch möglich, daß mannigfaltige Momente die auf Plazentabestandteile eingestellten Fermenten bedingen.

Die zuletzt diskutierte Anschauung ergibt die Möglichkeit, das **Einsetzen der Funktion eines bestimmten Organes zu prüfen.** Würde ein Organ zu einer bestimmten Zeit plötzlich eine bestimmte Funktion, z. B. die Lieferung eines bestimmten Sekretes, aufnehmen, dann wäre es denkbar, daß dieses zunächst „plasmafremd" wirkt. Vielleicht wäre zur Pubertätszeit von seiten der Keimdrüsen etwas Derartiges zu erwarten. Nach dieser Richtung bei brünstigen Tieren angestellte Untersuchungen ergaben bis jetzt noch kein sicheres Resultat. Umgekehrt führt vielleicht das Aufhören der Funktionen bestimmter Organe zu blutfremden Stoffen. Sie werden nicht plötzlich eingestellt und führen vielleicht beim allmählichen Abklingen zu mangelhaft abgebauten Produkten. Auch die Involution selbst kann die Bildung blutfremder Produkte im Gefolge haben. Wir denken hier speziell an die Rückbildung der Thymusdrüse und an das Klimakterium.

Zahlreiche eigene Untersuchungen und solche verschiedener Forscher haben ergeben, **daß während der ganzen Zeit der Schwangerschaft im Blute Abwehrfermente kreisen, die imstande sind, Plazentaeiweiß abzubauen.** Schon ca. 8 Tage nach der stattgehabten Befruchtung sind die Fermente nachweisbar. Ihre Gegenwart ist entweder vom Kreisen der Plazenta entstammender, plasmafremder Stoffe abhängig, oder es sind im mütterlichen Blute jene Fermente vorhanden, die den Plazentazellen zugehören und aus diesen in das Blut gelangt sind. Wahrscheinlich kommen drei Momente in Betracht: Zerfallende Plazentazellen liefern dem mütterlichen Blute fremde Substrate und Fermente. Ferner wird es vorkommen, daß Plazentazellen nur Fermente oder nur ungenügend angebaute, noch zelleigene Substrate entlassen. Die Abwehrfermente verschwinden innerhalb 14—21 Tagen, wenn die Plazenta nicht mehr mit dem mütterlichen Organismus in Verbindung steht.

Es ist auch versucht worden, Plazentagewebe mit fötalem Blutserum abzubauen. Es trat keine Verdauung ein. Ebensowenig greift das Serum Schwangerer Gewebe des Fötus selbst an. Allerdings muß diese Beobachtung noch stark erweitert werden. Es wäre a priori denkbar, daß es Entwicklungsstadien gibt, in denen das fötale Gewebe noch so wenig differenziert ist, daß es noch einen gemeinsamen Charakter trägt. Nabelblutserum + Serum von Schwangeren zeigte auch keinen Abbau. Wäre ein solcher eingetreten, dann hätte man eine sehr einfache Methode zur Diagnose der Schwangerschaft gehabt!

Die Möglichkeit der Diagnose der Schwangerschaft resp. des Vorhandenseins einer „lebenden" Plazenta mittels Abwehrfermenten, die auf Plazentaeiweiß eingestellt sind. Nach den jetzt vorliegenden Erfahrungen darf behauptet werden, daß es in eindeutiger Weise gelingt, aus dem Verhalten des Blutserums gegenüber koaguliertem Plazentagewebe resp. gegenüber Plazentapepton eine bestehende Schwangerschaft zu diagnostizieren oder, korrekter ausgedrückt, zu entscheiden, ob eine Plazenta vorhanden ist, die mit dem mütterlichen Organismus noch in Austausch steht. Eine Einschränkung ist nur deshalb notwendig, weil einige Zeit nach der Abstoßung der Plazenta die Abwehrfermente noch nachweisbar sind. Für die praktische Serodiagnostik der Schwangerschaft kommt natürlich dieser Umstand kaum je in Betracht, weil man ja den zu untersuchenden Fall klinisch kennt. Normale, nicht schwangere Individuen ergeben keinen Abbau von Plazentagewebe.

Es war nun die außerordentlich wichtige Frage zu entscheiden, ob auch dann Abwehrfermente allgemeinerer Natur auftreten, wenn der Organismus sonstige plasmafremde Stoffe enthält. Diese Fragestellung läßt sich folgendermaßen präzisieren: Baut Serum von Individuen, die an Infektionskrankheiten leiden, ein Karzinom besitzen, oder Erkrankungen anderer Natur aufweisen, Plazentagewebe ab? A priori mußte man dies annehmen, denn es war beobachtet worden, daß nach Zufuhr von artfremden Stoffen in die Blutbahn nicht Fermente auftreten, die nur die eingeführte Verbindung abbauten, sondern die erzeugten Abwehrfermente griffen eine Reihe weiterer Stoffe der gleichen Art an. Es waren keine streng spezifischen Abwehrfermente gebildet worden, sondern nur solche, die in ihrer Wirkung auf eine bestimmte Klasse von Verbindungen beschränkt waren. Auch als zu den Versuchen körpereigene, jedoch plasmafremde Stoffe gewählt wurden, traten nicht streng spezifische Fermente auf!

Rufen auch andere blutfremde Stoffe Abwehrfermente hervor, die Plazentaeiweiß abbauen?

Das Auftreten von Abwehrfermenten, die auf bestimmte Substrate eingestellt sind. Wir prüften das Serum von tuberkulösen Individuen, von Karzinomträgern, von Personen mit Salpingitis usw. auf das Verhalten gegenüber Plazentagewebe. Es trat in keinem Falle ein Abbau ein! Zu unserer großen Überraschung zeigte es sich, daß der tierische Organismus dann monovalente resp. ganz bestimmte Fermente und nur diese mobil macht, wenn bestimmte Zellen von sich aus plasmafremde Stoffe abgeben.

Versuch einer Erklärung für die Beobachtung, daß das Blutserum unter bestimmten Bedingungen mehrere Substrate oder nur ein bestimmtes angreift. Wie soll man sich dieses verschiedene Verhalten erklären, je nachdem wir künstlich plasmafremde Stoffe zuführen oder der Organismus selbst diese Zufuhr übernimmt? Es sind verschiedene Möglichkeiten vorhanden. Einmal wird die Zelle das plasmafremde Material nur in Spuren abgeben. Wir können diese Verhältnisse nicht nachahmen. Unsere Eingriffe sind immer brutal. Wir schaffen ohne weiteres pathologische Verhältnisse. Wir können die Zufuhr in Spuren schon deshalb nicht nachahmen, weil wir den sicher vorhandenen Regulationsmechanismen aus deren Unkenntnis keine Rechnung zu tragen vermögen. Wir verändern mit der Einspritzung des fremdartigen Materials mit einem Schlage die Zusammensetzung des Blutes. Wir schädigen den ganzen Organismus. Es ist in dieser Hinsicht von großem Interesse, daß man dann, wenn z. B. Rohrzucker in sehr geringen Mengen zugeführt wird, Abwehrfermente erhält, die nur Rohrzucker abbauen. Steigert man die Menge des Rohrzuckers, dann wird sehr oft, aber nicht immer!, auch vom Blutserum Milchzucker abgebaut.

Weiterhin ist die Möglichkeit vorhanden, daß die von uns künstlich zugeführten Stoffe nicht mehr jene Feinheit in der Organisation besitzen, um das Auftreten nur jener Fermente zu bedingen, die auf sie eingestellt sind. Die Zelle gibt die einzelnen plasmafremden Stoffe mit ihrem ganz spezifischen Gepräge ab. Wir dagegen bringen schon verändertes Material in die Blutbahn.

Vor allem dürfen wir eines nicht vergessen! Wenn wir Proteine oder Peptone und dergleichen in die Blutbahn einführen, dann sind das sicher in keinem Falle einheitliche Verbindungen. Mit den Peptonen führen wir sicher ungezählte verschiedenartige Abbaustufen von Proteinen in die Blutbahn ein. Nehmen wir z. B. Eiereiweiß, dann sind ohne Zweifel auch zahlreiche, ganz verschiedenartige Eiweißstoffe zugegen. Wir dürfen dabei nicht übersehen, daß Spuren der einzelnen Stoffe genügen, um die Fermentbildung anzuregen. Die Zelle dagegen entläßt wahrscheinlich ganz bestimmte, wohl charakterisierte Stoffe.

Führen wir das plasmafremde Material künstlich zu, so reagiert der tierische Organismus, weil stets Gemische von Stoffen vorliegen, darauf mit einer ganzen Summe von Abwehrfermenten. Versagen dagegen einzelne bestimmte Zellen an irgendeiner Stelle ihres Stoffwechsels, dann erscheint im Blutplasma von Moment zu Moment immer nur eine Spur eines spezifisch organisierten Stoffes. Er wird sofort durch das ihm entgegengesandte Abwehrferment seiner Eigenart entkleidet.

Vielleicht ist auch die Herkunft, die Zahl und Art der Abwehrfermente von entscheidender Bedeutung für den Umfang ihrer Wirkung. Es ist denkbar — wir kommen auf diesen Punkt noch ausführlicher zurück —, daß Substrate, die aus bestimmten, arteigenen Zellen stammen, diese anregen, die entsprechenden Fermente an das Blut abzugeben. In diesem Falle würden wir eine streng spezifische Wirkung des fermenthaltigen Serums beobachten. Gibt ein Organ Fermente an das Blut ab, das in seinen Zellen eine ganze Summe von proteolytischen und peptolytischen Fermenten produziert, dann wird das betreffende Serum alle möglichen Eiweißarten angreifen können. So wird z. B. die Pankreasdrüse vielleicht immer dann ein Multiplum von Fermenten liefern, wenn in der Blutbahn artfremde oder stark denaturierte arteigene Stoffe kreisen. Vielleicht kommt es auch noch auf die Stärke des gesetzten Reizes, den Grad der durch die parenterale Zufuhr blutfremder Stoffe bewirkten Veränderung an.

Kann koaguliertes Eiweiß noch eine spezifische Struktur und Konfiguration besitzen? Man wird nun gegen diese Vorstellungen einwenden, daß es dann ganz unverständlich sei, weshalb man die spezifisch eingestellten Fermente mit gekochten Geweben erkennen kann! Es dürfte doch durch das Kochen manche Feinheit im Aufbau des Substrates verwischt werden. Dies gilt ohne Zweifel nur von den physikalischen Eigenschaften, dagegen kaum von den chemischen. Wir können einen Körper der Zusammensetzung A—B—C—D und einen solchen von der Struktur B—C—D—A lange Zeit kochen, beide werden immer noch die gleiche Zusammensetzung und die gleiche Struktur besitzen, wohl aber können physikalische Änderungen eintreten. So kann z. B. das Drehungsvermögen sich ändern und dadurch auch teilweise das biologische Verhalten beeinflußt werden. Es spricht somit nichts dagegen, daß das Substrat, auf das das Ferment eingestellt ist, trotz vielleicht neu erworbener Eigenschaften für das Ferment noch angreifbar ist. Wir können mit einem auf ein bestimmtes Schloß eingestellten Schlüssel dieses auch dann noch aufschließen, wenn es in weitgehendem Maße zerstört und verändert ist, wenn nur noch der Schlüssel in die·Führung paßt und den Riegel zurückbringen kann. Der ganze übrige Anteil des Schlosses kann dabei von Grund aus verändert sein.

Die Fermente packen ein bestimmtes Substrat an bestimmter Stelle an. Sie verbinden sich sehr wahrscheinlich immer mit Gruppen, auf die sie eingestellt sind. Erst dann erfolgt sekundär die Störung des Gleichgewichtes der Verbindung. Solange nur diese Stelle unverändert ist, vermag das Ferment noch zu wirken. Ganz anders liegen die Verhältnisse, wenn wir dieses stark veränderte Produkt mit all seinen Gruppen in die Blutbahn bringen. Soll der Abbau ein vollständiger sein, dann muß eine Vielheit von

Fermenten wirken. Die neuartigen, durch das Denaturieren bewirkten Verhältnisse kommen bei der Zufuhr in die Blutbahn voll zum Ausdruck. Bei der Suche nach den Fermenten setzen wir mit dem gekochten Gewebe eine Vielheit von Proteinen der Fermentwirkung aus. Es kommt hier nur jene Gruppierung von Atomen in Betracht, auf die das Ferment eingestellt ist. Alle anderen Gruppen fallen außer Betracht, denn, daß durch das Kochen Strukturverhältnisse geschaffen würden, die nun auch Fermenten zugänglich sind, für die das nicht denaturierte Substrat unzugänglich war, ist wohl kaum anzunehmen. Viel eher wäre mit der Möglichkeit zu rechnen, daß mit zu weit gehender Denaturierung eine ursprünglich angreifbare Gruppe so stark verändert wird, daß nunmehr das Ferment unwirksam bleibt. Die Gruppe könnte ihm fremd geworden sein.

Beim Dialysierverfahren und der optischen Methode gehen wir von verschiedenen Substraten aus.

Viel schwerer wiegend ist auf den ersten Blick der folgende Einwand. Wir benützen beim Dialysierverfahren koagulierte Eiweißstoffe, um auf Abwehrfermente zu fahnden. Bei der optischen Methode werden aus diesen dargestellte Peptone verwendet. Liegt da nicht ein Widerspruch in der Untersuchungsmethodik mit den oben entwickelten Vorstellungen über die Entstehungsursache der Abwehrfermente vor? Wenn wir uns vorstellen, daß die Abwehrfermente die Aufgabe haben, plasmafremdes, aus mehreren Bausteinen aufgebautes Material in seine Bausteine zu zerlegen, dann müssen wir ohne weiteres annehmen, daß Fermente zur Stelle sind, die den Abbau wenigstens so weit durchführen können, daß die zellspezifischen Merkmale zerstört werden. Infolgedessen müßten wir erwarten, daß falls Proteine von den Abwehrfermenten abgebaut werden, auch Peptone zerlegt werden, vorausgesetzt, daß wir solche als Substrat benutzen, die den normalen fermentativen Abbaustufen des Ausgangsmateriales entsprechen. Wenn wir also annehmen, daß das plasmafremde Material stets Eiweißcharakter hat, d. h. daß die Abwehrfermente ihren Abbau bei dieser Stufe beginnen, dann macht es keine Schwierigkeiten, sich vorzustellen, daß das Dialysierverfahren und die optische Methode zu den gleichen Resultaten führen. Im ersteren Fall lassen wir das Abwehrferment den Abbau beim Eiweißstadium beginnen und stellen das Auftreten von kristalloiden, diffundierbaren Abbaustufen (Peptonen) fest. Im anderen Fall arbeiten wir den Fermenten vor und bereiten Peptone, die wir dann durch die Abwehrfermente zerlegen lassen. So lassen wir Schwangerenserum auf gekochtes Plazentaeiweißgemisch einwirken, oder wir verwenden bei der optischen Methode aus diesem dargestelltes Pepton. Im ersteren Fall zeigt uns das Auftreten von diffundierbaren Abbaustufen in dem Dialysat den eingetretenen Abbau von Eiweiß an. Beim letzteren Verfahren schließen wir aus der eintretenden Drehungsänderung auf eine Änderung in der Zusammensetzung des zugesetzten Substrates, nämlich des Peptongemisches.

Nun wird wohl oft und vielleicht in der überwiegenden Mehrzahl der Fälle nicht ein Eintritt von Eiweiß in die Blutbahn erfolgen, sondern von Abbaustufen aus solchem. Wir können ohne weiteres verstehen, daß die optische Methode uns verläßliche Resultate ergibt, denn es ist wohl möglich, daß das angewandte Peptongemisch auch jene Abbaustufen enthält, die plasmafremd gewirkt haben. Weshalb können wir jedoch auch einen Abbau von Eiweiß feststellen? Wir fangen doch in jenen Fällen, wenn die Körperzellen z. B. Peptone mit noch zelleigenem Gepräge dem Blutplasma übergeben, beim Dialysierverfahren mit dem Abbau bei einer höheren Stufe an, als es im Blute selbst der Fall war.

Die Fermente als solche sind uns unbekannt. Leider kennen wir die Fermente ihrer Natur nach gar nicht. Wir erkennen sie ausschließlich an ihrer Wirkung. Aus diesem Grunde vermögen wir auf die meisten Fragestellungen, die sich auf Fermente und ihre Wirkungen beziehen, nur mit Vermutungen zu antworten. Wir können uns vorstellen, daß das Ferment auf eine einfachere Abbaustufe eingestellt ist und trotzdem auch ein komplizierter gebautes Molekül angreift, sofern jene Gruppe, an der es das Substrat anpackt, auch in diesem vorhanden und erreichbar ist. Es kommt ja nur darauf an, ob das Ferment eine seiner eigenen Struktur und Konfiguration entsprechende Gruppe in dem betreffenden Molekül vorfindet. Auch muß man damit rechnen, daß in einem hochmolekularen Körper die gleiche Gruppierung mehrmals wiederkehren kann. Immerhin halten wir es für wohl möglich, daß man auf Fälle stoßen wird, bei denen die optische Methode einen Abbau anzeigt, während das Dialysierverfahren ein negatives Resultat ergibt. Allerdings ist bis jetzt kein einziger solcher Fall einwandfrei nachgewiesen.

Alle diese Erörterungen wären überflüssig, wenn wir einerseits die Fermente und andererseits die plasmafremden Bestandteile kennen würden. So stehen wir ausschließlich vor der Tatsache, daß auf bestimmte Substrate eingestellte Fermente im Blutserum unter ganz bestimmten Bedingungen anzutreffen sind. Vollständig neu ist der eindeutige Nachweis, daß der tierische Organismus sich innerhalb gewisser Grenzen ganz allgemein mittels Fermenten gegen abbaufähige, aus mehreren Bausteinen bestehende Verbindungen wehrt. Neu ist ferner der Gedanke, daß sich mittels dieser Fermente die Funktion bestimmter Organe beurteilen läßt. Endlich ist neu, daß der tierische Organismus so spezifisch eingestellte Fermente mobil macht und damit gleichzeitig dokumentiert, daß die Bestandteile seiner verschiedenartigen Zellen einen der betreffenden Zellart allein zukommenden Aufbau besitzen.

Einwände gegen die Annahme von Fermenten, die eine ganz spezifische Einstellung auf ein bestimmtes Substrat besitzen.

Es ist gegen die Annahme streng spezifisch eingestellter Fermente eingewendet worden, daß nicht anzunehmen sei, daß spezifische Reaktionen vorliegen, weil ja der sog. antitryptische Titer nach Henkel-Rosenthal, die Cobragifthämolyse nach Heynemann und ferner die Katalysatorenbeeinflussung nach Weichardt nicht spezifisch seien. Man vergißt, daß ohne Zweifel der fermentative Abbau das Primäre darstellt, und diejenigen Stoffe, die für die erwähnten Methoden in Betracht kommen, erst sekundär eben durch die Abwehrfermente entstehen. Daß beim Abbau der ursprüngliche, charakteristische Bau einer Verbindung bald zerstört wird, haben wir wiederholt betont. Alle möglichen Abbaustufen verschiedenartigster Herkunft können in mancher Beziehung gleichartig wirken. So läßt sich z. B. eindeutig zeigen, daß die Hydrolyse des Dipeptids d-Alanyl-glycin durch Zusatz von optisch-aktiven α-Aminosäuren hemmen läßt. Es ist gleichgültig, welcher Art die α-Aminosäure ist, wenn sie nur zu den Bausteinen der Proteine gehört. Wir weisen den Abbau eines spezifisch gebauten Substrates nach, während die betreffenden Methoden sich mit dem Einfluß der entstandenen Spaltprodukte befassen.

Begründung des Versuches einer Serodiagnostik der Organfunktionen.

Selbstverständlich würde der Umstand, daß es geglückt ist, auf der gegebenen Basis eine **Serodiagnostik der Schwangerschaft** aufzubauen, nicht genügen, um von einer **Serodiagnostik der Organfunktionen** zu sprechen. Die weitere Forschung auf der gegebenen Grundlage hat jedoch unter Anwendung der mitgeteilten Methoden Resultate ergeben, die wohl jetzt schon dazu berechtigen, anzunehmen, daß ein neuer Weg zur Erweiterung unserer Kenntnisse des Zellaufbaus und des Zellstoffwechsels unter normalen und pathologischen Verhältnissen aufgefunden ist.

Da zurzeit unsere Kenntnisse der physikalischen und chemischen Eigenschaften der kompliziert gebauten Zellbestandteile und der Stoffwechselprodukte noch sehr dürftig sind und außerdem die plasmafremden Bestandteile immer nur in Spuren auftreten, so sind wir nicht imstande, auf diese selbst direkt zu fahnden. Wir müssen deshalb einen indirekten Weg einschlagen und prüfen, ob ein bestimmtes Blutserum über Fermente verfügt, die ein einem bestimmten Organ zugehörendes Substrat abzubauen vermögen. (Vgl. hierzu auch weiter unten.) Wir legen in gewissem Sinne dem Serum bestimmte Fragen vor, indem wir ihm alle möglichen Organe zusetzen und beobachten, welches oder welche von ihm abgebaut werden. Finden wir einen Abbau, dann schließen wir auf eine irgendwie nicht normale Tätigkeit der Zellen des betreffenden Organes. Wir nehmen an, daß primär von dem betreffenden Organe Stoffe aus den Zellen entlassen wurden, die noch nicht genügend plasmaeigen gemacht worden sind und vor allen Dingen noch Züge erkennen lassen,

(Marginal note: Indirekter Nachweis von blutfremden Substanzen mittels der auf sie eingestellten Fermente.)

die den betreffenden Zellarten eigen sind. Oder aber es handelt sich, wie wiederholt betont, um die Abgabe von Substrat + Ferment oder nur um den Übergang von Zellfermenten bestimmter Art. Die Methode der Fahndung auf die blutfremden Fermente bleibt in allen Fällen die gleiche.

Verfeinerung der Methodik des Nachweises der blutfremden Fermente spezieller Art. In Zukunft wird man nicht ganze Organe und Gewebe zu solchen Untersuchungen wählen, sondern bestimmte Zellarten. Man wird ferner streng darauf zu achten haben, ob das verwendete Gewebe normal oder verändert ist. Es ist wohl denkbar, daß bei bestimmten Erkrankungen nur in bestimmter Weise veränderte Gewebe abgebaut werden. Es wäre in diesem Falle das erkrankte Gewebe so verändert, daß in gewissem Sinne die plasmafremden Stoffe für das normale Organ zellfremd sind, d. h. es treten Verbindungen und Abbaustufen auf, die vollständig fremdartig wirken. Ja, man könnte sogar daran denken, daß geradezu körperfremde Produkte sich bilden können, weil das ganze Organ körperfremd geworden ist.

Die Tatsache, daß der tierische Organismus das Eindringen von plasmafremden Stoffen — sei es solchen, die dem Stoffwechsel bestimmter Zellen seiner Organe entspringen, sei es, daß direkt Bestandteile von Zellarten im Blutplasma auftreten — mit spezifisch eingestellten Fermenten beantwortet, ist von allergrößter Bedeutung für die gesamte Physiologie und Pathologie.

Bis jetzt vermochten wir nur drei verschiedene proteolytische Fermente zu unterscheiden, nämlich das Pepsin, das Trypsin und das Erepsin. Dazu kommen vielleicht noch als proteolytische Fermente das Labferment und das Fibrinferment. Streng genommen muß das Erepsin ausscheiden, weil es in der Hauptsache auf Eiweißabbaustufen eingestellt ist. Die Erfahrungen mit den Abwehrfermenten legen die Vermutung nahe, daß z. B. das Trypsin nicht einheitlicher Natur ist. Zwar ist der Fall denkbar, daß Fermente existieren, die, wie ein Dietrich zahlreiche Schlösser zu öffnen vermag, auch ganz verschiedene Substrate abbauen, wenn diese nur der gleichen Art von Verbindungen angehören. Wahrscheinlicher ist es jedoch, daß im Trypsin Fermente verschiedener Art vereinigt sind. Im Blute treten diese Komponenten vielleicht einzeln in wirksamer Form auf.

Bedeutung der Erforschung der Abwehrfermente für die Physiologie.

Die Abwehrfermente, oder allgemeiner bezeichnet, die blutfremden Fermente[1]) sind für uns ferner, wie schon betont, Reagentien auf den charakteristischen, typischen Bau der Bestandteile bestimmter Zellarten. Wir wollen diese Vorstellung an einem Beispiel klar machen. Großes Aufsehen erregte seinerzeit die Beobachtung, daß es einzellige Lebewesen gibt, die scheinbar Verstandestätigkeit entfalten. So sah man unter dem Mikroskop,

Die Abwehrfermente und Zellfermente als feinste Reagentien auf die Feinheiten der Struktur und Konfiguration der Zellbestandteile.

---

[1]) Sie können qualitativ oder quantitativ blutfremd sein.

wie das einzellige Lebewesen Vampyrella Spirogyrae von Algenfaden zu Algenfaden eilt, bis es bei einer bestimmten Algenart halt macht, um sie als Nahrungsquelle zu benützen. Man kann noch soviele verschiedene Algenarten wählen, immer wieder wird die gleiche Art gefunden! Diese auf den ersten Blick sehr überraschende Erscheinung findet ihre Erklärung ohne Zweifel in folgendem: Jedes Lebewesen verfügt über Fermente. Emil Fischer hat diese mit Schlüsseln verglichen, und das Substrat, auf das sie eingestellt sind, mit einem Schloß. Wie im allgemeinen ein bestimmter Schlüssel nur ein bestimmtes Schloß öffnet und schließt, so können bestimmte Fermente nur ein Substrat von bestimmtem Bau abbauen oder zum Aufbau verwenden.

Die Vampyrella Spirogyrae eilt nun mit ihren Fermenten, mit denen sie sich Nahrungsstoffe in geeigneter Form zurecht machen will, von Algenfaden zu Algenfaden. Überall versucht sie mit ihren „Schlüsseln" aufzuschließen. Es gelingt ihr das nur in einem bestimmten Fall, nämlich, wenn das Schloß zu den Schlüsseln paßt, d. h. wenn die Zellwand des betreffenden Algenfadens so beschaffen ist, daß durch die vorhandenen Fermente ein Abbau erfolgen kann. Es wird eine Bresche in die Zellwand gelegt. Der Zellinhalt liegt frei und kann nun als Nahrung dienen.

So zeigt uns dieses einzellige Lebewesen an, daß die verschiedenen Algenarten einen ganz verschiedenen Zellbau besitzen. Die Abwehrfermente ergeben das gleiche. Auch sie vermitteln uns eine Kenntnis, die wir zurzeit auf keinem anderen Wege uns verschaffen können.

Es sind umfassende Untersuchungen im Gange, um festzustellen, ob die einzelnen Zellarten eines Organismus über spezifisch eingestellte Fermente verfügen. Wir wissen, daß jede Zelle Fermente braucht, um die zugeführten Nahrungsstoffe zu zerkleinern oder aus ihnen neue Verbindungen aufzubauen. Ferner wissen wir, daß die Zelle Teile ihres Inhalts zerlegen und durch neues Material ersetzen kann. Sollten sich nicht auch hier spezifische Wirkungen ergeben? Bei den von uns nach dieser Richtung ausgeführten Versuchen wurden aus bestimmten Zellen Peptone bereitet. Es wurde dann versucht, diese mittels der entsprechenden Zellfermente abzubauen. In der Tat baute Preß- und Macerationssaft aus bestimmten Organen nur Pepton resp. Eiweiß aus den entsprechenden Geweben ab, d. h. Schilddrüsenpreßsaft zerlegte Pepton, das aus diesen Organen gewonnen worden war, nicht aber solches aus Leber (E. Abderhalden, A. Fodor und E. Schiff). Eine Ausnahme bildet nur die Niere, deren Fermente Peptone aus den verschiedensten Organen angriffen. Vielleicht weist dieses Ergebnis auf eine neue Funktion der Niere hin. Sie hat wahrscheinlich die Aufgabe, ihr mit dem Blut zugeführte, blutfremde Stoffe zusammengesetzter Natur, die den Abwehrfermenten

Nachweis von Zellfermenten, die auf die Bestandteile ihres Mutterbodens — eben der Zelle, der sie entstammen — eingestellt sind.

des Blutes entgehen, abzufangen, zu zerlegen und dadurch dem Organismus noch nutzbar zu machen. Es wird von großem Interesse sein, den Gehalt erkrankter Nieren an Fermenten zu bestimmen und festzustellen, ob sie ihren Aufgaben noch gewachsen sind. Vielleicht ergeben sich aus solchen Studien neue Gesichtspunkte für die Auffassung der einzelnen Arten von Erkrankungen dieses Organs. Es scheinen nach neueren Versuchen enge Beziehungen zwischen Muskel und Leber zu bestehen, indem die Zellfermente des letzteren Organs die aus Muskelgewebe dargestellten Peptone abbauten. (E. Abderhalden und G. Ewald, Ishiguro und Watanabe.) Es muß durch umfassende Studien über die Spezifität der Wirkung der Zellfermente als solche gelingen, zu beweisen, daß jede Zellart ihre eigene Struktur hat. Auch wenn sich Bestandteile in einzelnen Zellarten finden, die mehreren Geweben gemeinsam sind, so dürfte doch in letzter Linie jede Zelle mit besonderen Funktionen über Verbindungen verfügen, die ihr ausschließlich zukommen. Man darf auch nicht übersehen, daß unsere Methoden zum Studium der Fermentwirkung immer noch sehr rohe sind. Auch in dieser Richtung sind noch große Fortschritte zu erwarten.

Die Zahl der Fragestellungen, die sich an das Mitgeteilte anschließt, ist so ungeheuer groß, daß wir uns damit begnügen wollen, nur einige anzudeuten.

Erforschung der Abhängigkeit der Vor allen Dingen wird man mittels der mitgeteilten Methoden die gegenseitige Abhängigkeit der einzelnen Organe studieren können. Nehmen wir z. B. die Schilddrüse weg, dann ist vorauszusehen, daß ein anderes Organ, das in einzelnen seiner Funktionen von dieser Drüse abhängig ist, in seinem Stoffwechsel gestört wird und nun plasmafremdes Material abgibt. Dem Versagen dieses Organes folgt vielleicht ein zweites, das bisher Sekretstoffe von jenen erhalten hatte, und so enthüllt sich uns Beziehung um Beziehung. Derartige Studien müssen uns zeigen, inwieweit ein Organ im Abbau der einzelnen Verbindungen von anderen Geweben abhängig ist. Es scheint, daß die Pankreasdrüse einen Stoff liefert, der notwendig ist, damit z. B. die Muskelzellen den Traubenzucker oder Abbaustufen von solchem bis zu Kohlensäure und Wasser zerlegen können. Fehlt die Pankreasdrüse resp. sind die betreffenden Stoffe nicht zur Verfügung, dann ist der Traubenzucker nicht als Energiequelle verwertbar. Sollten analoge Wechselbeziehungen nicht viel häufiger sein, als wir ahnen? Es wäre unter diesen Umständen leicht verständlich, weshalb es zu blutfremden Stoffen und zu blutfremden Fermenten kommen kann, ohne daß auch nur eine einzige Zelle zerfällt. Sobald eine Zellart den Abbau der zelleigenen Stoffe aus irgendeinem Grunde nicht vollständig durchführen kann, ist ein Anlaß zum Auftreten blutfremder Stoffe gegeben. Allerdings wäre zu erwarten, daß in diesem speziellen Falle keine Abwehrfermente im Blute anzutreffen sind, die diese Abbaustufen abbauen können, weil ja der Organismus

einzelnen Organe voneinander mittels der blutfremden Fermente.

offenbar die entsprechenden Fermente nicht aktivieren kann. Es sind jedoch ungezählte Möglichkeiten vorhanden. Einmal kann vielleicht der von einem anderen Organe gesandte, für jene spezielle Fermentwirkung notwendige Stoff nicht in die betreffenden Zellen gelangen. Er ist im Blute vorhanden und aktiviert hier die Fermentvorstufe und erzeugt so in der Blutbahn das zum Substrat hinzugehörende Abwehrferment. Ferner ist es denkbar, daß jenes Ferment in der Blutbahn sich findet, das dasjenige Eiweiß, dessen Abbau unvollendet blieb, angegriffen hat. Wir benutzen zum Nachweis der blutfremden, proteolytischen Fermente beim Dialysierverfahren Proteine und könnten somit in vitro die gleichen Abbaustufen gewinnen, die eben jenes Zellferment, das den Angriff auf das Zelleiweiß eröffnet hat, im Zelleib bildet. Diese Beispiele sollen nur zeigen, welche Summe von Fragen sich an jedes einzelne Problem knüpfen. Ferner soll hervorgehoben werden, ein wie reiches Arbeitsgebiet der Biologe vor sich hat.

Vielleicht läßt sich nach Untersuchung eines großen Materiales zeigen, daß Ausfallserscheinungen bestimmter Art vorkommen, die nach den bisherigen Erfahrungen auf eine Erkrankung eines bestimmten Organes hinweisen, während dieses in Wirklichkeit ganz normal funktioniert. Es ist nämlich folgender Fall denkbar. Wir wollen annehmen, daß das Organ B bei einer ganz bestimmten Funktion von Organ A abhängig sei. Dieses soll ganz normal arbeiten, dagegen sei B so verändert, daß es zelleigene Stoffe an das Blut abgibt. Auf solche Produkte sei das von Organ A abgegebene Sekret eingestellt. Dieses findet somit jene Stoffe, die es im Organ B beeinflussen soll, bereits im Blute vor. Es verbindet sich mit ihnen und gelangt aus diesem Grunde nicht zum Organ B. Wir beobachten dieselben Ausfallserscheinungen, wie wenn Organ A erkrankt wäre! Das Dialysierverfahren und die optische Methode würden in diesem Falle das zunächst überraschende Resultat ergeben, daß im Blutserum Abwehrfermente vorhanden sind, die auf Bestandteile von Organ B eingestellt sind, während solche, entgegen der Erwartung, die auf Bestandteile des Organes A passen, gänzlich fehlen würden! Organ A versagt eben nur scheinbar, weil infolge einer primären Dysfunktion des Organes B die Sekretstoffe ihr Ziel nicht an der richtigen Stelle erreichen. Sie werden vorher abgefangen!

Wir wollen nicht unerwähnt lassen, daß vielleicht öfter, als man annimmt, im Blute plasmafremde Stoffe kreisen. Wir denken dabei vor allem an zerfallende Formelemente des Blutes. Daß bei anscheinend ganz normalen Tieren auf Bestandteile der roten Blutkörperchen eingestellte Fermente vorkommen, beweist die Tatsache, daß z. B. von Pferden und Rindern rund 40 °/₀ aller untersuchten Tiere einen Abbau von Eiweiß, das aus Formelementen stammte, ergaben (E. Abderhalden, A. Weil und Salewski). Schlagend für die wahrscheinliche Ursache dieser Erscheinung sind folgende Versuche. Es wurde einem Kaninchen Blut entnommen. Das

Serum baute kein einziges blutfreies Organ ab. Auch die bluthaltigen — es genügen Spuren von Blut — blieben unabgebaut. Nun wurde dem gleichen Tiere ohne jede weitere Behandlung nach zwei Tagen wieder Blut entnommen. Wieder ergab das Serum mit den blutfreien Organen keinen Abbau. Dagegen fiel die Reaktion bei allen bluthaltigen Organen positiv aus! Es war sicher nicht Organeiweiß abgebaut worden, sondern das im Gewebe enthaltene Blut. Das Erscheinen von Abwehrfermenten nach der Blutentnahme ist ohne Zweifel auf die dabei sicher auftretende Zerstörung von roten Blutkörperchen zurückzuführen. Sollte nicht auch die Resorption des die Gefäßwände verschließenden Fibrinpfropfes auf Abwehrfermente zu beziehen sein und diese vielleicht auch an der Organisation von Thromben teilhaben?

Durch Einspritzung von hämolytischem Blut lassen sich auch Abwehrfermente erzeugen, die Blutkörpercheneiweiß abbauen. Damit ist eine Fehlerquelle aufgedeckt, die nicht hoch genug angeschlagen werden kann. Nur absolut blutfreie Organe ergeben eindeutige Resultate. Besonders häufig trifft man bei Karzinom auf Abwehrfermente, die Blutkörpercheneiweiß abbauen. Jeder, auch der kleinste Bluterguß in den Geweben, wird leicht dieser Art von Abwehrfermenten rufen!

Auf dem Gebiete der Pathologie gibt es kein
<small>Übertragung der an das Vorkommen plasmafrem-</small> Gebiet, das sich nicht zur Erforschung mit den gegebenen Methoden eignen würde. Wir wollen einige

erwähnen. Zunächst kann man versuchen, mittels auf bestimmte Zellarten eingestellter Abwehrfermente auf Organe zu fahnden, die blut- resp. plasmafremde Stoffe abgeben. Es wird dies dann der Fall sein, wenn ein bestimmtes Organ seinen sonst normalen Stoffwechsel nicht vollständig zu Ende führt. Es ist jedoch auch der Fall möglich, daß Abbaustufen oder Sekretstoffe gebildet werden, die an und für sich fremdartig sind. Ob auch quantitative Verhältnisse ausschlaggebend sein können, muß die Zukunft lehren. Es wäre möglich, daß ein ganz normal zusammengesetzter Sekretstoff auch dann plasmafremd wirken kann, wenn er in zu großer Menge ins Blut übergeht. *der Substrate und Fermente sich anknüpfenden Theorien auf dem Gebiet der Pathologie.*

Man wird auch in pathologischen Fällen durch Verfolgung einer bestimmten Erkrankung feststellen können, in welchen Wechselbeziehungen die einzelnen Organe zueinander stehen. Man beobachtet vielleicht, daß anfangs nur ein Organ eine Dysfunktion zeigt. Bald folgt ein anderes nach usw. *Studium der Wechselbeziehungen der Organe.*

Man wird auch therapeutische Studien machen können. Hat eine therapeutische Maßnahme ein Verschwinden vorher vorhandener Abwehrfermente zur Folge, dann wird man die Therapie anders zu beurteilen haben, als wenn diese nicht weichen. *Prüfung des Erfolgs therapeutischer Maßnahmen mittels der plasmafremden Fermente.*

Ein weites Gebiet stellen alle Fälle von Degenerationen dar, wie Muskel- und Nervendegeneration. Ferner Prozesse, bei denen es zur Bildung von Zerfallsprodukten aller Art kommt, eitrige Ein- *Studium von Degenerationsprozessen.*

schmelzung von Geweben, Resorption von Exsudaten, von Blutergüssen, von Thromben usw.

<small>Studium von Infektionskrankheiten.</small> Ein besonders umfassendes Gebiet stellen natürlich die Infektionskrankheiten. Man wird einerseits festzustellen haben, ob Abwehrfermente gegen die betreffenden Mikroorganismen zugegen sind, und ferner, ob das befallene Gewebe vom Blutserum abgebaut wird. Einmal können die Mikroorganismen das Gewebe — ihren Nährboden — in ganz eigenartiger, körperfremder Art abbauen und dadurch plasmafremde Abbaustufen bewirken, oder es wird das geschädigte Gewebe so verändert, daß es die normalen Stoffwechselprozesse nicht mehr einhalten kann. Eine Fülle von Beobachtungen sind auf diesem Gebiete zu erheben.

Erwähnt sei, daß festgestellt worden ist, daß bei Miliartuberkulose Abwehrfermente gegen Tuberkelbazillen vorhanden sind. Es scheint, daß das Serum von tuberkulösen Rindern nur den bovinen Typus abzubauen vermag. Käsig verändertes Lungengewebe wurde vom Serum von Tieren, die an Miliartuberkulose litten, nicht abgebaut, wohl aber von solchen, die käsige Pneumonie aufwiesen. Diese mit Unterstützung von Andryewsky an Rindern und Kühen ausgeführten Versuche ermuntern zu weiteren Studien.

<small>Toxikologische Prüfung der</small> Bei dieser Gelegenheit sei darauf hingewiesen, daß das Dialysierverfahren zum Nachweis

von Abwehrfermenten den großen Vorteil bietet, entstandene Abbaustufen toxikologisch zu prüfen. Man kann das Dialysat, das ja die Abbaustufen enthalten muß, direkt oder nach erfolgtem Einengen bei niederer Temperatur und vermindertem Druck zu Tierversuchen aller Art verwenden. Es ist bedauerlich, daß auf diesem Gebiete noch fast keine Untersuchungen ausgeführt worden sind. *durch die plasmafremden Fermente aus bestimmten Substraten gebildeten Abbaustufen*

Sind auf bestimmte Mikroorganismen eingestellte Fermente nachgewiesen, dann ergibt sich ganz von selbst die Fragestellung, welche Bedeutung den Abwehrfermenten im speziellen Falle zukommt. Sie können schützend wirken. Es ist jedoch auch möglich, daß sie es sind, die die giftig wirkenden Stoffe erst beim Abbau der plasmafremden Stoffe erzeugen. Das Ferment kann nicht „wissen", was für Folgen auftreten, wenn es ein bestimmtes Substrat zerlegt. Vielleicht war das angegriffene Substrat ganz harmlos für den Organismus, und es entstehen erst beim Abbau schädigende Stoffe.

Ergibt die weitere Forschung, daß der tierische Organismus sich mit Erfolg mittels bestimmter Fermente verteidigt, dann ist ein Weg zur Therapie gegeben. Man wird durch direkte Zufuhr der betreffenden Mikroorganismen oder bestimmter Teile von ihnen Abwehrfermente, die auf sie eingestellt sind, erzeugen und versuchen, diese mit dem Serum zu übertragen. Wir können *Neue Wege zu therapeutischen Maßnahmen.*

genau feststellen, wann die Abwehrfermente zur Stelle sind.¹)

Ein besonders schönes Versuchsobjekt scheint mir die Thrombose zu sein, die man vielleicht durch entsprechend eingestellte Fermente wirksam angreifen und zum Einschmelzen bringen kann.

Einfluß wiederholter parenteraler Zufuhr von plasmafremden Stoffen auf die Raschheit des Auftretens der plasmafremden Fermente.

Wichtig ist die folgende Beobachtung: Wird einem Tiere zum ersten Male Eiweiß in die Blutbahn gebracht, dann findet man bei intravenöser Zufuhr nach zirka einem Tage zum ersten Male Abwehrfermente. Wiederholt man die Zufuhr nach etwa einem Monat, nachdem die Abwehrfermente wieder verschwunden sind, dann treten die Abwehrfermente bedeutend früher auf. (A. u. Schiff.) Sollte nicht die Immunität zum Teil darauf beruhen, daß der Organismus rascher als sonst Abwehrfermente mobil machen kann?

Studium der Syphilis.

Von den gegebenen Gesichtspunkten aus läßt sich gewiß unter anderem auch die Syphilis studieren. Einerseits kommen die befallenen Gewebe und andererseits die Spirochäten als zu prüfende Substrate in betracht. Selbstverständlich sind auch Abwehrfermente im Serum zu vermuten, die Fette, Kohlehydrate, Nukleoproteide usw. abzubauen vermögen. Der Nachweis von proteolytischen Abwehrfermenten bedeutet nur einen speziellen Fall. Wir haben diesen herausgegriffen, weil zurzeit keine

---

¹) Umfassende Studien sind im Gange. Ich möchte mir vorläufig dieses Arbeitsgebiet vorbehalten, um in Ruhe Erfahrungen sammeln zu können.

Methoden existieren, um lipolytische, amylolytische Fermente, kurz die auf die genannten Zellbestandteile eingestellten Fermente eindeutig nachzuweisen, es sei denn, daß man größere Serummengen zur Verfügung hat. Wir sind damit beschäftigt, die Untersuchung auch auf andere Fermente auszudehnen.

Wir wollen **am Beispiel der Infektionskrankheiten** etwas eingehender erörtern, wie wir uns das Verhältnis der Mikroorganismen zum Zellstaat des Wirtes vorstellen. *Gedanken über die Beziehungen zwischen dem „Wirt" und seinen „Gästen" (z. B. Mikroorganismen).*

Kehren wir zu der eingangs entwickelten Vorstellung zurück, wonach der Organismus unter normalen Umständen ein in sich abgeschlossenes Ganzes vorstellt. Wir haben bereits betont, daß die Harmonie sämtlicher Vorgänge innerhalb des ganzen Zellstaates gestört wird, sobald sich fremdartige Zellen, **Gebilde**, die ihren eigenen Stoffwechsel und ihren eigenen Bau besitzen, ansiedeln. Diese Zellen wollen einerseits ernährt sein, andererseits geben sie Stoffwechselendprodukte und vielleicht auch Sekretstoffe mannigfacher Art nach außen ab. Damit sie das ihnen zunächst zellfremde Nährmaterial, das dem Wirte angehört, benutzen können, müssen auch sie Fermente besitzen, um es zu erschließen. Es wäre denkbar, daß die Stoffe des Wirtes zunächst in die Zelle aufgenommen und dann in dieser verarbeitet würden. Wahrscheinlicher ist es, daß die sich ansiedelnden Zellen Fermente nach außen abgeben, die den Nährboden in der Umgebung zerlegen und so zur Aufnahme vorbereiten. Die entstandenen Abbaustufen werden dann von der Zelle übernommen. Ein Umbau muß auf alle Fälle eintreten, speziell dann, wenn die Stoffe zum Aufbau neuer Zellen dienen sollen. Untersuchungen, die mit verschiedenen sog. Toxinen angestellt worden sind, haben ergeben, daß unzweifelhaft in diesen spaltende Agentien vorhanden sind. Doch sprechen diese Versuche nicht eindeutig dafür, daß die Mikroorganismen Fermente aussenden, weil schwer zu entscheiden ist, ob die sog. Toxine des Handels einheitliche Produkte darstellen und vor allem immer nur Sekretstoffe enthalten.

Nährboden für die Mikroorganismen. Die Bedeutung seiner Zusammensetzung für die Verwendbarkeit durch diese.

Vorbedingung für die Existenzmöglichkeit von Mikroorganismen innerhalb eines bestimmten, ihnen zunächst fremden Zellstaates ist somit das Vorhandensein von Fermenten, die es ihnen ermöglichen, aus den zell- und bluteigenen Stoffen des Wirtes für sie verwendbare Nahrungsstoffe zu bilden. Hier kommen ohne Zweifel Beziehungen zwischen der Konfiguration der Fermente und der Substrate in schärfster Weise zum Ausdruck. Wie oft mag ein Mikroorganismus in den Organismus hineingelangen und einzig deshalb erliegen, weil er nicht imstande ist, auf dem vorhandenen Nährboden sich zu ernähren! In anderen Fällen kann er sich ansiedeln, weil vorhandene Substrate durch seine Fermente erschlossen werden können! Sind die Substanzen aufgebraucht und werden keine der gleichen Art vom Wirte an Ort und Stelle nachgeliefert, dann sind den Mikroorganismen die Existenzbedingungen entzogen.

Sie gehen zugrunde oder sie müssen eine neue „Weide" aufsuchen. Es mag wohl auch in vielen Fällen der Fall eintreten, daß die Zellen des Wirtes die vom Mikroorganismus ausgesandten Fermente abfangen oder sonst unwirksam machen und auf diesem Wege den Eindringlingen ihre Existenz erschweren oder ganz vernichten.

Wie empfindlich die einzelnen Organismen in bezug auf die Nährsubstrate sind, das ergeben die zahlreichen Laboratoriumsbeobachtungen über die Züchtung der verschiedenartigsten Mikroorganismen. Wir wissen, daß manche von ihnen nur gedeihen, wenn ganz bestimmte Substrate geboten werden. Daß eine Veränderung des Nährmediums für bestimmte Lebewesen die Existenzbedingung aufhebt, beweist in schönster Weise die Beobachtung, daß die Infektion mit Trichophytonpilzen zur Zeit der Pubertät von selbst ausheilt. Offenbar werden die Zellen der Haut mit dem Eintritt der Geschlechtsreife so verändert, daß das Substrat des Wirtes — die Bestandteile der Haut — dem Pilze als Nährmittel nicht mehr zugänglich ist. Von diesem Gesichtspunkte aus können wir uns wohl vorstellen, daß Medikamente und sonstige therapeutische Maßnahmen eine Heilwirkung ausüben, ohne auf bestimmte Zellarten, die im tierischen Organismus als Parasiten leben, direkt einzuwirken. Sie brauchen nur die für das betreffende Lebewesen notwendigen Existenzbedingungen durch Veränderung des Nährsubstrates zu vernichten. Es ist denkbar, daß bestimmte Mittel bestimmte Zellen so verändern, daß deren Bestandteile nicht mehr als Nährmaterial für die betreffenden Organismen in Betracht kommen.

Die Möglichkeiten, durch die die Mikroorganismen den Wirt schädigen können. Der Umstand, daß die körperfremden Zellen, um ihre Existenz weiterführen zu können, und vor allen Dingen um ihre Art zu erhalten, auf Nährmaterialien mannigfaltigster Art angewiesen sind, gibt uns einen Einblick in die Art der Beeinflussung des Wirtes durch diese Parasiten. Sie können einmal durch die einfache Wegnahme von Nährsubstraten schädigend wirken. Ferner können bei der vorbereitenden Zerlegung des Nährmateriales Zwischenstufen entstehen, die dem Organismus Schaden zufügen. Wir können uns wohl vorstellen, daß bestimmte Zellarten über Fermente verfügen, die bestimmte Substrate in ganz charakteristischer Weise abbauen und z. B. Abbaustufen liefern, die den Zellen des Wirtes ganz fremd sind. Das gleiche Substrat kann in der mannigfaltigsten Weise zu den einfachsten Bausteinen abgebaut werden. Die Vorstellung eines atypischen Abbaues von körper-, zell- und plasmaeigenen Stoffen durch die Fermente von fremdartigen Zellen eröffnet die Möglichkeit, daß Mikroorganismen, ohne von sich aus an und für sich giftige Stoffe in den Kreislauf zu bringen, einzig und allein dadurch schädigend wirken, daß sie aus dem Materiale des Wirtes durch fermentativen Abbau Produkte bilden, die schädigend in den Stoffwechsel des Wirtes eingreifen. Es braucht sicher nicht in jedem Fall der Giftstoff, das sog. Toxin, in der Zelle des Mikroorganismus selbst zu entstehen. Es kann vielmehr auch außerhalb der Zelle durch ausgesandte Fermente gebildet werden. Bei der Zuführung von artfremdem resp. plasmafremdem Materiale hatten wir ebenfalls mit Abbaustufen zu rechnen, die dem Organismus fremdartig sind und eine schädigende Wirkung entfalten können. In diesem Falle ist das fremdartige Substrat die Ursache der Entstehung von struktur- und konfigurationsfremdem Material. Bei der Invasion von Bakterien haben wir dagegen eine Zerlegung von körper-, plasma- und zelleigenem Material, jedoch erfolgt hier der Abbau durch Fermente, die vielleicht anderer Art sind. Die Ursache der Entstehung von körperfremdem Abbaumaterial ist somit hier nicht auf das Substrat, sondern auf die Art der Fermente zurückzuführen. Es ist wohl möglich, daß es mit der Zeit gelingen wird, diesen fermentartigen, von den Parasiten ausgesandten Agentien im tierischen Organismus nachzuspüren. Vorläufig müssen wir uns damit begnügen, auf die Möglichkeit einer durch einen solchen Abbau herbeigeführten Schädigung hinzuweisen.

Die fremdartigen Zellen können ferner dadurch schädigend auf den Organismus einwirken, daß sie innerhalb des Körpers zer- *Zerfall der Mikroorganismen.*

fallen. Stirbt eine solche Zelle, dann kommt Material in den Kreislauf, das fremdartig ist. Wir können diesen Vorgang mit der parenteralen Zufuhr körperfremden und plasmafremden Materiales vergleichen. Der Organismus wird sich ohne Zweifel auch in diesem Falle in der Weise gegen dieses ihm vollständig fremdartige Substrat wehren, daß er es durch weitgehenden Abbau seiner spezifischen Struktur beraubt. Wir hätten dann vollständig analoge Verhältnisse vor uns, wie bei der parenteralen Einführung verschiedenartiger Substanzen, und wie bei dem Eindringen von für das Blutplasma fremdartigen Chorionzottenzellen in die Blutbahn. Die Reaktion wäre überall dieselbe. Auch hier kann der Fall eintreten, daß der Organismus beim Abbau dieser Substanzen Abbaustufen erzeugt, die an und für sich schädigend wirken. Es käme dann von Fall zu Fall hauptsächlich darauf an, ob diese Zwischenstufen nur in geringer Menge auftreten und rasch weiter abgebaut werden, oder aber, ob der Organismus unter bestimmten Umständen vielleicht im Abbau stockt, sei es, daß die Abbaustufen nicht rasch genug weiter zerlegt oder entfernt werden, sei es, daß ein Mangel an dem Ferment vorhanden ist, das den Abbau weiterführt. Wir können uns wohl vorstellen, daß der Abbau der Leibessubstanz toter Mikroorganismen ohne direkte Beteiligung der Mikroorganismen selbst die mannigfachsten Störungen im Gefolge haben kann. Es wäre damit eine zweite Störung im harmonischen Ablauf des gesamten Stoffaustausches des Wirtes gegeben, ohne daß die

Mikroorganismen als solche eine direkte Wirkung entfalten würden.

Schließlich ergibt sich noch die Möglichkeit, daß bestimmte Mikroorganismen in sich selbst giftige Stoffe erzeugen und nach außen abgeben. <small>Bildung von Giftstoffen innerhalb der Mikroorganismen.</small> Es ist zurzeit noch sehr fraglich, wie man diese Stoffe auffassen soll. Handelt es sich um Stoffe, die im Stoffwechsel der Mikroorganismen selbst eine Rolle spielen, oder aber sind Agentien vorhanden, die nach außen abgegeben den Nährboden des Mikroorganismus in bestimmter Weise, z. B. durch Abbau oder Umbau in bestimmter Weise beeinflussen sollen. Es wäre wohl denkbar, daß bestimmte Mikroorganismen über Agentien verfügen, die in der Lage sind, einen bestimmten Nährboden in bestimmter Weise umzustimmen. Viele Beobachtungen aus der Pathologie haben gezeigt, daß bestimmte Mikroorganismen zur Vorbereitung des Nährbodens einer sog. **Mischinfektion** bedürfen, d. h. bestimmte Bakterien verändern die Zellsubstanz des Wirtes derartig, daß nun eine bestimmte andere Bakterienart Bedingungen vorfindet, die für ihr Weiterleben günstig sind.

Es scheint, daß auch für bestimmte Geschwulstarten, Sarkom und Karzinom, eine Vorbereitung des Nährbodens durch bestimmte Stoffe in manchen Fällen von großer Bedeutung ist. Man wird in Zukunft all diesen Möglichkeiten mehr Bedeutung beilegen müssen. Wenn es gelänge, die Bedingungen, unter denen bestimmte Bakterien leben können, noch besser abzugrenzen, als es bis jetzt der Fall ist, und zwar auf Grund eingehender Studien der Zusammensetzung des Nährbodens, dann würde man ohne Zweifel in die Lage kommen, viel zielbewußter therapeutisch einzugreifen. Ferner wäre es dann möglich, den Begriff der schädigenden Wirkung bestimmter Bakterienarten viel besser zu formulieren, als es zurzeit der Fall ist. Leider wird es kaum möglich sein, hier mit direkten Methoden einzugreifen, es sei denn, daß es gelingen würde, die einzelnen Mikroorganismen auf Substraten zu züchten, über deren Zusammensetzung wir ganz genau orientiert sind. Die Fortschritte auf dem Gebiete der Chemie der verschiedenen Zellbausteine und der Nahrungsstoffe führen uns diesem Ziele zwar immer näher, es ist jedoch noch ein großer Weg zurückzulegen, ehe wir über den Aufbau bestimmter Eiweißstoffe, bestimmter Phosphatide und Nukleoproteide usw. so genau orientiert sind, daß wir neben Strukturunterschieden auch Unterschiede in der Konfiguration in die Wagschale werfen können. Werden wir erst einmal so weit sein, dann wird sich auch die Möglichkeit ergeben, den Begriff der Disposition durch bestimmte Tatsachen zu ersetzen.

Die vorliegenden Gedankengänge sollen nur zeigen, daß wir bei der Frage nach den Schädigungen, die Bakterien im Wirte ausüben, nicht nur die Bakterien als solche betrachten dürfen, sondern, daß mit Erfolg ihr gesamter Stoffwechsel in den Vordergrund gerückt wird.

Nicht die Bakterien allein und die sog. Toxine kommen bei der ganzen Frage nach den Immunitätsreaktionen in Betracht, sondern wahrscheinlich in allererster Linie Stoffwechselzwischenprodukte und Abbaustufen, die zum Teil wenigstens ganz außerhalb der betreffenden Zellen entstehen. Vor allen Dingen kommt auch der Bau des Lebewesens in Betracht. Der Kampf des Wirtes richtet sich nicht nur gegen den lebenden Mikroorganismus, sondern auch gegen die beim Zerfall des toten Lebewesens sich bildenden Bruchstücke und vor allen Dingen auch gegen die bei der Vorbereitung des Nährbodens entstehenden Zwischenprodukte. Überall wird der Organismus mit seinen Fermenten eingreifen und versuchen, alles Struktur- und Konfigurationsfremde und auch das im physikalischen Sinne Fremdartige ab- und umzubauen. Je mehr ihm das gelingt, um so mehr wird er den Mikroorganismen die Existenzbedingungen nehmen und die eigenen Zellen vor den schädigenden Wirkungen dieser Substanzen bewahren.

Wir kommen somit zum Schlusse, daß wenigstens ein Teil der Abwehrmaßregeln des Organismus gegen Infektionen aller Art auf der Mobilmachung von Fermenten beruht, um das fremdartige Material — seien es nun Stoffwechselzwischen- oder -endprodukte, oder beim Zerfall von Zellen frei werdende Bestandteile — möglichst rasch seines spezi- [Auch bei der Abwehr von Infektionserregern spielen die plasmafremden Fermente eine bedeutsame Rolle.]

fischen, für den Organismus — den Wirt — fremdartigen Baues zu entkleiden. Sicher helfen hierbei noch andere Prozesse mit. Es werden die Abbaustufen oxydiert, reduziert, methyliert, azetyliert, benzoyliert usw. und ohne Zweifel auch in der mannigfaltigsten Weise mit verschiedenen Verbindungen gekuppelt. Die Abwehrfermente bereiten das körperfremde Material in geeigneter Weise vor, damit die einzelnen Körperzellen dann mit speziellen Prozessen eingreifen können. Die Fermente werden bei all diesen Vorgängen nicht verändert. Sie gehen vorübergehend mit dem zu verändernden Substrate eine Bindung ein. Ist der Abbau durchgeführt, dann steht das Ferment wieder zur Verfügung, um neue Reaktionen — vor allem Spaltungen — einzuleiten. Eine Überproduktion von Fermenten als Antwort auf das Eindringen von fremdartigen Stoffen ist somit nicht notwendig.

Bedeutung des Nachweises, daß Fermente bei der Abwehr von plasma- fremden Stoffen eine Rolle spielen. Man könnte gegen die Hervorhebung der erwähnten Schutzmaßnahmen des Organismus gegen das Eindringen körper-, plasma- und zellfremden Materiales einwenden, daß mit der Feststellung von Fermenten im Blutplasma, und mit der Annahme, daß solche bei Infektionskrankheiten eine bedeutsame Rolle spielen, wenig gewonnen sei, denn die Fermente als solche sind uns unbekannt. Wir wissen nichts über ihren Aufbau, ihre Natur und ihre spezielle Wirkungsweise. Wir erkennen die Fermente nur an ihrer Wirkung. Der Umstand, daß sie in spezifischer Weise auf bestimmte Substrate eingestellt sind, ermöglicht ihren Nachweis. Wir erblicken in der Erkenntnis, daß Fermente bei den Abwehrmaßregeln des tierischen Organismus gegen fremdartiges Material eine bedeutsame Rolle spielen, insofern einen Fortschritt, als dadurch Vorgänge experimentell verfolgbar sind, die wir auch unter normalen Verhältnissen in den einzelnen Körperzellen antreffen. Die Zelle bereitet mit Hilfe von Fermenten fortwährend das ihr zugeführte plasmaeigene Nährmaterial in geeigneter Weise zu, sei es, daß ein weiterer Abbau zu vollziehen oder eine Synthese einzuleiten ist. Die Fermente sind die Werkzeuge der Zellen, um das Brennmaterial in geeignete Form zu bringen, um den Bau der Zelle zu zimmern und um mancherlei Stoffe zu bereiten, die als Sekret im gesamten Organismus irgendeine bestimmte Rolle zu spielen haben. Macht der Organismus Abwehrfermente mobil, dann vollziehen seine Zellen nichts vollständig Neuartiges. Ein gewohnter Prozeß wird auf den speziellen Fall übertragen. Die Fermente werden dem neuartigen Substrat angepaßt, und wenn es erforderlich ist, nach außen — in die Blutbahn — abgegeben. So reiht sich diese Art der Verteidigung der Zelle gegen fremdartige Stoffe unmittelbar an gewohnte Vorgänge des Zellstoffwechsels an — ein Ziel, das Paul Ehrlich bei all seinen Forschungen immer in den Vordergrund seiner Forschungen gestellt hat. Gleichzeitig gibt eine sorgfältige Analyse der durch die Fermente bewirkten Prozesse die Möglichkeit, viel eindeutiger als es bisher der Fall war, festzustellen, welcher Art die durch die Anwesenheit körperfremder Zellen bewirkten Schädigungen sind. Bald ist der Parasit aktiv beteiligt, bald nur passiv und bald ist sein Einfluß ein mannigfaltiger.

<small>Es ist im Interesse der eindeutigen Beurteilung der Ergebnisse des ganzen Forschungsgebietes anzustreben, möglichst viele Unbekannte auszuschalten.</small> Der Nachweis, daß bei den Verteidigungsmaßnahmen der tierischen Zellen gegen fremdartige Stoffe Fermente eine wichtige Rolle spielen, eröffnet der experimentellen Forschung neue Bahnen. Wird es auch noch lange nicht gelingen, die Natur der Fermente aufzuklären, so bietet sich doch von Fall zu Fall die Möglichkeit, die zweite Unbekannte, nämlich das Substrat, immer mehr auszuschalten. Je weiter unsere Kenntnis der Zusammensetzung und des Aufbaues der Nahrungsstoffe und der Zellbestandteile fortschreitet, um so mehr kommen wir in die Lage, Substrate bekannter Struktur verwenden zu können. Mit diesen können wir in viel sicherer Weise den Fermenten nachspüren und feststellen, in welcher Art sie ein bestimmtes Produkt abbauen. Wir werden die einzelnen Abbaustufen festhalten und ihre Eigenschaften studieren können und so allmählich in die Geheimnisse der Folgen von Infektionskrankheiten und die Grundlagen der Immunitätsreaktionen eindringen.

Es gibt auf dem Gebiete der Biologie kaum eine reizvollere Aufgabe, als zu erforschen, wie der Organismus sich verteidigt, wenn in den harmonischen, bis in die kleinsten Einzelheiten in feinster Weise geregelten Stoffwechsel fremde Elemente störend eingreifen. In diesen Problemen treffen sich die mannigfaltigsten, den Zellstoffwechsel betreffenden Fragestellungen. Je weiter der Biologe die Grenzen seines Forschungsgebietes zieht, je mehr er allgemeinen Erscheinungen nachgeht, um so mehr darf er hoffen, für das Studium spezieller Vorgänge neues Rüstzeug zu gewinnen und neue Wege zu finden. Das Auftreten der Abwehrfermente im tierischen Organismus beim Eindringen von für seinen Körper oder auch nur für einzelne seiner Zellen oder das Blut fremdartigen Materiales, gibt uns Ausblicke auf manche Probleme der Pathologie und speziell der Immunitätsforschung. Jede Annäherung von scheinbar heterogenen Gebieten durch Beobachtungen, die gemeinsame Reaktionen und Vorgänge vermuten lassen, muß mit Freude begrüßt werden. Ergibt sich doch dann die Möglichkeit, daß beim Austausch der mit ganz verschiedenartiger Methodik und verschiedenen Fragestellungen erhaltenen Ergebnisse weite Ausblicke auf grundlegende Eigenschaften der Zellen verschiedener Abkunft sich eröffnen.

Die größte Bedeutung werden fortgesetzte Beobachtungen an einem Falle bei einer bestimmten Erkrankung haben. Es wäre verkehrt, wollte man z. B. hundert Fälle von Tuberkulose, von Paralyse, von Dementia praecox usw. untersuchen, ohne das klinische Bild eingehend zu berücksichtigen. Vor allem wird man bestimmte Krankheitstypen dauernd in ihren verschiedenen Stadien beobachten müssen. So wird z. B. *Wichtigkeit fortgesetzter Untersuchungen auf plasmafremde Fermente beim gleichen Fall.*

die Epilepsie vor, während und nach dem Anfall, zur Zeit von Remissionen usw. zu untersuchen sein. Auch das normale Individuum bietet Möglichkeiten zu derartigen Studien, es sei an die Pubertät, das Klimakterium usw. erinnert.

<small>Anführung einiger klinischer Fragestellungen, die sich besonders zum Studium mittels der angegebenen Methoden eignen. Nephritis.</small> Ein weiteres wichtiges Gebiet stellen all die verschiedenen Formen von Nephritis dar. Ist die Niere in den einzelnen Fällen beteiligt oder scheidet sie nur blutplasmafremdes Eiweiß aus, d. h. spielt sie zunächst nur eine passive Rolle? Die folgende Beobachtung illustriert einen solchen Fall. Serum von einer an Nephritis gravidarum leidenden Patientin baute Plazentaeiweiß und -pepton fast gar nicht ab. Das Drehungsvermögen des Serums war auffallend hoch. Wurde dieses Serum mit solchem von einer normalen Schwangeren zusammengebracht, dann trat eine Änderung der Anfangsdrehung des Gemisches ein. Daß ein Abbau vorlag, zeigte auch der entsprechende Dialysierversuch. Jedes Serum, für sich dialysiert, ergab keine höher molekularen Eiweißabbauprodukte. Wurden die beiden Sera — dasjenige des Falles von Nephritis gravidarum und das der normalen Schwangeren — zusammen der Dialyse unterworfen, dann trat im Dialysat Pepton auf. Dieser Fall ist offenbar, wie folgt, zu erklären.

In das Blut sind, wie bei jeder Schwangerschaft, plasmafremde Stoffe und zwar in diesem Falle Proteine gelangt. Normalerweise werden diese Verbindungen durch Abbau mittels der Abwehrfermente entfernt. Bei der Patientin mit Nephritis gravidarum war der Abbau offenbar sehr mangelhaft. Infolgedessen häuften sich die plasmafremden Proteine an. Sie wurden schließlich durch die Niere entfernt. Man darf natürlich nicht aus der Tatsache, daß Schwangerenserum sich gegenüber bestimmtem Harneiweiß ganz spezifisch verhält, schließen, daß das gesamte ausgeschiedene Protein einem bestimmten Typus angehört. Es kann die Eklampsie mit einer gewöhnlichen Nephritis gepaart sein oder diese im Gefolge haben! Vielleicht wird man auf dem angegebenen Wege die „Nephritis gravidarum" in bestimmte Gruppen einteilen können.

Jede einzelne Albuminurie ergibt analoge Probleme. Kann das Serum das Harneiweiß abbauen oder baut es Nierengewebe ab? Wird normales Nierengewebe abgebaut oder nur pathologisch verändertes? Hier sei auch noch erwähnt, daß die Bestimmung des Drehungsvermögens des Serums allein schon zu mannigfaltigen wichtigen Beobachtungen führen kann! Sollte es keine Hyper- und Hypoproteinämie geben? Gibt es eine Albuminurie, die ausschließlich auf einer Heteroproteinämie beruht? Wahrscheinlich stellen die Bence Jonessche Albuminurie und die reine Schwangerschaftsalbuminurie solche Fälle dar. Selbstverständlich wäre es unrichtig, würde man solche Arten von Albuminurie als primär durch Nephritis bedingt bezeichnen.

Hervorgehoben sei in diesem Zusammenhange, daß gewiß die Eklampsie und die Schwangerschaftstoxikosen ein dankbares Gebiet zur Er-

Eklampsie, Schwangerschaftstoxikosen.

forschung der speziellen Verhältnisse abgeben. Bis jetzt scheint es, als ob die Eklampsie prognostisch um so ungünstiger ist, je mangelhafter der Abbau der blutplasmafremden Proteine ist. Selbstverständlich darf man aus dieser Beobachtung noch keine weitgehenden Schlüsse ziehen. Es ist durchaus nicht gesagt, daß das Entscheidende bei der Eklampsie der mangelhafte Abbau der plasmafremden Stoffe ist. Es ist wohl möglich, daß dieser erst sekundär bedingt ist. Bemerkenswert ist der Umstand, daß bei Eklampsie sicher eine Dysfunktion der Leber festgestellt werden konnte. Bei zwei Fällen — die einzigen, die nach dieser Richtung untersucht worden sind! — ergab sich auch eine Dysfunktion der Schilddrüse.

Karzinom. Sarkom. Sehr geeignete Gebiete sind ferner die Geschwulstbildungen, z. B. Sarkom und Karzinom. Vor allem das Karzinom dürfte zu blutplasmafremden Stoffen und damit zu Abwehrfermenten führen. Eigene Erfahrungen haben gezeigt, daß das Serum von Karzinomträgern gekochtes Karzinomgewebe abbaut, dagegen nicht Plazenta. Umgekehrt konnte nie ein Abbau von Karzinom durch das Serum von Schwangeren beobachtet werden. Nach unseren Erfahrungen dürfte eine Frühdiagnose des Karzinoms möglich sein. Ferner wird vielleicht die Methode von Bedeutung für die Kontrolle der therapeutischen Maßnahmen bei Karzinom, seien sie nun operativer oder sonstiger Art. Vierzehn Tage bis drei Wochen nach dem Verschwinden der Karzinomzellen und der von ihnen herstammenden Produkte müßten nach den sonstigen Erfahrungen die auf Krebsgewebe eingestellten Fermente verschwunden sein.

Endlich sei noch der Stoffwechselerkrankungen gedacht und all jener Erscheinungen, die ätiologisch ganz unklar sind, wie z. B. zahlreiche Dermatosen, ferner die sympathische Ophthalmie usw. Hier muß Organ für Organ durchgeprüft werden, bis man auf eines trifft, für das plasmafremde Fermente auffindbar sind. Sehr interessant wird sich ferner das exakte Studium der sog. Nährschäden der Säuglinge von den gegebenen Gesichtspunkten aus gestalten. *Stoffwechselkrankheiten usw.*

Gewiß wird man auch imstande sein, experimentell und mittels der klinischen Beobachtung die Angriffspunkte bestimmter Gifte, wie Blei, Nikotin, Alkohol (Methyl-, Äthylalkohol usw.), Äther, Chloroform, Morphium usw., festzustellen. Man wird primäre und sekundäre Schädigungen abgrenzen und manches neue Licht in Fragen der Toxikologie und Pharmakologie hineintragen können. *Toxikologische und pharmakologische Studien.*

Es liegen bereits eine überraschend große Anzahl von klinischen Untersuchungen vor, bei denen auf Abwehrfermente gefahndet wurde, die auf bestimmte Organe eingestellt sind. Leider ist der allergrößte Teil dieser Forschungen deshalb nicht vollwertig, weil weder der Beweis geführt ist, daß die angewandten Methoden beherrscht wurden, noch aus den Arbeiten zu ersehen ist, was für Substrate zur Verwendung kamen, und welche Beweise für die klinische Diagnose vorliegen. Es ist dies außerordentlich bedauerlich. Ich hatte erwartet, daß mit aller Sorgfalt und ohne jede Überstürzung geforscht werden würde. Jede ungenügend durchgeführte Arbeit hemmt die ganze Forschung! Eine Mitteilung von wenigen Zeilen, die sich vielleicht auf ein paar mehr als oberflächliche Beobachtungen stützt, bewirkt mühevolle, zeitraubende Nachprüfungen! Ich hoffe, daß die nächste Auflage dieses kleinen Werkes eine eingehende Kritik der vorliegenden Arbeiten bringen kann. Vorläufig will ich mich damit begnügen, anzugeben, welche Gebiete bis jetzt mit Erfolg in Angriff genommen worden sind. Im Anschluß daran seien einige Probleme und Fragen erörtert.

Probleme, die bis jetzt mittels der angeführten Methoden auf dem Gebiet der Pathologie in Angriff genommen worden sind.

Das Dialysierverfahren und die optische Methode sind in erster Linie zur Feststellung der Schwangerschaft verwendet worden. Die Resultate sind durchaus günstige. Vgl. hierzu das Ergebnis der Umfrage, die K. Brandenburg an die Direktoren der Universitätsfrauenkliniken Deutschlands richtete: Medizinische Klinik, Jahrg. 11, Nr. 9 und 10, 1914. Es mögen zurzeit wohl über 2000 Fälle in Deutschland mit Erfolg untersucht worden sein. Auch differentialdiagnostisch leisten beide Methoden Ausgezeichnetes.

Sehr gute Resultate liefern beide Methoden bei der Diagnose von Karzinom und Sarkom. Nach meinen eigenen Erfahrungen kommen nur bei schweren kachektischen Zuständen Versager vor. Es liegt hier noch ein gewaltig großes Feld der Forschung vor. Ungezählte Fragen sind zu lösen. Es muß festgestellt werden, ob die Abwehrfermente resp. die blutfremden Fermente bei Karzinom auf einen bestimmten Typus dieser Geschwulst eingestellt sind. Nach meinen Erfahrungen baut das Serum eines Patienten, der einen Zylinderzellkrebs hat, Plattenepithelkarzinom nicht ab, und umgekehrt. Die Diagnose der Geschwülste bereitet insofern einige Schwierigkeiten, weil es oft nicht ganz leicht ist, „reine" Substrate zu gewinnen, d. h. solche, die frei vom Gewebe des Mutterbodens sind. Ohne histologische Untersuchung kommt man nicht aus! Wichtig sind Untersuchungen vor und nach erfolgter Operation resp. Bestrahlung eines Tumors. Man kann sehr schön den Erfolg der Behandlung kontrollieren.

Interessant ist der Befund, daß Serum von Patientinnen, die ein Chorionepitheliom besitzen, Plazenta abbaut. Ich habe selbst vier derartige Fälle beobachtet.

Wenig untersucht sind bis jetzt Infektionskrankheiten, obwohl gerade hier ganz sicher Erfolge winken. Erstens kann man als Substrat den Erreger benutzen, und zweitens läßt sich das befallene Gewebe feststellen. Bis jetzt sind die Tuberkulose und die Syphilis eingehender untersucht worden. Auch Tierseuchen waren schon Gegenstand von Forschungen mittels der genannten Verfahren.

Eingehender bearbeitet wurden Störungen, die auf das Versagen von Drüsen mit sog. innerer Sekretion zurückzuführen sind. Es sind thyreotoxische Erscheinungen, die Morbus Basedowii, die Addisonsche Krankheit, die Akromegalie, die Dementia praecox, die Struma usw. Gegenstand eingehender Untersuchungen gewesen. Namentlich die Thymus, die Schilddrüse und die Geschlechtsdrüsen wurden eifrig auf Hyper- und Dysfunktion untersucht. Die Ergebnisse sind außerordentlich interessant und wertvoll und eröffnen zum Teil ganz neue Ausblicke.

Besonders wichtig ist die Feststellung, daß das Serum in Fällen von Morbus Basedowii normale Schilddrüse nicht abbaut, wohl aber solche von Fällen der genannten Krankheit (Lampé und Papazolu).

Diese Beobachtung weist auf zwei Arten von Möglichkeiten der Erzeugung plasmafremder Stoffe hin. Einmal kann die normal aufgebaute Zelle den sonst ganz normalen Abbau bestimmter Substanzen nicht zu Ende führen. Es gelangen Substanzen ins Blut, die noch charakteristische Züge jener Zellen aufweisen, denen sie entstammen. Der Abbau ist auf einer bestimmten Stufe stehen geblieben. Eine gewisse Analogie zu dieser Art von Störung des Zellstoffwechsels bieten jene Anomalien, bei denen einfachere Produkte nicht vollständig zerlegt werden. Es sei an die Cystinurie, die Alkaptonurie, die Pentosurie usw. erinnert. Bei der ersteren wird Cystin, bei der Alkaptonurie Homogentisinsäure und bei der letzteren eine Pentose im Harn ausgeschieden. Auch manche Formen der Glukosurie gehören hierher. Die Zellen können den

Traubenzucker nicht anpacken. Es fehlt ein aktives Ferment, um den Angriff auf dieses Kohlehydrat zu eröffnen.

Ferner kann die Ursache der Blutplasmafremdheit dadurch bedingt sein, daß bestimmte Zellen an und für sich entartet sind. Sie besitzen einen pathologischen Bau und liefern aus diesem Grunde fremdartiges, dem Blutplasma nicht vertrautes Material.

Noch wenig untersucht sind leider die Stoffwechselkrankheiten, wie Diabetes, Gicht, Adipositas usw. Ebenso liegen keine Erfahrungen über Störungen der Nieren, der Leber, des Herzmuskels usw. vor. Gerade die Nephritis, wobei Harneiweiß, normale Niere und pathologische Niere als Substrate in Frage kämen, müßte interessante Ergebnisse zeitigen.

Ebenso fehlt es fast ganz an einer systematischen Erforschung der sog. Nährschäden bei Kindern, ferner der Rhachitis, der Osteomalacie usw. Endlich sind die Beziehungen der Dermatosen zu Erkrankungen bestimmter Organe noch fast gar nicht erforscht, und doch bietet sich auch hier bei genügender Ausdauer und kritischer Verwertung der Befunde mancher Einblick in unbekannte Zusammenhänge von Organfunktionen.

Daß die Erkrankungen der Sinnesorgane noch wenig mittels des Dialysierverfahrens und der optischen Methode erforscht sind, erklärt sich aus der schweren Beschaffung der notwendigen Substrate.

Eingehender geprüft sind manche psychische Störungen, wie manisch-depressives Irresein,

Melancholie, Dementia praecox, Paralyse, Epilepsie usw. Ein endgültiges Urteil über die Bedeutung der erhaltenen Ergebnisse wird erst möglich sein, wenn ein sehr großes Material vorliegt und eine mehrjährige Beobachtung den Verlauf der einzelnen Fälle klarlegt. Sehr interessant wären auch Studien über sog. Neurosen, wie z. B. die Hysterie und ferner über die „Grundlagen" traumatischer Neurosen. Endlich sind die Tabes, die multiple Sklerose usw. noch nicht studiert.

Merkwürdigerweise fehlen experimentell-pathologische Forschungen fast ganz, und doch bieten Pharmakologie, Toxikologie, experimentelle Therapie und Pathologie eine Fülle von Fragestellungen, die sich durch die geschilderten Methoden beantworten lassen. Es sei noch besonders auf die experimentellen Infektionen hingewiesen.

Endlich sei noch hervorgehoben, daß therapeutische Maßnahmen sich oft sehr schön an Hand der Beobachtung des Gehaltes des Serums an plasmafremden Fermenten verfolgen lassen.

Es ist zurzeit ganz unmöglich, über die praktische Verwertbarkeit der geschilderten Methoden ein Urteil zu fällen. Nur eines muß mit voller Schärfe hervorgehoben werden. Der Umstand, daß manche Forscher, die die Methoden angewandt haben, ohne die genügende Vorbildung in physiologisch-chemischen Arbeiten zu besitzen, und deshalb daran gescheitert sind, darf nie und nimmer Beunruhigung bewirken. Es sind eine so große Anzahl von Forschern mit den Methoden erfolgreich, daß ganz sicher im Laufe der Zeit sich ein eindeutiges, klares Bild über den Wert der Methoden und den mit ihnen erhaltenen Ergebnissen für die Klinik und den Pathologen ergeben wird. Daß der Physiologe reichen Gewinn aus den Forschungen des Pathologen ziehen wird, ist außer jedem Zweifel, waren doch die Beziehungen zwischen Physiologie und Pathologie noch nie so enge, wie jetzt.

Im Folgenden sind einige Fragen und Probleme zusammengefaßt, die teils neu sind, teils wegen ihrer besonderen Wichtigkeit durch die gesonderte Behandlung hervorgehoben werden sollen.

Die Verwendung des Dialysierverfahrens zur Feststellung von blutfremden Substraten im Blutserum.

Wenn wir durch einen einwandfreien Versuch festgestellt haben, daß das Serum eines bestimmten Tieres oder eines „Falles" ein bestimmtes Organ oder mehrere solche abbaut, dann dürfen wir den Schluß ziehen, daß das betreffende Serum Fermente enthält. Meistens wird es sich um plasmafremde Fermente handeln. Wir dürfen dagegen nicht den Schluß ziehen, daß das betreffende Serum auch das zum Ferment hinzugehörige Substrat enthält. Es könnte sein, daß im untersuchten Falle nur das Ferment an die Blutbahn abgegeben worden ist. Oder es war ursprünglich Ferment und Substrat zugegen. Das letztere ist beseitigt, und nur das erstere ist geblieben. Dieser Fall ist z. B. höchstwahrscheinlich realisiert, nachdem die Plazenta ausgestoßen oder z. B. ein Tumor vollständig entfernt ist.

Wir haben die Möglichkeit, das Vorkommen von blutfremden Substraten direkt zu beweisen, vorausgesetzt, daß sie nicht kolloidaler Natur sind. Der Weg ist folgender. Serum wird dialysiert — am besten in größerer Menge. Das Dialysat wird einem gesunden Versuchstier parenteral zugeführt, nachdem man sich vorher durch einen Versuch davon überzeugt hat, daß das Serum dieses Tieres die zu prüfenden Substrate — möglichst viele! — nicht abbaut. Zu diesem Zwecke entzieht man dem Versuchstier Blut, gewinnt das Serum in der üblichen Weise und prüft mittels des Dialysierverfahrens das Verhalten des Serums gegenüber verschiedenen Organen resp. Substraten. Dann führt man das Dialysat des zuerst erwähnten Dialysierversuches „mit Serum allein" parenteral — am besten intravenös — zu[1]), wartet drei bis fünf Tage, entnimmt dem Versuchstier wieder Blut und läßt sein Serum wiederum auf die beim ersten Versuch benützten Organe wirken. Wird ein bestimmtes Gewebe abgebaut, dann dürfen wir schließen, daß das Serum, das das gespritzte Dialysat geliefert hat, Abbaustufen aus Eiweiß enthielt, die aus Proteïnen des betreffenden Organes abstammten.

Wir spritzen in diesem Falle dem Versuchstier mit

---

[1]) Es ist zu empfehlen, dem Dialysat in diesem Falle soviel Kochsalz zuzufügen, daß es 0,9 % davon enthält.

dem Dialysat ein Substrat, auf das es Abwehrfermente mobil macht. Diese weisen wir mittels jenes Substrates nach, von dem jene im Dialysat befindlichen Abbauprodukte stammten. Bei manchen Prozessen — Eklampsie, Urämie, Epilepsie, Störungen der sog. inneren Sekretion usw. — dürfte es erwünscht sein, zu erfahren, ob z. B. während eines Anfalles usw. im Blute neben blutfremden Fermenten auch blutfremde Substrate oder auch diese allein zugegen sind.

Erwähnt sei auch noch, daß unter Umständen die Dialysate in bestimmten Fällen bei den mit ihnen behandelten Versuchstieren bestimmte Erscheinungen auslösen können. Auch Anaphylaxiestudien wären von Interesse.

Nachweis blutfremder Stoffe mittels biologischer Methoden.

Es ist a priori denkbar, daß man die blutfremden Stoffe, sobald man ihre Natur besser kennen wird, auch ganz allgemein mittels biologischer Methoden wird nachweisen können. Einmal kommt die Präzipitinbildung in Betracht. Sie wird uns vor allem auf blutfremde kolloide Produkte hinweisen. Diese Reaktion wird dann mit Erfolg anwendbar sein, wenn wir die Substrate genau kennen werden, die zu ihrem Eintritt notwendig sind. Vorläufig wird man mit Organpreßsäften und -extrakten, event. auch mit Zelleiweißgemischen tastende Versuche ausführen, um auf diesem Wege zu erfahren, in welchem Zustande die Zellen das blutfremde Material abgeben. Jeder weitere Beweis, daß blutfremde Stoffe in bestimmten Zuständen im Blute kreisen, ist natürlich von größter Wichtigkeit.

Eine weitere Methode ist, das Studium des Verhaltens des tierischen Organismus nach erfolgter Einspritzung von Eiweißstoffen und Peptonen aus bestimmten Organen und Zellarten. Ungezählte Versuche haben gezeigt, daß das gesunde Tier die parenterale Zufuhr von Eiweiß und Peptonen im allgemeinen gut verträgt. Es kommt natürlich auf die Art der zugeführten Produkte und ihre Menge viel an. Die Frage ist nun die, wie verhält sich ein Organismus, in dessen Blut blutfremde Produkte kreisen. Vergleichende Untersuchungen mit dem gleichen Pepton und normalen Tieren und solchen, bei denen blutfremde Stoffe vorhanden sind, werden eine klare und eindeutige Antwort auf die gestellte Frage geben.

Die ersten Versuche dieser Art sind vor längerer Zeit von mir an schwangeren Kaninchen, Meerschweinchen, Ratten und Mäusen und nicht schwangeren Tieren ausgeführt worden. Es wurde Plazentapepton subkutan oder intraperitoneal oder intravenös eingespritzt. Die Kaninchen und Meerschweinchen erhielten 2—5 ccm einer 5—10 %igen Plazentapeptonlösung, die Ratten und Mäuse 0,1—2 ccm davon. Die nicht schwangeren Tiere zeigten keine besonderen Erscheinungen. Die Körpertemperatur blieb konstant oder zeigte höchstens Schwankungen von 1°. Krämpfe und dergleichen traten nicht auf. Die schwangeren Tiere zeigten mit ganz wenig Ausnahmen schwere Erscheinungen. Die Körpertemperatur fiel stark (bis 30°). Es traten Krämpfe auf. Der Urin und die Faeces wurden plötzlich entleert. Oft zeigten sich deutlich aufgeblähte Lungen. In einzelnen Fällen erfolgte Abort. Manche Tiere starben, andere erholten sich. Die Injektionsstelle war bei der subkutanen Zufuhr hyperämisch und oedematös geschwellt. Die einzelnen Erscheinungen waren bei den verschiedenen Tieren verschieden stark.

Weiterhin ist versucht worden, analoge Erscheinungen durch experimentelle Zufuhr blutfremder Stoffe aus bestimmten Organen hervorzurufen. Es wurde zunächst bei Kaninchen eine Muskelquetschung herbeigeführt und dann nach drei bis fünf Tagen eine Injektion von Muskelpepton vorgenommen. Die Erscheinungen waren die gleichen, wie sie bei den schwangeren Tieren geschildert worden sind: Temperatursturz, örtliche Hyperämie, Ödem an der Injektionsstelle, Krämpfe. Injektion von Thymuspepton und von Nierenpepton hatte keinen Erfolg. Selbstverständlich wurden gleichzeitig auch normale Tiere in genau der gleichen Art mit den entsprechenden Peptonlösungen gespritzt.

Die Zahl der Versuche ist noch zu klein, um weitgehende Schlüsse zuzulassen. Die Untersuchungen werden fortgesetzt. Vor allem ist eine noch sorgfältigere Analyse der auftretenden Symptome im Hinblick auf ihre Beziehungen zum anaphylaktischen Shok notwendig. Ferner müssen viele Kontrollversuche mit allen möglichen Peptonen ausgeführt werden, um festzustellen, ob spezifische Reaktionen vorliegen, d. h. ob man eventuell mittels eines bestimmten Organpeptons das Vorhandensein von aus bestimmten Organen stammenden blutfremdem Stoffe in der geschilderten Weise feststellen kann. Wäre das der Fall, dann wäre ein neuer Weg gegeben, um die Ergebnisse des Dialysierverfahrens und der optischen Methode zu prüfen. Vielleicht ist er für die klinische Beobachtung von besonderer Bedeutung. Jedenfalls ermuntern die bisherigen Ergebnisse zu Versuchen auf den verschiedensten Gebieten der Pathologie. Die geschilderten Beobachtungen zeigen, welch ein ungeheures Feld der Forschung erschlossen ist.

Das Problem der „Spezifität" der Abwehrfermente und der proteolytischen Fermente überhaupt.

Es ist sehr zweifelhaft, ob der Streit, ob die Serumfermente eine spezifische Wirkung haben oder nicht, Existenzberechtigung hat. Sehr wahrscheinlich liegen die Verhältnisse so, daß die Serumfermente immer spezifisch auf bestimmte Substrate oder Substratgruppen eingestellt sind. Nur kommt es offenbar vor, daß im bestimmten Falle ein bestimmtes Ferment oder eine bestimmte Fermentgruppe im Serum auftritt, während in einem anderen Falle mehrere verschiedene Fermente zugegen sind. Jedes einzelne Ferment packt ein bestimmtes Substrat an. Sind mehrere Fermente zugegen, dann werden auch verschiedene Substrate abgebaut. Es spricht alles dafür, daß die einzelnen Organzellen eigenartige Fermente besitzen. Die Nieren und die Pankreasdrüse verfügen außerdem noch über eine ganze Summe von Fermenten, die mannigfaltige Substrate angreifen können. Ferner scheinen Leber und Muskel über gemeinsame Fermente zu verfügen. Auch die Leukozyten scheinen auf recht verschiedene Substrate wirken zu können.

Man muß somit im einzelnen Falle fragen, ob ein bestimmtes Ferment zugegen ist oder eine Summe von solchen. Man kann natürlich sich die Frage vorlegen, ob ein bestimmtes Serum eine spezifische Wirkung entfaltet oder nicht, man muß jedoch dabei sich darüber klar sein, daß nicht das eine Mal ein Ferment zugegen ist, das nur ein bestimmtes Substrat angreift und das andere Mal ein solches, das viele Substrate abbauen kann. Es ist nun ganz gut denkbar, daß je nach dem vorliegenden Fall zahlreiche Organe Fermente geliefert haben oder nur eines, oder aber es haben Zellen die Serumfermente geliefert, die über eine ganze Summe von Fermenten mit verschiedener Wirkung verfügen. Es ist übrigens auch denkbar, daß manche Zellen Fermente besitzen, die einem Dieterich gleich alle möglichen Substrate aufschließen können, doch hat es wenig Bedeutung, solchen Anschauungen nachzugehen, weil wir ja die Fermente leider als solche nicht kennen.

Die große Bedeutung des ganzen Forschungsgebietes liegt vom rein biologischen Standpunkt aus betrachtet darin, daß die Möglichkeit besteht, den Beweis zu führen, daß auch die proteolytischen Fermente streng spezifisch auf bestimmte Substrate eingestellt sind. Umgekehrt darf man aus der Spezifität der einzelnen Zellfermente auf einen spezifischen Bau der Proteine der einzelnen Zellarten schließen. Auf dem angebahnten Forschungsgebiet wird ohne Zweifel die Erforschung der Zellphysiologie viele neue Anregungen empfangen.

Man wird in jedem einzelnen Falle, wenn sich eine „polyvalente" Wirkung des Serums zeigt, genau fragen müssen, worauf sie beruht. Manchesmal wird man finden, daß nicht mehrere Fermentwirkungen, sondern mehrere Substrate vorliegen und dadurch eine Täuschung bewirkt wird. So wird Serum von Ulcus ventriculi und ferner Serum von einem an Magenkarzinom Leidenden Magenkarzinom abbauen können. Dies ist dann der Fall, wenn das Karzinom mit Magenwandbestandteilen vermengt ist. Ferner ist es denkbar, daß eine Plazenta, an der Teile der Uteruswand haften, mit jedem Serum positiv reagiert, das auf Bestandteile der letzteren eingestellt ist. Es ist ferner möglich, daß biologisch nahe verwandte Gewebe ihre Ähnlichkeit auch darin äußern, daß ein bestimmtes Ferment auf sie gemeinsam wirkt. Auch nach dieser Richtung ergeben sich interessante Ausblicke.

Man wird auch stets an die Leukozyten, Blutplättchen und die roten Blutkörperchen denken müssen. Durch ihren Zerfall können zahlreiche proteolytische Fermente in das Serum hineingelangen. Die praktische Erfahrung hat gezeigt, daß schon ein Umstechen des Blutkuchens unter Umständen zu sog. unspezifischen Reaktionen führen kann. Aus diesem Grunde ist ausdrücklich jede Berührung des Blutkuchens untersagt worden. Selbstverständlich gefährdet jede Infektion des Serums die Ergebnisse der Untersuchungen. Bei jedem Verdacht auf Bakteriengehalt des Serums filtriere man mittels des Weidanz-Uhlenhutschen Apparates. Allerdings leidet dadurch die Wirkung des Serums etwas, weil offenbar Fermente zurückgehalten werden.

Die Herkunft der proteolytischen Fermente des Blutplasmas resp. Blutserums.

Es ist mit Bestimmtheit erwiesen, daß durch parenterale Zufuhr von blutfremden Stoffen Fermente in das Blutplasma gelockt werden können, die zuvor nicht nachweisbar waren. Diese Beobachtung, die sich auf hunderte von Einzelversuchen erstreckt, hat dazu geführt, die im Blut erscheinenden Fermente als Abwehrfermente zu bezeichnen. Es wurde angenommen, daß sie erscheinen, um durch weitgehenden Abbau den spezifisch gebauten Stoffen ihre Eigenart zu nehmen. Manches sprach dafür, daß die Leukozyten als die Lieferanten der Fermente in Betracht kommen.

Es ist jedoch auch ganz gut denkbar, daß auch die einzelnen Organe Fermente spezieller Art abgeben.

So ist es möglich, daß, wenn man artfremde Produkte einverleibt, dann die Pankreasdrüse eine Mehrheit von proteolytischen Fermenten sezerniert. Es würden in diesem Falle im Blutplasma scheinbar unspezifisch wirkende Fermente auftreten. In Wirklichkeit sind wahrscheinlich viele spezifisch wirkende Fermente zugegen. Die Pankreasdrüse sezerniert normaler Weise in den Darm. Werden nun ihren Zellen vom Blute aus Stoffe dargeboten, für deren Abbau sie die geeigneten Fermente besitzt, dann geben diese vielleicht die betreffenden Fermente ausnahmsweise an das Blut ab. Die Richtigkeit dieser Abnahme muß erst durch das Experiment erhärtet werden.

Führt man in die Blutbahn arteigene, jedoch organspezifische und daher blutfremde Stoffe ein, dann wäre es wohl möglich, daß dasjenige Organ, das die gleichen Verbindungen in seinen Zellen besitzt, Fermente an die Blutbahn abgibt. Auch Guggenheimer (vgl. Lit.)[1] hat an die Möglichkeit gedacht, daß die einzelnen Organe als Quelle für die plasmafremden Fermente in Betracht kommen. In diesem Falle dürfen wir einzelne oder auch nur ein spezifisch eingestelltes Ferment erwarten, d. h. Fermente, die nur gerade das kreisende Eiweiß resp. Eiweißgemisch spalten können.

Es gibt ganz sicher Fälle, bei denen Zellen

---
[1] Lit. = Literaturverzeichnis.

ungenügend abgebaute Proteine in die Blutbahn entlassen. Wir haben dann genau die gleichen Verhältnisse, wie bei der künstlichen Zufuhr blutfremder Stoffe vor uns, nur mit der Ausnahme, daß die Zellen wahrscheinlich viel einheitlichere Produkte abgeben, als wenn wir mit rohen Methoden solche von außen zuführen.

Es ist auch die Möglichkeit gegeben, daß Fermente und Substrate zugleich in die Blutbahn gelangen. Es ist dies z. B. dann der Fall, wenn ein Trauma auf ein Organ einwirkt, oder wenn Zellen von Tumoren oder Mikroorganismen direkt zerstört werden. Der Name Abwehrfermente wäre in diesem Falle für die im Blute kreisenden Fermente nicht richtig, weil sie ja dem Substrat nicht nachgesandt worden sind. Sie können jedoch im Prinzip die gleiche Wirkung entfalten und das Blutplasma von fremdartigen Bestandteilen befreien.

Ferner ist es denkbar, daß die Störung in der Funktion bestimmter Organe darin beruht, daß ihre Zellen die Fermente oder einzelne davon nicht zurückhalten können, sei es, daß z. B. eine Überproduktion an solchen statthat, sei es, daß die vielleicht sonst verankerten Fermente nicht festgehalten werden, oder sei es, daß die Zellwand so verändert ist, daß sie Fermente passieren läßt. Es sind auch noch weitere Möglichkeiten denkbar. Man könnte daran denken, daß öfter Zellfermente ins Blut übertreten, daß sie jedoch dort sofort inaktiviert werden. Für derartige Annahmen fehlt zurzeit jeder Beweis. Wir führen sie nur an, um zu zeigen, daß das ganze Forschungsgebiet noch erst im Werden begriffen ist. Es ist gut, alle Möglichkeiten im Auge zu behalten, damit nicht durch einseitige Betrachtung der Ergebnisse unter Umständen ganz unrichtige Fährten verfolgt werden.

Hervorgehoben sei, daß bis jetzt nur einwandfrei bewiesen ist, daß nach dem Auftreten von plasmafremden, zusammengesetzten Stoffen im Blutplasma plasmafremde Fermente nachweisbar sind, und ebenso ist festgestellt, daß sie vorhanden sind, wenn man durch ein Trauma Gewebe zertrümmert. Ob im letzteren Falle auch noch nachträglich Fermente in die Blutbahn gelangen, oder ob in ihr nur diejenigen anwesend sind, die den zertrümmerten Zellen entstammen, entzieht sich zurzeit der Beobachtung. Die S. 139 und 141 erwähnte Möglichkeit, das Blutserum auf die Anwesenheit von plasmafremden Bestandteilen zu prüfen, wird bald zeigen, wie oft blutfremdes Substrat und blutfremdes Ferment einzeln oder gemeinsam vorkommen.

Die Inaktivierung der plasmafremden Fermente und ihre Reaktivierung.

Durch längeres Erwärmen eines Serums, das proteolytische Fermente enthält, auf 56—58⁰ kann man ihm in den meisten Fällen die Eigenschaft nehmen, Eiweiß abzubauen resp. Peptone zu spalten. Diese Beobachtung wurde von mir dazu benutzt, um einen Kontroll-

versuch der folgenden Art einzuführen. Es wird
1. Serum allein angesetzt, 2. Serum und Substrat, 3. inaktiviertes Serum allein und 4. inaktiviertes Serum und Substrat. Der Versuch 3 kann auch fortbleiben. Eine allgemeine Empfehlung dieses Kontrollversuches, der die Zuverlässigkeit des benutzten Substrates erweisen sollte, konnte ich nicht geben, weil noch viele Versuche vorausgehen mußten, um alle Möglichkeiten auszuschließen, die die Inaktivierung des Serums im Gefolge haben konnten.

Zunächst wissen wir nicht, was eigentlich bei der Inaktivierung des Serums vor sich geht. Handelt es sich um eine „aktive" Inaktivierung des Fermentes, oder wird es „sekundär" dadurch seiner Wirkung beraubt, daß es zwar im aktiven Zustand verbleibt, jedoch z. B. in Serumproteine eingeschlossen wird. Diese erleiden bei der Inaktivierung sicher Veränderungen. Bei 60° tritt häufig Gelbildung ein, d. h. die Eiweißstoffe koagulieren zum Teil. Sollte bei diesen Veränderungen, die im Serum vor sich gehen, nicht auch die Menge der dialysierbaren, mit Ninhydrin reagierenden Stoffe sich ändern? Wäre dies der Fall, dann könnte der Kontrollversuch mit inaktiviertem Serum geradezu irreleiten. Der direkte Versuch ergab, daß das inaktivierte Serum im allgemeinen beim Dialysierversuch eher etwas weniger Substanzen an das Dialysat abgibt, als das nicht inaktivierte Serum. Eine wesentliche Beeinflussung des Resultates der Ninhydrinreaktion ist kaum zu erwarten. Wendet man die Vordialyse (vgl.

Kapitel Methodik) an, dann entfällt jede Möglichkeit einer Täuschung.

Dagegen zeigte die Erfahrung, daß 30 Minuten langes Erwärmen auf 56—58° manchmal nicht ausreicht, um das Serum zu inaktivieren. Es muß deshalb die Dauer der Erwärmung auf 60 Minuten ausgedehnt werden.

Außerordentlich viele Versuche sind angestellt worden, um die Frage zu entscheiden, ob sich inaktiviertes Serum reaktivieren läßt. Es ist dies in der Tat der Fall. Zwar gelingt die Reaktivierung nicht immer, jedoch war sie in einwandfreien Versuchen erfolgreich.[1]) Zur Aktivierung wurde normales Tier- und Menschenserum benutzt. Ein solcher Versuch gestaltet sich, wie folgt:

1. Feststellung, daß das verwendete Serum = A „aktiv" ist, und das inaktivierte Serum = B sicher inaktiv ist.

    a) 1,0 ccm Serum A allein. b) 1,0 ccm Serum A + Substrat S. c) 1,0 ccm inaktiviertes Serum B allein. d) 1,0 ccm inaktiviertes Serum B + Substrat S.

2. Prüfung des Serums = C auf Fermente, das zur Aktivierung benutzt werden soll.

    a) 1,0 ccm Serum C allein. b) 1,0 ccm Serum C und Substrat S.

---

[1]) Vgl. hierzu die allerdings anfechtbaren Versuche von Steising. Siehe das Literaturverzeichnis.

3. Reaktivierungsversuch:
a) 0,5 ccm Serum B + 0,5 ccm Serum C allein. b) 0,5 ccm Serum B + 0,5 ccm Serum C + Substrat S. c) (0,5 ccm Serum B + 0,5 ccm Serum C 60 Minuten auf 58⁰ erwärmt) = Serum D für sich allein. d) Serum D + Substrat S.

Ferner wurde angesetzt 0,5 ccm Serum A + 0,5 ccm Serum C allein und plus Substrat. Dabei wurde wiederholt eine auffallend starke Wirkung auf das Substrat beobachtet. Vgl. hierzu S. 156.

Endlich kann man den Reaktivierungsversuch auch in vivo ausführen. Inaktiviertes Serum wird z. B. einem Kaninchen oder Hund, dessen Serum vorher auf Fermente geprüft worden ist, in die Blutbahn gebracht. Nach wenigen Stunden wird wieder Blut entnommen und das Serum auf Fermente geprüft. Auch auf diesem Wege gelang der Nachweis der Reaktivierung.

Es ist zurzeit nicht möglich, anzugeben, in welcher Weise das dem inaktivierten Serum zugesetzte Serum wirkt. Es ist noch unentschieden, ob das Ferment als solches bei 56—58⁰ inaktiviert wird, oder ob es sekundär eine Hemmung irgendwelcher Art erfährt. Mit Versuchen zur Aufklärung des ganzen Vorganges bin ich beschäftigt.

Man kann an einen Aktivator denken, der im normalen Serum enthalten und vielleicht dazu bestimmt ist, in Zellen proteolytische Fermente in den aktiven Zustand überzuführen. Man könnte auch an analoge Prozesse denken, wie wir sie aus Versuchen auf dem Gebiete der Immunitätsforschung kennen. Es wäre z. B. möglich, daß das normale Serum ein Komplement enthält und das wirksame Ferment eine komplexe Verbindung darstellt. Es ist jedoch auch möglich, daß jedes Serum, das plasmafremde Fermente aufweist, gleichzeitig Stoffe enthält, die diese in ihrer Wirkung einschränken. Durch die Hinzufügung des normalen Serums werden vielleicht diese Produkte beeinflußt. Wir kommen im nächsten Abschnitt auf diese letztere Möglichkeit noch zurück.

Es bedarf noch vieler Untersuchungen, um die gemachten Beobachtungen auf ihre wirkliche Ursache zurückzuführen. Nichts wäre verkehrter, als nun rasch die ganzen Feststellungen mit einigen Namen aus dem Gebiete der Immunitätsforschung zu umkleiden. Analoge Erscheinungen brauchen erstens nicht identisch zu sein und dann sind immer noch Komplement, Amboceptor usw. Begriffe, für die wir nur in den wenigsten Fällen eine klare Vorstellung haben. Es unterliegt keinem Zweifel, daß sich das Phänomen der Reaktivierung eindeutig wird aufklären lassen.[1]

Erwähnt sei, daß Kumagai (vgl. Lit.) auch inaktiviertes, Invertin enthaltendes Serum durch Zusatz von Serum von normalen Tieren reaktivieren konnte, ein Versuch,

---

[1] Ich bitte, dies Arbeitsgebiet mir vorläufig zu überlassen.

der Wildermuth und mir bis jetzt nicht gelang. Es scheint, daß der Grad der Schädigung des Fermentes und damit der wirklichen Inaktivierung eine Rolle spielt. Es wird von Interesse sein, festzustellen, wann die Inaktivierung eine reversible und wann sie eine irreversible ist.

Die Übertragung der plasmafremden Fermente von Tier zu Tier und die Einwirkung von normalem Serum auf solches, das Abwehrfermente enthält.

Hat man bei einem Tiere blutfremde Fermente erzeugt, so kann man diese mit dem Blute resp. Serum auf ein anderes Versuchstier übertragen. Interessanterweise ist die Wirkung der Fermente dann bedeutend gesteigert. Worauf das beruht, ist beim jetzigen Stand der Forschung schwer zu sagen. Es ist möglich, daß jedes plasmafremde Ferment bewirkt, daß ein „Antikörper" irgendwelcher Art erzeugt wird, der seine Wirkung einschränkt. Gelangen nun Fermente und Hemmungskörper in die Blutbahn eines neuen Tieres, dann bewirkt vielleicht die große Verdünnung, daß die beiden sich gegenseitig nicht mehr so stark beeinflussen. Man könnte auch an Ferment-Antikörper-Verbindungen denken, die in der großen Verdünnung dissoziieren. Weitere Möglichkeiten zu erörtern, ist zurzeit von geringem Werte. Es sind Studien im Gange, um festzustellen, wie oft die Fermente sich übertragen lassen, und welche Bedingungen maßgebend sind. Ferner wird die Frage zu entscheiden sein, ob bei der Übertragung plasmafremde Substanzen eine Rolle spielen.

Sehr wahrscheinlich hängt mit der Feststellung der gesteigerten Wirkung der plasmafremden Fermente nach erfolgter Übertragung die schon S. 153 erwähnte Beobachtung zusammen, daß Zusatz von Serum normaler Tiere zu solchem, das Abwehrfermente enthält, oft die Wirkung des letzteren bedeutend steigert. Es sind Versuche im Gange, um diese Feststellungen an einem größeren Materiale zu prüfen und ihre Ursache zu ergründen. Es wäre zwecklos, sich schon jetzt auf irgendeine Erklärung festzulegen. Ich zweifle zwar nicht daran, daß sich Forscher finden werden, die ohne weiteres die Begriffe der Immunitätsforschung mit dem hier mitgeteilten Phänomen verknüpfen werden. Ob das einen wirklichen Fortschritt in der Erkenntnis der an den einzelnen Reaktionen beteiligten Stoffen bedeuten würde, möchte ich bezweifeln. Je voraussetzungsloser wir die einzelnen Vorgänge betrachten, und je mehr wir versuchen, sie auf bekannte Prozesse zurückzuführen, um so mehr wird das ganze Forschungsgebiet der Immunität aus den Ergebnissen dieses Zweiges der Biologie gewinnen.

Erwähnt sei noch, daß auch Invertin sich übertragen läßt. Kumagai (vgl. Lit.) hat diese Beobachtung unabhängig von uns auch gemacht.

Adsorption oder Bindung der plasmafremden Fermente durch das Substrat.

Gibt man zu einer Flüssigkeit, die proteolytische Fermente enthält, Elastin, so nimmt es, wie ich mit meinen Schülern Strauch, Meyer, Friedel nachweisen konnte, diese auf. Entfernt man das elastische Gewebe nach einiger Zeit aus der betreffenden Flüssigkeit, so geht die Verdauung im Innern der Fasern weiter. Sie werden von innen heraus aufgelöst und in Pepton verwandelt. Ob es sich hierbei um eine Bindung der Fermente oder um eine einfache Adsorption handelt, wissen wir zurzeit noch nicht. Jedenfalls kann man auf diesem Wege in einfacher Weise einer fermenthaltigen Flüssigkeit alle Fermente der Reihe der proteolytischen entziehen. Es gelingt ferner, geringe Fermentmengen auf diese Weise nachzuweisen. Man kann sie „anreichern".

Genau die gleiche Beobachtung kann man mit den proteolytischen Fermenten des Serums machen. Auch sie werden von dem diesem zugesetzten Substrat aufgenommen. Setzt man z. B. zu Serum einer Schwangeren Plazentagewebe, und entfernt man dieses nach 16 Stunden wieder, dann erhält man auf erneuten Zusatz von noch nicht verwendetem Plazentagewebe oft keine Spur eines Abbaues mehr, obwohl das Serum, wie der Versuch beweist, vor dem ersten Zusatz des Plazentagewebes reichlich Abwehrfermente enthielt, die dieses abzubauen vermochten.

Daß das zuerst zugesetzte Plazentagewebe, das abgebaut wurde, in der Tat Fermente aufgenommen hat, beweist der Umstand, daß es nach sorgfältiger Abspülung auch dann noch Verdauungsprodukte nach außen abgibt, wenn es mit destilliertem Wasser in einen Dialysierschlauch gebracht wird. Man muß zur Sicherstellung der Beobachtung das Dialysat alle sechs Stunden untersuchen, und es stark einengen. Es zeigte sich, daß nach 3×6 Stunden das Dialysat stärker mit Ninhydrin reagierte, als nach $1 \times$ und 2×6 Stunden. Zur Kontrolle wurde ein aus Serum von Schwangeren entferntes Plazentastück aufgekocht und mit dem Kochwasser zur Dialyse gegen destilliertes Wasser angesetzt. Das Dialysat reagierte nunmehr nach den ersten sechs Stunden stark und nach 3×6 Stunden überhaupt nicht mehr.

Selbstverständlich gelingt es nicht immer, ein bestimmtes, fermenthaltiges Serum durch Zusatz einer bestimmten Menge eines Substrates seiner proteolytischen Fermente ganz zu berauben. Es kommt ganz auf die Menge des vorhandenen Fermentes und die Beschaffenheit und auch die Menge des Substrates an.

Es wird von größtem Interesse sein, zu prüfen, ob diese Aufnahme von Ferment — ob Bindung oder Adsorption bleibt noch unentschieden — auf ein bestimmtes Substrat beschränkt ist oder eine allgemeine Eigenschaft aller Proteine darstellt. Nimmt z. B. die Plazenta nur Fermente auf, die auf sie eingestellt sind, oder entzieht sie auch dem Serum von Karzinomträgern die auf Karzinomzelleneiweiß eingestellten Fermente? Die bisherigen Versuche gestatten noch kein bestimmtes Urteil. Sie werden fortgesetzt.

Die Kenntnis der Tatsache, daß die Substrate Fermente aufnehmen, ist sehr wichtig, wenn man z. B. prüfen will, wie sich ein und dasselbe Substrat gegenüber verschiedenen Sera verhält. Man kann z. B. Plazenta zu Serum von Schwangeren setzen, sie dann nach einiger Zeit (16 Stunden) aus dem Serum entfernen und nun in Serum eines Karzinomträgers übertragen. Kocht man das Plazentagewebe nicht sehr energisch vor der erneuten Verwendung auf, dann wirken die aufgenommenen, auf Plazenta eingestellten Abwehrfermente im Karzinomserum einfach weiter! Man würde unter diesen Umständen zu ganz unrichtigen Schlußfolgerungen kommen!

Die Grundlagen der Verwertbarkeit des Dialysierverfahrens und der optischen Methode zu klinischen Fragestellungen.

Es seien an dieser Stelle kurz diejenigen Ergebnisse zusammengefaßt, die die den einzelnen Methoden zugrunde liegenden Vorstellungen stützen.

Der grundlegende Versuch war die Feststellung, daß das Serum normaler Tiere und Menschen weder Proteine, noch Gewebe, noch Peptone zu spalten vermag. Auch Polypeptide wurden von den meisten Sera — Ausnahme Meerschweinchen — nicht abgebaut. Es sind ungezählte Versuche durchgeführt worden, um dieses Ergebnis, das nicht vorauszusehen war, zu sichern. Immer wieder wurden z. B. Peptone, die aus den verschiedensten Organen gewonnen waren, mit Serum von Tieren und von Menschen zusammengebracht. Waren die Individuen gesund, dann ließ sich nie ein Abbau nachweisen. Jeder einzelne Kontrollversuch mit Serum von Gesunden ergibt immer wieder das gleiche Resultat.

Es ist nun ohne jede experimentelle Unterlagen behauptet worden, daß jedes Serum in Spuren proteolytische Fermente enthalte. Diese Behauptung müßte sich beweisen lassen, denn Fermente wirken schon in Spuren. Dehnt man die Versuche unter aseptischen Kautelen lange genug aus — z. B. über 8 Tage —, dann müßte sich das Vorhandensein dieser „Spuren" feststellen lassen. Das Ergebnis bleibt jedoch das gleiche. Nur dann, wenn eine Infektion erfolgt ist, lassen sich Abbaustufen aus Eiweiß nachweisen.

Ferner ist vermutet worden, daß im Serum proteolytische Fermente vorhanden sind, die deshalb nicht erkannt werden können, weil sie sich in einem inaktiven Zustand befinden. Erst die Zugabe des Substrates, auf das sie eingestellt sind, soll sie in den aktiven Zustand überführen. Allein es ist bis jetzt niemand geglückt, diese Vermutung auch nur wahrscheinlich zu machen. Alle Beobachtungen sprechen gegen sie. Es müßte ja in diesem Falle jeder einzelne Versuch „Serum + Substrat" einen Abbau von Eiweiß ergeben!

Es folgte dann der Beweis, daß Fermente im Blutserum auftreten, sobald man plasmafremde, zusammengesetzte Verbindungen direkt oder indirekt in die Blutbahn bringt. Allerdings dürfen diese Substanzen nicht derartige sein, daß eine Abbaumöglichkeit fehlt, sei es, daß das Substrat an und für sich nicht abgebaut werden kann, sei es, daß der tierische Organismus über keine entsprechenden Fermente verfügt. Vielleicht läßt sich durch genügend lange Zufuhr von derartigen Substanzen mit der Zeit doch das Auftreten von Fermenten erzwingen. Versuche nach dieser Richtung sind im Gange. Vor allem soll versucht werden, ob das Auftreten neuartiger Fermente sich vererben läßt.

Die Beweisführung, daß nach der parenteralen Zufuhr von plasmafremden, zusammengesetzten Verbindungen Fermente auftreten, die imstande sind, die betreffenden Substrate hydrolytisch zu zerlegen, ist auf folgende Arten geführt worden.

1. Anwendung der optischen Methode. Es konnte diese Methode sowohl für Kohlehydrate als auch für Eiweißstoffe, resp. Peptone angewandt werden.

2. Anwendung chemischer Methoden. Es konnte gezeigt werden, daß Serum von mit Rohrzucker behandelten Tieren diesen in seine Komponenten zerlegt. Das Reduktionsvermögen nahm zu. Diese Beobachtungen konnten auch noch dadurch gestützt werden, daß nach parenteraler Zufuhr von Rohrzucker nur ein Teil davon im Harn wieder erscheint. Es zeigten

in dieser Richtung sich große individuelle Unterschiede.

Wurde Serum von Tieren, denen Eiweiß oder Peptone parenteral zugeführt worden waren, mit Eiweiß bei 37 Grad zusammengebracht, dann ließ sich nach erfolgter Enteiweißung im Filtrat des Eiweißkoagulums Biuretreaktion nachweisen. Pfeiffer hat auf diese Weise das Spaltungsvermögen des Serums sensibilisierter Tiere festgestellt. Wir haben ebenfalls viele solcher Versuche ausgeführt.

Wendet man zur Scheidung von Kolloiden und Nichtkolloiden eine semipermeable Membran — eine Dialysiermembran — oder ein Ultrafilter an, dann kommt man zum gleichen Resultat. Serum von nicht vorbehandelten, normalen Tieren baut Eiweiß nicht ab, dagegen treten Peptone und andere Abbaustufen durch die Dialysiermembran hindurch, sobald auf Proteine Serum von Tieren wirkt, denen vorher parenteral Eiweiß resp. Peptone zugeführt worden sind.

Man kann die dialysierten Produkte mit verschiedenen Methoden nachweisen.

A. Mittels der Biuretreaktion.

B. Mittels Ninhydrin.

C. Durch Feststellung des Stickstoffgehaltes des Dialysates.

D. Durch Bestimmung des Aminostickstoffes des Dialysates nach Soerensen resp. van Slyke.

E. Durch direkte Isolierung der dialysierten Abbaustufen.

F. Durch Tierversuche. Es wird das Dialysat einem Tiere parenteral zugeführt und festgestellt, ob sein Serum nun auch abbauende Fähigkeiten erhält. Da man durch Einverleibung von Peptonen proteolytische Fermente in die Blutbahn locken kann, so muß es auch möglich sein, mittels der peptonhaltigen Dialysate das gleiche zu erreichen. Vielleicht wird man auf diesem Wege zu einer klaren Entscheidung der Frage nach der spezifischen Wirkung der einzelnen Fermente kommen. Vgl. hierzu S. 139 und 141.

G. Die Fermente können auch als solche von Tier zu Tier übertragen werden. Vgl. S. 155.

Über weitere Methoden vgl. das Kapitel Methodik.

Bis jetzt sind in der Hauptsache die optische Methode und das Dialysierverfahren nebeneinander und auch für sich angewandt worden. Beim letzteren wurde fast ausschließlich die Biuretreaktion oder die Ninhydrinprobe zur Erkennung der dialysierten Produkte verwendet. Die Feststellung des Stickstoffgehaltes, des Aminostickstoffgehaltes und der Art der diffundierten Produkte erfordert größere Mengen von Dialysaten. Es liegen deshalb noch keine größeren Erfahrungen vor, doch decken sich die bisherigen Ergebnisse durchaus mit den Befunden der Farbreaktionen. Auch die Hervorrufung von Abwehrfermenten durch Einspritzung von Dialysaten ist geglückt. Es sind vergleichende Versuche im Gange. Ferner ist es auch gelungen, nach Enteiweißung des Serums resp. des Serums und Substrats das

Resultat der Fermentwirkung eindeutig nachzuweisen.

Überblickt man die vorliegende Literatur, dann findet man durchwegs Übereinstimmung in der Angabe, daß normale Tiere im Serum keine proteolytischen besitzen, wenigstens fallen alle Reaktionen auf Produkte, die auf ihre Wirkung zurückführbar sind, negativ aus. Jeder einzelne der zahlreichen Untersucher beginnt seine Versuche immer in der gleichen Weise. Es wird Serum von normalen Tieren vor der parenteralen Zufuhr eines bestimmten Substrates und darnach auf das entsprechende Eiweiß oder Eiweißgemisch einwirken gelassen. Selbstverständlich sind Kontrollversuche mit Einspritzung von einfachen Zuckern, Aminosäuren usw. ausgeführt worden. Es wäre mehr als auffallend, wenn der Mensch sich anders verhalten sollte. Versuche an gesunden Individuen haben ergeben, daß auch sie keine proteolytischen Fermente im Blutserum aufweisen.

Ich glaube kaum, daß die Grundlagen des ganzen Forschungsgebietes sorgfältiger hätten ausgebaut werden können. Von ihnen aus wird weiter gearbeitet werden können und zwar nach den verschiedensten Richtungen. Nur ein winziger Bruchteil aller in Frage kommenden Fragestellungen ist bearbeitet. Es seien z. B. erwähnt, Versuche über die Korrelation der einzelnen Organe, Versuche über die Spezifität der einzelnen Fermente, Versuche über den spezifischen Bau einzelner Zellbestandteile, pharmakologische, toxikologische, therapeutische Versuche, Versuche durch Exstirpation von Organen bewirkte, Störungen in anderen Geweben durch Verfütterung oder parenteraler Zufuhr von bestimmten Geweben, Organextrakten usw. zu beeinflussen usw. Jedes einzelne von diesen Problemen kann vom normalen Tier aus angegangen werden. Immer wieder kann man auf dieses zurückgreifen und sich überzeugen, wie sein Serum sich gegenüber den zu verwendenden Substraten verhält.

Eine Frage für sich ist die Übertragbarkeit der ganzen Probleme auf die Pathologie. Lassen sich Organstörungen mittels des Nachweises von Fermenten, die sonst im Blutserum sich nicht finden, nachweisen? Ist es möglich, festzustellen, was für ein Organ resp. was für Organe gestört sind? Da alle Grundlagen fehlen, muß hier die Erfahrung entscheiden. Bevor nicht einige tausend Versuche vorliegen, wird man nicht mit Bestimmtheit feststellen können, welche Unterstützung das auf physiologischen Experimenten fundierte Forschungsgebiet der klinischen Diagnostik leihen kann. Bis jetzt sind die Erfahrungen sehr ermutigend. Es ist wahrscheinlich, daß sich eine Diagnostik der Tumoren herausentwickeln wird. Ferner werden gewisse Krankheitstypen wahrscheinlich auch einen analogen Ausfall der Reaktionen ergeben. Ich komme an anderer Stelle auf die Frage zurück, ob sich mit den erwähnten Methoden klinische Diagnosen stellen lassen.

Viel günstiger liegen die Verhältnisse bei der Frage

der Verwendbarkeit der einzelnen Methoden zur Entscheidung der Frage nach dem Vorhandensein oder dem Fehlen einer Gravidität. Hier sind wir in der Lage das Verhalten des Serums von sicher nicht graviden und sicher graviden Personen zu vergleichen. Die klinischen Erfahrungen, die zurzeit vorliegen, sind fast ausschließlich gute bis sehr gute. Gewiß wird es möglich sein, die Methodik noch so zu vervollkommnen, daß sie in jeder Hand eindeutige Resultate ergibt.

Kritik des Dialysierverfahrens, der optischen und der übrigen Methoden und die Aussichten auf eine weitere Entwicklung der ganzen Methodik.

Um zu erfahren, ob eine Methode vollendet ist, brauchen wir nur die Frage zu stellen, welche Anforderungen an sie zu stellen sind, und ob sie diesen entspricht. Läßt sich mittels des Dialysierverfahrens und der optischen Methode das Vorhandensein proteolytischer Fermente nachweisen, wenn man der fermenthaltigen Flüssigkeit Proteine resp. Peptone zusetzt? Diese Frage muß unbedingt bejaht werden. Das Dialysierverfahren ist gegenüber der optischen Methode nur insofern im Nachteil, als im letzteren Fall in gewissem Sinne sich der ganze Abbau quantitativ und qualitativ vor unseren Augen abspielt, während bei der Anwendung der Dialyse die Abbauprodukte nicht quantitativ in der Außenflüssigkeit erscheinen. Es stellt sich ein Gleichgewicht zwischen der Außenflüssigkeit und dem Hülseninhalt her. Wir stellen ferner nur das Endergebnis der Verdauung fest. Bei der **Anwendung der optischen Methode** beobachten wir den Vorgang des Abbaus während der ganzen Zeit oder doch in vielen Phasen.

Es ist a priori jede Methode zu bevorzugen, die gestattet, das Eiweiß von den Abbaustufen auf chemischem oder physikalischem Wege direkt zu trennen. Man würde in diesem Falle alle Abbaustufen zusammen erhalten, falls eine ideale Enteiweißungsmethode zur Verfügung stehen würde. Das ist bis jetzt nicht in vollem Umfang der Fall. Vgl. hierzu den Abschnitt „Methodik". Jedenfalls zeigt die Erfahrung, daß die Ninhydrinreaktion bei keiner der bis jetzt bekannten Enteiweißungsmethoden ohne weiteres verwendbar ist. Bei Anwendung der Ninhydrinreaktion kommt alles darauf an, daß schließlich das Filtrat des enteiweißten Serums und dasjenige des von Eiweiß befreiten Serum+Organ resp. Eiweiß quantitativ genau die gleiche Konzentration an den ursprünglich vorhandenen, mit Ninhydrin reagierenden Stoffen haben. Man will doch unter genau den gleichen Bedingungen vergleichen. Enteiweißt man, dann muß man filtrieren. Das Eiweißkoagulum kann alles mögliche zurückhalten. Das Filtrat wird kaum an Menge im Kontrollversuche und im eigentlichen Versuch absolut gleich sein.[1] Dazu kommt, daß die Ninhydrinreaktion als solche außerordentlich von der Gegenwart aller möglichen Stoffe beeinflußt

---

[1] Diesen Fehler könnte man dadurch ausschalten, daß man nicht das gesamte Filtrat verwendet, sondern eine abgemessene Menge davon.

wird. Endlich erhält man bei vielen Enteiweißungsreaktionen sekundär aus dem Eiweiß Stoffe, die mit Ninhydrin reagieren. Schließlich muß auch noch betont werden, daß es zu den schwierigsten Aufgaben gehört, in jedem Falle absolut eiweißfreie Lösungen zu erhalten. Nur eine reiche Erfahrung kann vor Fehlern schützen. Bewährt hat sich bis jetzt die Stickstoffbestimmung im Filtrat, wenn nach der Methode Michaelis-Rona enteiweißt worden war.

Eine theoretisch viel aussichtsreichere Methode ist die Ultrafiltration nach Bechold. Sie gestattet, Eiweiß durch passend gewählte Filter zurückzuhalten und so von Abbaustufen zu trennen. Bis jetzt sind die Resultate noch keine günstigen. Auch bei dieser Methode ist die Anwendung der Ninhydrinreaktion wohl ausgeschlossen, denn man müßte über Filter verfügen, die quantitativ gleichmäßig durchlässig für alle Abbaustufen aus Eiweiß sind. Man muß sich immer bewußt bleiben, daß das Serum allein Substanzen enthält, die bei genügender Konzentration mit Ninhydrin reagieren. Wenn Serum allein und Serum+Organ nicht unter absolut den gleichen Bedingungen untersucht werden, so muß das Resultat ein unsicheres und zumeist unrichtiges sein. Nur der Zufall kann dann zu Ergebnissen führen, die mit der Wirklichkeit übereinstimmen. Auch hier wird ausschließlich die vergleichende Stickstoffbestimmung im Filtrat zu eindeutigen Ergebnissen führen.

Somit hat bis jetzt die Suche nach anderen Methoden noch — abgesehen von der Enteiweißung nach Michaelis-Rona — zu keinem ganz befriedigenden Resultate geführt. Wenn wir diejenigen Fehlerquellen des Dialysierverfahrens herausnehmen, die nicht unmittelbar mit der Technik des Verfahrens zusammenhängen, sondern an die Utensilien gebunden sind, dann bleiben übrig: 1. die Dialysierhülsen, 2. die Substrate und 3. das Serum.

Von diesen drei Fehlermöglichkeiten muß jeder zuverlässige Arbeiter von sich aus die letztere umgehen können. Er muß wissen, daß das Serum frei von Hämoglobin und von Formelementen zu sein hat, daß es nüchtern entnommen und frisch und klar sein muß und endlich, daß bei seiner Gewinnung es absolut verboten ist, irgend welche Kunstgriffe, wie Umstechen des Blutkuchens usw. zu gebrauchen. Infiziertes Serum ist absolut unbrauchbar. Serum, das in frischem Zustand z. B. Plazentagewebe nicht abbaut, ergibt oft schon nach 24 stündigem Stehen eine positive Reaktion, wenn es nicht steril aufbewahrt wird.

Die Hülsen bleiben ein wunder Punkt in der ganzen Methodik. Die Anforderungen, die an sie gestellt werden, sind besonderer Art. Sie sollen für Eiweiß absolut undurchlässig und für Peptone vollständig gleichmäßig durchlässig sein. Es ist nicht schwer, sich solche Hülsen auszuwählen. Eine Umfrage bei zahlreichen Forschern, die das Dialysierverfahren anwenden, hat ergeben, daß die Hülsen, wenn sie sachgemäß behandelt werden, keine Schwierigkeiten bereiten. Ich habe selbst ein

Jahr lang ununterbrochen mit den gleichen Hülsen gearbeitet. Immerhin ist es möglich, daß noch ein besseres und zuverlässigeres Material zur Bereitung von Dialysierhülsen aufgefunden wird. Man könnte daran denken, Membranen zu verwenden, die in einem besonderen Apparat ausgespannt werden. Auf diese Weise würde man den Vorteil haben, daß nicht eine so große, zur Dialyse zum großen Teil gar nicht benützte Fläche in Benützung käme. Dagegen würde unter anderen Nachteilen speziell der hervortreten, daß man neben der Dialysiermembran den ganzen Apparat stets peinlich genau zu reinigen hätte. Dabei könnte leicht eine Spur von Verunreinigung übersehen werden. Aus diesem Grunde bin ich zunächst bei den Hülsen geblieben. Hervorgehoben sei nochmals ganz besonders, daß man die Hülsen nie trocken aufbewahren darf. Sie müssen immer feucht und geschmeidig bleiben. Sobald man sie trocknet, werden sie ganz hart und spröde. Es können sich dann sehr leicht Risse bilden.

Wir kommen nun zum Substrat. Sind alle Anforderungen erfüllt, wenn es unter den strengsten Kautelen auf Substanzen geprüft ist, die auskochbar und filtrierbar sind und mit Ninhydrin reagieren? Wir müssen das verneinen. Das Organ kann sich während des 16—20 stündigen Verweilens bei 37 Grad verändern. Daher wird man das Organ resp. Substrat unter den strengsten Bedingungen daraufhin untersuchen müssen, ob es beständig ist. Entweder wird ein Kontrollversuch mit inaktivem Serum angesetzt, oder man unterwirft das Organ mit destilliertem Wasser der Bebrütung (vgl. Kapitel Methodik), dampft die filtrierte Flüssigkeit mit dem Auskochwasser auf ca. 1 ccm ein und prüft nunmehr mit 1 ccm Ninhydrin. Die Lösung muß farblos bleiben.

Aber selbst, wenn alle diese Anforderungen erfüllt sind — und es hat sich gezeigt, daß Substrate, die sich als zuverlässig erwiesen haben, es auch bleiben —, braucht das Substrat noch nicht geeignet zu sein. Es wird dies sofort verständlich, wenn wir uns das Ziel vor Augen halten, das angestrebt werden muß. Die Fragestellung lautet, ist es möglich im Blutplasma resp. Blutserum, proteo- und peptolytische Fermente aufzufinden, die auf ganz bestimmte Eiweißstoffe resp. Peptone eingestellt sind. Verwenden wir das Dialysierverfahren, dann beschäftigt uns nur die Frage nach den proteolytischen Fermenten. Um diesem Probleme gerecht zu werden, ist es durchaus notwendig, daß wir mit den Eiweißstoffen als solchen arbeiten. Das Ideal, das anzustreben ist, ist somit die Verwendung der einzelnen Protcine bestimmter Zellarten.

Wir sind von diesem Ideale zurzeit noch ungeheuer weit entfernt. Es müssen aus diesem Grunde „leider" Gewebe verwendet werden. Diese enthalten eine große Zahl ganz verschiedener Proteine. Wir verwenden zurzeit nicht einmal die Zelleiweißstoffe, sondern wir setzen oft mit jedem Organsubstrat eine Anzahl dem Organ als solchem fremder Gewebe und Gewebsbestandteile zum Serum. Einmal enthalten die Gewebe Blutgefäße, Lymphgefäße, Nerven, Bindegewebe usw. Das Blut und die Lymphe entfernen wir. Auch die gröberen Blutgefäße und das Bindegewebe trennen wir möglichst vollständig ab. Es läßt sich vielfach nicht ausschließen, daß von diesen Elementen etwas zurückbleibt. Theoretisch muß jeder fremdartige Bestandteil eine Fehldiagnose bedingen können. Praktisch hat es sich herausgestellt, daß die Gefahr von Störungen durch solche nicht organspezifische Bestandteile nicht groß ist, offenbar deshalb nicht, weil die erwähnten „fremden" Gewebe zum großen Teil sehr schwer verdaut werden.

Jedenfalls müssen wir uns bemühen, die einzelnen Gewebe möglichst „rein" zu erhalten. In Zukunft wird man sicher versuchen, aus den Organen die Eiweißstoffe einzeln zu isolieren. Zurzeit ist dies unmöglich, weil uns kein einziges Protein bekannt ist, das wir als einheitlich anzusprechen das Recht haben. Zunächst wird man Eiweißgemische abtrennen und diese immer weiter fraktionieren. Auf diesem Wege wird es gewiß möglich sein, sehr bald alle widersprechenden Resultate vollständig auszuschließen.

Überblickt man die in der Literatur niedergelegten Ergebnisse, dann findet man, daß sich die Diskussion um einen bestimmten Punkt bewegt. Eine große Zahl erfahrener Forscher bringt zum Ausdruck, daß bei bestimmten Zuständen das Blutserum in ganz spezifischer Weise Proteine und vielleicht sogar ein Protein eines ganz bestimmten Gewebes abbaut. Andere Forscher betonen, daß sie ebenfalls häufig ganz „spezifische" Reaktionen erhalten, daneben aber auch „unspezifische", und endlich ist eine Minderheit von Autoren dafür, daß die proteolytischen Fermente überhaupt unspezifisch eingestellt seien. Vgl. hierzu S. 144.

Es kann für den erfahrenen Forscher keinem Zweifel unterliegen, daß diejenigen Untersucher, die zu ganz spezifischen Reaktionen gelangen, entweder die Technik der ganzen Methodik einwandfrei beherrschen oder aber, was auch durchaus möglich ist, über Substrate verfügen, die einheitlicher sind, als diejenigen der anderen Forscher. Es braucht in der Tat nicht jede Fehldiagnose resp. jede positive Reaktion, die unerwartet auftritt resp. die mit dem klinischen Befund nicht übereinstimmt, auf mangelhaft durchgeführte Versuche zurückgeführt zu werden.

Die folgenden Beispiele mögen das belegen. Es sei die Aufgabe gestellt, Differenzialdiagnosen zwischen Ulcus ventriculi und Magenkarzinom zu stellen. Da es ohne Zweifel das richtige ist, stets zu derartigen Diagnosen Karzinomgewebe zu verwenden, das dem zu diagnostizierenden entspricht, so wird man geneigt sein, als Substrat ein Magenkarzinom zu benützen. Der eine Forscher erhält ausgezeichnete Resultate, ein anderer meldet, daß jedes oder fast jedes Ulcus ventriculi mit dem Substrat „Magenkarzinom" eine positive Reaktion ergibt. Worauf ist diese Differenz zurückzuführen? Im ersten Falle ist es offenbar geglückt, das Karzinomgewebe von der Magenschleimhaut scharf zu trennen. Im zweiten Falle dagegen wird als Substrat Karzinomgewebe + Magenschleimhaut resp. plus Magenwandbestandteile verwendet. Nun wird beim Ulcus ventriculi stets Magenschleimhaut abgebaut, daher muß auch das gemischte Substrat eine positive Reaktion ergeben. In der Tat konnte ich selbst zeigen, daß ein derartiges ,,unreines" Karzinom zu unrichtigen Resultaten führte, während gleichzeitig ein ,,reines" Karzinom in 100 % der Fälle richtige Resultate ergab.

Ferner wurden stets wieder ab und zu Fehldiagnosen erhalten, wenn ein Karzinom verwendet wurde, das Lymphdrüsen durchwachsen hatte. Es war noch Lymphdrüsengewebe vorhanden und jedesmal, wenn z. B. Tuberkulose von solchen Drüsen vorlag, fiel die Reaktion mit dem erwähnten Karzinom positiv aus.

Bei oberflächlicher Betrachtung dieser Ergebnisse würde man den Schluß gezogen haben, daß Ulcus ventriculi und Magenkarzinom zur Bildung der gleichen proteolytischen Fermente im Serum führen. In Wirklichkeit waren die Fermente verschieden, dagegen war das Substrat ungeeignet, um einen getrennten Nachweis der verschiedenen Fermente zu gestatten.

Ein weiteres Beispiel liefert der Muskel. Es ist ganz gut möglich, daß ein Forscher die Beobachtung macht, daß bei einer bestimmten Krankheit Muskelgewebe abgebaut wird. Ein anderer Autor widerspricht dem. Wird gleichzeitig von dem zu den Untersuchungen verwendeten Serum Nervengewebe abgebaut, dann ist der vorhandene Widerspruch leicht zu erklären. Es ist sehr schwer, Muskelgewebe vollständig frei von Nervengewebe darzustellen — es gilt dies auch für die übrigen Organe. Dem einen Forscher ist es gelungen, Muskelgewebe zu gewinnen, das praktisch frei von Nervensubstanz ist, dem anderen war das Glück weniger hold.

Es wird von zahlreichen Forschern hervorgehoben, daß die Plazenta als Substrat bei Differentialdiagnosen zwischen Schwangerschaft und Adnextumoren aller Art ausgezeichnet geeignet ist. Andere Forscher finden, daß bei Karzinom auch positive Reaktionen mit Plazenta vorkommen, ja manche Autoren geben sogar an, daß bei Myom, Salpingitis usw. auch Plazenta abgebaut wird. Es unterliegt für mich keinem Zweifel, daß ein sorgfältiges Studium der Ursache dieser verschiedenen Erfahrungen dazu führen wird und muß, daß einheitliche Resultate erhalten werden. Die Plazenta ist ein ungeheuer mannigfaltiges Produkt. Es sind mütterliche und fötale Zellen an ihrem Aufbau beteiligt. Es ist wohl möglich, daß die verschiedenen Forscher dem Blutserum nicht gleiche Substrate vorlegen. Eine Klärung dieser Fragen wird dann möglich sein, wenn genau angegeben wird, bei welchen Karzinomarten positive Reaktionen mit Plazenta aufgetreten sind. Man wird dann nachzusehen haben, welche Substrate des Muttergewebes des

Krebses etwa auch in der Plazenta enthalten sein können.

Vielleicht spielt auch der Umstand eine gewisse Rolle, daß aus Plazenta bösartige Tumoren — Deciduome — sich entwickeln können. Vielleicht findet sich diese Neigung öfter, als wir wissen. Es ist noch ganz unentschieden, ob biologisch jedes Deziduom dem anderen gleich ist. Es ist von Interesse, daß Paltauf in einem Falle von Chorionepitheliom Abbau von Plazentagewebe fand, während Karzinomgewebe nicht angegriffen wurde. Ich selbst erhielt bei einem Falle von Chorionepitheliom Abbau von Plazenta und von Karzinom (Mammakarzinom), in zwei dagegen nicht. Solange nicht genau auf die Art der verwendeten Gewebe geachtet wird, lassen sich solche Unterschiede in der Beobachtung nicht eindeutig erklären.

Unser Bestreben muß darauf gerichtet sein, daß jeder einzelne Untersucher genau das gleiche Substrat anwendet. Entweder wird man in Zukunft versuchen müssen, die Darstellung der Gewebe zu zentralisieren, oder aber es wird jeder einzelne Forscher seine Substrate einstellen müssen. Wenn eine Anzahl von Forschern z. B. angeben, daß sie mit ganz wenig Ausnahmen bei der Karzinomdiagnose richtige Resultate erhalten haben — Versager finden sich eigentlich nur in schwer kachektischen Fällen, bei denen die Diagnose klinisch sowieso feststeht — dann ist das ein Beweis dafür, daß es Krebssubstrate gibt, die „rein" sind. Diejenigen Forscher, deren Erfolge minder gute sind, müssen in diesem Falle sich bestreben, analoge Substrate zu erhalten, wie die zuerst genannten Forscher. Das wird nur möglich sein, wenn in den Veröffentlichungen genau angegeben wird, was für Substrate im einzelnen Fall zur Anwendung kamen.

Aus dem Gesagten ergibt sich, daß nur ein verständnisvolles Eindringen in das Wesen der ganzen Untersuchungsmethoden und der ihnen zugrunde liegenden Ideen dazu führen kann, daß in jeder genügend geschulten Hand gleichartige Resultate erhalten werden. Jeder einzelne Untersucher muß sich bewußt bleiben, daß das anzustrebende Ideal die Verwendung „reiner" Proteine ist. Solange der Stand der physiologisch-chemischen Forschung die Erreichung dieses Zieles noch in weiter Ferne läßt, muß wenigstens mit aller Energie daraufhin gearbeitet werden, daß die zu verwendenden Organsubstrate frei von fremden Gewebsbestandteilen sind. Eine Plazenta, die von Männerserum abgebaut wird, muß verworfen werden, und ebenso darf Ovarium nicht von Männerserum und Hoden nicht von Weiberserum abgebaut werden. Es ist ein nicht gut zu machender Fehler, wenn jemand, ohne seine Organe zu prüfen, sich an die Diagnose von klinischen Fällen macht. Ebenso kann nicht scharf genug verurteilt werden, wenn an praktische Untersuchungen herangetreten wird, ohne daß der Beweis vorliegt — sei es durch Tierversuche, sei es durch die Diagnose der Schwangerschaft —, daß die Methodik einwandfrei beherrscht wird.

Sobald erwiesen ist, daß in bestimmten Fällen mit Tierorganen gearbeitet werden kann, wird es auch eher möglich sein, einheitliche Substrate zu schaffen. Da wir zurzeit nicht über genügende Erfahrung verfügen, muß vorläufig ausdrücklich davor gewarnt werden, ausschließlich mit Tierorganen zu arbeiten. Es ist ganz gut möglich, daß in den einen Fällen unbedingt Organe von Menschen notwendig sind und in anderen nicht. Wir wissen eben zurzeit noch nicht, was für Proteine zum Abbau gelangen. Diese große Lücke in unseren Kenntnissen ist zurzeit nicht überbrückbar.

Die Organe vom Menschen müssen bei exakten Studien unbedingt pathologisch-anatomisch genau untersucht sein. Gewiß sind mancherlei Widersprüche der in der Literatur niedergelegten Ergebnisse auf die Art des verwendeten Substrates zurückzuführen.

Selbstverständlich wiederholt sich der Mangel eines „unreinen" Substrates bei der Verwendung von Peptonen bei Benutzung der optischen Methode. Würde z. B. aus einem Magenkarzinom, das Magenwandgewebe enthält, Pepton bereitet, dann würden Ulcus ventriculi und Magenkarzinom eine Drehungsänderung ergeben. Während mit gekochtem Magenkarzinomgewebe ab und zu ganz richtige Resultate erhalten werden können, auch wenn es mit Magenwand verunreinigt ist, so wird aus einem solchen Krebs dargestelltes Pepton immer unrichtige Resultate bei Ulcus ventriculi ergeben müssen. Im ersteren

Falle kann nämlich der Zufall es wollen, daß ganz reines Karzinomgewebe zur Anwendung kommt. Es braucht ja nicht die ganze Geschwulst gleichmäßig mit Magenwand vermengt zu sein. Dagegen sind die aus der Magenwand+Karzinom dargestellten Peptone innig miteinander gemischt und kommen jedesmal zusammen zur Verwendung!

Die Hervorhebung der zurzeit noch vorhandenen Schwierigkeiten ist durchaus notwendig, um zu verhüten, daß auf Grund einiger flüchtiger Beobachtungen weitgehende Schlüsse gezogen werden. Wie die Erfahrung gezeigt hat, sind sie nicht so groß, daß sie nicht umgangen werden könnten. Während der eine Forscher mit einem Substrat, das ihm unrichtige Resultate ergibt, Material auf Material häuft, wird der gewissenhafte Untersucher, dem bekannt ist, daß andere Autoren über Ergebnisse verfügen, die mit den vorliegenden Tatsachen übereinstimmen, nicht ruhen, bis er ein ebenso verläßliches Organ besitzt.

Es darf nicht vergessen werden, daß die meisten Untersuchungen ohne Kenntnis des klinischen Falles vorgenommen worden sind. Ferner sind viele Ergebnisse erst durch die Operation resp. die Autopsie bestätigt worden. Der Vorzug der angegebenen Verfahren beruht darin, daß die Ergebnisse sicher und eindeutig sind und meistens ihre Kontrolle durch den klinischen Befund eine scharfe ist. Es kann nicht subjektiv an den Befunden gedeutet werden. Eine Fehldiagnose wird sich meistens scharf abheben. Sie ist da! Ihre Entstehung muß durch Wiederholung des Versuches aufgeklärt werden.

Es wäre vielleicht richtiger gewesen, wenn die ganze Forschung in der Weise organisiert worden wäre, daß zunächst nur an ganz wenigen Stellen die Verwendbarkeit der Methoden ausprobiert worden wäre. Es war ja nicht a priori behauptet worden, daß sich mittels des Dialysierverfahrens und der optischen Methode eine Prüfung der Funktion einzelner Organe durchführen lasse. Es wurde nur aus Analogieschlüssen der Möglichkeit einer serologischen Organdiagnostik gedacht. Der Kliniker sollte die gestellte Frage entscheiden. Würden nun einige wenige Kliniken zunächst Erfahrung gesammelt haben, dann wäre es vielleicht leichter möglich gewesen, zu einer klaren Entscheidung zu kommen. Ich habe einen anderen Weg eingeschlagen und glaubte, der Forschung am besten zu dienen, indem ich die Methoden allgemein zur Verfügung stellte. Es ist mir sehr sauer geworden, jede Minute meiner Zeit, die ich so gern zu neuen Forschungen und zum Ausbau der ganzen Methodik verwendet hätte, zum Lehren der Methoden hingeben zu müssen. Ich brachte das Opfer in der Hoffnung, eine einheitliche Methodik zu erzielen. Es ist wohl kaum je vorgekommen, daß gewissermaßen mit einem Schlage ca. 500 junge und ältere Forscher sich einer Methodik zuwenden, die in ihrer ganzen Art zum großen Teil dem Arbeitsgebiet der meisten Lernenden vollständig fern lag. Es darf da nicht wunder nehmen, wenn trotz heißen Bemühens sich Mißerfolge einstellten. Manche vorsichtige Forscher, die erst über einige hundert Versuche verfügen wollen, ehe sie ihre Ergebnisse der Öffentlichkeit übergeben, sind noch nicht zur Mitteilung ihrer Ergebnisse gelangt. Es bleibt nichts zu tun übrig, als abzuwarten, was die Zukunft bringt. Ich zweifle nicht daran, daß die Methodik sich in vielen Fällen bewähren wird. Sie wird sich weiter entwickeln und sich gewiß auch noch vereinfachen lassen.

Schließlich sei noch eines Punktes von größter Bedeutung gedacht, der mit einem Schlage die ganze Methodik erleichtern würde. Es ist dies ein Ersatz für das Ninhydrin. Das Ideal eines Reagenzes auf diffundierbare Eiweißabbaustufen wäre ein Mittel, das mit keiner im Serum normaler Weise enthaltenen Verbindung reagiert, wohl aber mit Peptonen. Gleichzeitig müßte die Reaktion leicht erkennbar sein. Ich verwendete zuerst die Biuretreaktion. Sie ist sehr zuverlässig, wenn man die Übung und die Möglichkeit besitzt, ganz schwache violett-rote Farbtöne zu erkennen. Serum allein ergibt nach meinen auf tausende von Beobachtungen sich erstreckenden Erfahrungen keine Stoffe an das Dialysat ab, die mit Natronlauge und Kupfersulfat eine Violettfärbung ergeben. Dadurch vereinfacht sich das Verfahren. Additionsphänomene sind ausgeschlossen. Gleichzeitig erhält man zum Vergleich mit dem eigentlichen Versuch durch den Kontrollversuch mit Serum allein stets eine scharfe negative Probe. Da jedoch leider schwache Biuretreaktionen von vielen Forschern einfach nicht erkannt werden, so kann diese Methode nicht allgemein Verwendung finden.

Die Verwendung des Ninhydrins verlangt peinlich genaues Arbeiten. Der geringste Verstoß gegen irgend eine noch so unbedeutend erscheinende Vorschrift stellt das Ergebnis der Untersuchung in Frage. Der Umstand, daß die Addition droht und ferner, daß nur dann richtige Resultate zu erwarten sind, wenn der Versuch Serum allein und Serum plus Organ unter absolut den gleichen Bedingungen durchgeführt wird, so daß jede Möglichkeit einer Verschiebung der Konzentration der gelösten Stoffe ausgeschlossen wird, macht das ganze Dialysierverfahren zu einem äußerst subtilen. Es würde mit einem Schlage erleichtert, wenn man auf im Serum bereits vorhandene Produkte keine Rücksicht zu nehmen brauchte, sondern ein Reagenz auffände, das etwa wie die Biuretreaktion nur für die Peptone nicht aber für Aminosäuren charakteristisch wäre und gleichzeitig einen hohen Grad von Empfindlichkeit besäße. Es unterliegt keinem Zweifel, daß dieses Reagenz noch gefunden werden wird.

Sind beim Dialysierverfahren noch Fehlerquellen möglich, die bis jetzt nicht oder doch nicht genügend in Betracht gezogen wurden?

Jede einzelne Methode hat ihre Schwächen und wohl fast jede auch Fehlermöglichkeiten. Es fragt sich in jedem Falle, ob sie praktisch in Erscheinung treten und in welchem Ausmaße. Analysiert man das Dialysierverfahren ganz genau, dann ergeben sich selbst bei peinlichster Innehaltung aller Vorsichtsmaßregeln die folgenden Möglichkeiten, die zu Irrtümern Anlaß geben könnten.

Die Diffusionsgeschwindigkeit der verschiedenen Abbaustufen aus Eiweiß ist verschieden. Es könnte sein, daß in einem Falle Produkte entstehen, die sehr rasch dialysieren und im anderen Fall solche, die nur sehr schwer die Dialysiermembran durchdringen. Da der Versuch über eine lange Zeit ausgedehnt wird, so ist es wohl ausgeschlossen, daß ein Versuch negativ ausfällt, weil trotz erfolgtem Abbau zu wenig Abbaustufen dialysiert sind.

Die einzelnen Abbaustufen reagieren nicht gleich stark mit Ninhydrin, auch wenn sie in genau der gleichen Konzentration zugegen sind. Je mehr freie NH_2- und COOH-Gruppen zugegen sind, um so intensiver wird die Reaktion ausfallen. Es wäre denkbar, daß einmal die Reaktion negativ ausfällt, trotzdem Abbauprodukte dialysiert sind, weil diese mit Ninhydrin erst bei höherer Konzentration eine Färbung ergeben. Diese Möglichkeit müßte sich durch Stickstoffbestimmungen des Dialysates klar stellen lassen. Praktisch ist bis jetzt noch kein solcher Fall beobachtet worden.

Es könnte sein, daß das Serum Substanzen enthält, die das Zustandekommen der Ninhydrinreaktion verhindern oder doch hemmen.

Säuren und Alkali, vor allem Ammoniak, könnten in dieser Hinsicht Schwierigkeiten bereiten. Auch hier würde die Stickstoffbestimmung Aufklärung bringen.

Die angeführten Möglichkeiten erhellen die große Bedeutung der Stickstoffbestimmung im Dialysat. Die Gefahr, die durch Säuren und durch Ammoniak droht, läßt sich durch die Vordialyse des Serums beseitigen. Praktisch sind bis jetzt die geschilderten Möglichkeiten von Fehlresultaten nicht hervorgetreten.

Ferner könnte folgender Fall eintreten. Das Substrat, das mit destilliertem Wasser durchtränkt ist, veranlaßt Diffusion von gelösten Substanzen des Serums in sich hinein. Dadurch allein könnte wohl einmal der Fall eintreten, daß Serum allein ein Dialysat ergibt, das mit Ninhydrin positiv reagiert, während der Versuch Serum+Organ ein negatives Resultat zeitigt. Der Ausfall des Versuches wäre natürlich als ein negativer zu bezeichnen. Die Praxis hat gelehrt, daß derartige Beobachtungen äußerst selten sind. Sie fallen ganz fort, wenn eine Vordialyse vorgenommen wird. Unter etwa 1500 Versuchen habe ich nur einmal das erwähnte scheinbar paradoxe Verhalten gesehen.

Endlich muß mit der Möglichkeit gerechnet werden, daß das Substrat Eiweißabbaustufen absorbiert und damit zurückhält. Die praktische Erfahrung hat ergeben, daß auf diese Weise keine Fehler zustande kommen.

Eine andere Fehlerquelle ist die folgende. Das Substrat wird unter sehr strengen Bedingungen auf auskochbare Substanzen geprüft, die mit Ninhydrin eine Reaktion geben. Theoretisch müssen immer noch Spuren solcher Substanzen zurückbleiben. Diese geringste Spur könnte sich durch Addition bemerkbar machen, wenn zufälligerweise eben sie noch fehlte, um die zum Eintritt der Reaktion notwendige Konzentration an jenen Substanzen herbeizuführen, die das Zustandekommen der Farbreaktion bedingen. Selbstverständlich wird dieser Fall in Wirklichkeit kaum je eintreten. Auch er kann unmöglich gemacht werden, wenn die Vordialyse in Anwendung kommt.

Auch der folgenden Möglichkeit sei noch gedacht. Es könnte sein, daß in einzelnen oder auch nur einem Organstückchen Substanzen eingeschlossen sind, die mit Ninhydrin bei genügender Konzentration regieren könnten. Sie sind gefangen, weil sie von koaguliertem Eiweiß umschlossen sind. Während der 16 stündigen Einwirkung des Serums bei 37 Grad könnte nun jenes Organstückchen so erweicht werden, daß es seinen Inhalt hergibt. Auch diese an und für sich wenig wahrscheinliche Möglichkeit wird durch die Vordialyse ausgeschlossen, weil durch sie das Auftreten einer Addition bis zu jener Konzentration, die notwendig ist, um eine Farbreaktion zu geben, nicht mehr in Frage kommt.

Es sind diese Möglichkeiten von Fehlerquellen hier angeführt worden, um zu zeigen, daß jede Einzelheit genau überdacht ist. Die praktische Erfahrung zeigt, daß derjenige, der die Grundlagen der Methodik beherrscht und gewohnt ist, exakt zu arbeiten, auch beim Dialysierverfahren auf keine Schwierigkeiten stößt.

Ausführung physiologischer und klinischer Versuche.

Jede Methode, sie mag sein welcher Art sie will, kann zu vollständig unrichtigen Ergebnissen führen, wenn keine Möglichkeit besteht, die erhaltenen Resultate dauernd zu kontrollieren. Ein und derselbe Fehler kann sich immer wieder wiederholen. Diese Tatsache muß man sich vor Augen halten, wenn man Versuche anstellen will, bei denen das Dialysierverfahren, die optische Methode oder sonst ein Verfahren in Anwendung kommt. Ist man seiner Technik ganz sicher, und verfügt man über ein einwandfreies Substrat, dann gestaltet sich im einfachsten Falle die Versuchsanordnung sehr einfach. Es sei als Beispiel die Diagnose der Schwangerschaft gewählt. Hier kontrolliert immer ein Versuch den anderen. Es wird das gleiche Plazentapräparat ununterbrochen verwendet. Heute fällt die Reaktion negativ aus, morgen gibt ein anderes Serum eine positive Reaktion mit der gleichen Plazenta usw. Die klinische Diagnose zeigt ganz scharf an, ob das Ergebnis des Dialysierversuches oder der optischen Methode richtig ist. Immerhin dürfte es sich auch hier empfehlen, wenn irgendwie möglich mehrere Versuche nebeneinander anzusetzen. Es sei eine solche Versuchsanordnung wiedergegeben.

Versuch 1.	Versuch 2.
Serum allein.	Serum allein.
Serum + Plazenta.	Serum + Plazenta.
Versuch 3.	Versuch 4.
Serum allein.	Serum allein.
Serum + Plazenta.	Serum + Placenta.

Das zu Versuch 1 verwendete Serum stamme von einem ganz sicher nicht graviden Individuum und Serum 4 von einem sicher graviden. Wenn möglich, nehme man auch ein Serum von einer sicher nicht Graviden, die eine Salpingitis oder einen Tumor hat. Die übrigen Fälle sind die fraglichen. Zu allen Versuchen wird die gleiche Plazenta verwendet, die eben erst für diese Versuchsserie ausgekocht worden ist. Die Versuche werden gleichzeitig angesetzt, zur gleichen Zeit in den Brutschrank gebracht und gleichzeitig zu Ende geführt.

Sehr vorteilhaft ist es, wenn der Versuch Plazenta + Organ doppelt ausgeführt werden kann, ev. unter Anwendung zweier verschiedener Präparate. Durch diese Versuchsanordnung hält es nicht schwer, sich von der eigenen Technik und vor allem auch von der Brauchbarkeit des verwendeten Organes ein Bild zu machen.

Verfolgt man verschiedene Fragestellungen, dann kann man mit den fraglichen Sera, dem Serum von sicher nicht graviden Personen und demjenigen von sicher graviden Individuen auch andere Organe mitlaufen lassen. Dadurch, daß man feststellt, daß ein und dasselbe Substrat, das eben erst geprüft wurde, in einem

Falle abgebaut wird und im anderen nicht, erlangen die Ergebnisse ihre Sicherheit.

Man kann auch den folgenden Versuch durchführen, um sich davon zu überzeugen, daß gewiße Sera ein bestimmtes Substrat abbauen, andere nicht. Plazenta, die von einem Serum nicht abgebaut wurde, nimmt man aus diesem heraus. Sie wird nun sehr sorgfältig abgespült und von anhaftendem Serum gereinigt. Dann erfolgt die Prüfung der Plazenta in der gewohnten Weise durch Auskochen und Prüfung des Kochwassers mit Ninhydrin. Sie wird dann zu Serum einer graviden Person gebracht. Es erfolgt ein Abbau. Diesen Versuch kann man wiederholen. Man fügt das gleiche Gewebe wieder zu Serum einer sicher nicht graviden Person usw. In analoger Weise kann man auch andere Organe prüfen. Selbstverständlich erfordern derartige Versuche eine besonders aufmerksame Anstellung der Versuche.

Verwendet man ununterbrochen das gleiche Plazentagewebe zu den mannigfaltigsten Versuchen, dann wird man sich bald davon überzeugen, daß verläßliche Resultate erhalten werden und jeder Zufall ausgeschlossen ist.

Sehr eindeutig fällt jeder experimentelle Versuch aus. Es sei z. B. die Frage aufgeworfen, ob das Serum eines Tieres Muskelgewebe abbaut, wenn ihm solches in die Bauchhöhle gebracht wird. Man präpariert sich zunächst das Muskelgewebe für den Versuch in der gewohnten Weise. Nun entnimmt man dem Versuchstier Blut und transplantiert dann das Muskelgewebe in die Bauchhöhle. Vorsichtshalber entnimmt man einem weiteren Tiere auch Blut, ohne Gewebe zu implantieren. Das Serum dieser Blutproben setzt man mit dem Muskelgewebe an. Die Reaktion ist in beiden Fällen negativ. Nach drei Tagen entzieht man beiden Versuchstieren wieder Blut. Das Serum des Tieres, dem Muskelgewebe implantiert wurde, baut Muskelgewebe ab, dasjenige des anderen Tieres nicht. Selbstverständlich wird man derartige Versuche wiederholen. Sie sind ausgezeichnet geeignet, um die eigene Technik und die Verläßlichkeit des Substrates zu prüfen.

Man kann nun weiter gehen und die Frage aufwerfen, ob nach der Implantation von Muskelgewebe nur solches zum Abbau kommt oder auch anderes Gewebe. In diesem Falle wird man vor und nach der Implantation des betreffenden Gewebes das Serum des Versuchstieres mit allen möglichen Organen zusammenbringen. Man wird Unterschiede im Ausfall der Reaktion finden, je nachdem das Muskelgewebe frisch oder nach stattgehabter Inaktivierung seiner Fermente oder aber nach erfolgter energischer Denaturierung in die Bauchhöhle gebracht wird. Um Fermente zu erhalten, die nur Muskelgewebe abbauen, vermeidet man am besten jede Denaturierung der Proteine des zu verwendenden Muskelgewebes.

Selbstverständlich ist die Versuchsanordnung stets die gleiche, wenn z. B. Gewebe, Proteine oder Peptone subkutan oder intravenös zugeführt werden. Stets hat man bei Anwendung der gleichen Substrate die Ergebnisse vor und nach der parenteralen Zufuhr. Außerdem kann man immer Kontrollversuche mit Serum von normalen Tieren mitlaufen lassen. Ein Irrtum ist absolut ausgeschlossen, wenn die Technik beherrscht wird, und die verwendeten Tiere wirklich gesund sind. Nie versäume man, durch die Sektion der Versuchstiere sich von ihrem Zustand zu überzeugen.

Ferner kann man derartige Versuchstiere längere Zeit beobachten und feststellen, wann das Serum die gleichen Gewebe, die es verdaut hat, nicht mehr angreift. Genau den gleichen Versuch kann man bei der Gravidität machen. Man kann das gleiche Gewebe vor und nach der Geburt verwenden. Man wird finden, daß nach ca. 14 Tagen die Reaktion negativ ausfällt.

Sehr instruktiv fallen auch pharmakologische Versuche aus. Wir wissen ja zurzeit viel zu wenig über die Einwirkung der einzelnen Mittel auf bestimmte Organe. Auch hier sind wir in der Lage das Serum vor der Zufuhr des Arzneimittels und nachher zu prüfen. Wir können es so einrichten, daß immer mehrere unbehandelte Tiere zusammen mit behandelten zur Beobachtung kommen. Es gelangt nicht nur das gleiche Substrat zur Verwendung, sondern das eben jetzt ausgekochte. Man kann Studien bei akuten und chronischen Wirkungen machen. Ich bin überzeugt, daß hier ein immenses Arbeitsgebiet vorliegt, das zugleich berufen ist, die Grundlagen der ganzen Methodik zu festigen.

Endlich kann man therapeutische Studien machen. Ein Organ, das vom Serum eines bestimmten Patienten abgebaut wurde, wird z. B. unter Umständen nach Entfernung des kranken Organs oder nach organo-therapeutischen Eingriffen nicht mehr abgebaut.

Alle diese Versuche haben das gemeinsam, daß wir das gleiche Substrat vor und nach bestimmten Eingriffen verwenden können. Wir können stets Serum von Individuen mitlaufen lassen, das kein Abbauvermögen besitzen kann. Wir können die Kontrollversuche außerordentlich stark ausdehnen und unsere Ergebnisse absolut einwandfrei sichern.

In dem Momente, in dem wir zur Prüfung pathologischer Fälle übergehen, begeben wir uns im allgemeinen der Möglichkeit, das Serum vor und nach dem Eintritt der Veränderung zu untersuchen. Wir stehen einem bestimmten fertigen Fall gegenüber. Es ist klar, daß man auch hier versuchen muß, Bedingungen zu finden, die jedes Zufallsresultat und jede Fehlerquelle ausschließen. Es ist prinzipiell unrichtig, einen Fall allein zu untersuchen. Er bietet zu wenig Möglichkeiten für Kontrollen. Infolgedessen untersuche man stets mehrere möglichst heterogene Fälle und verwende möglichst verschiedene Organe. Es sei ein solcher Versuch angeführt:

Fall A soll auf Abbau von Leber geprüft werden.

Fall B auf Abbau von Schilddrüse, Struma, Thymus, Ovarium.

Fall C auf Abbau von Gehirn und Hoden.
Fall D auf Abbau von Gehirn.
Fall E auf Abbau von Karzinom (Verdacht auf Magenkarzinom).

Diese fünf Fälle werden zusammen angesetzt. Womöglich wird noch Serum von einem gesunden Individuum oder auch von einer normalen Schwangeren dazu genommen. Zu jedem Serum gibt man Karzinomgewebe, Gehirn usw. Selbstverständlich richtet sich die Zahl der Einzelversuche nach der Menge des gewonnenen Serums. **Jedenfalls sorge man dafür, daß das einzelne Substrat auch bei Fällen mitläuft, bei denen ein Abbau nicht zu erwarten ist.** Findet man nun, daß nur der auf Karzinom verdächtigte Fall mit Karzinom positiv reagiert hat, und sich der Leberabbau nur in dem einen Fall einstellt usw., so ist man seiner Sache ganz sicher. Weiterhin kann man die Resultate durch Verwendung von inaktiviertem Serum und durch die Prüfung der Organe — Ansetzen des Organs mit destilliertem Wasser — sichern.

Von größter Bedeutung für das Ergebnis der Versuche ist, daß jeder einzelne Versuch mit Ruhe und genügend Zeit angesetzt wird. Es ist unmöglich, in kurzer Zeit viele Versuche auszuführen. In Kliniken bleibt gar nichts anderes übrig, als bestimmte Tage ganz für die Ausführung derartiger Versuche zu reservieren.

Es kann nicht genug betont werden, wie enorm

wichtig es ist, jeden einzelnen Versuch durch Kontrollversuche zu sichern. Von großem Vorteil ist natürlich auch die wiederholte Beobachtung des gleichen Falles. Ferner erscheint es mir sehr wichtig, daß entweder dasselbe Substrat mehrfach mit dem gleichen Serum angesetzt wird oder aber das gleiche Gewebe von verschiedenen Darstellungen. Besonders dann, wenn man neue, noch ungeprüfte Substrate verwenden will, tut man gut, nichts zu versäumen, was dazu dienen kann, die Brauchbarkeit der Gewebe rasch kennen zu lernen. Das Dialysierverfahren ist keine Methode, die flüchtiges Arbeiten gestattet. Es verlangt tiefes Eindringen in die Grundlagen der ganzen Methoden und umsichtiges Arbeiten. Nur ein gereifter Forscher mit Erfahrung wird ihm gerecht werden.

Lassen sich mittels der Ergebnisse des Dialysierverfahrens und der optischen Methode klinische Diagnosen stellen?

Es ist sehr wohl möglich, daß bei der Verwendung der Methoden des Fermentnachweises zur Feststellung von Krankheiten, die von bestimmten Lebewesen, speziell von Mikroorganismen, hervorgerufen sind, sich direkt Diagnosen über die Natur der Infektion stellen lassen. Ebenso ist es möglich, Tumoren zu diagnostizieren. Im übrigen wird jedoch nicht einmal bei festgestelltem Abbau von Plazentagewebe sich eine bestimmte klinische Diagnose stellen lassen. Wir wollen annehmen, daß von einem bestimmten Serum Plazenta abgebaut worden ist. Dieses Ergebnis kann durch das Serum einer Schwangeren bedingt sein. Es kann jedoch auch ein Abort vorliegen, der erst wenige Tage zurückliegt, oder aber es handelt sich um die ersten vierzehn Tage nach der Geburt. Endlich kann auch ein Deziduom vorliegen.

Ein Abbau von Gehirnsubstanz kann durch Serum bei Paralyse, bei Dementia praecox, bei Tumoren des Gehirns, bei Abszessen usw. zur Beobachtung kommen. Daraus geht ohne weiteres hervor, daß nur der Arzt und Kliniker die Ergebnisse der optischen Methode und des Dialysierverfahrens richtig verwerten kann. In manchen Fällen wird der negative Befund wichtiger und eindeutiger sein, als der positive, indem sich eine vermutete Störung ausschließen läßt.

Durch immer weitgehendere Spezialisierung in der Auswahl der Substrate wird man auch immer wertvollere Ergebnisse erzielen können. So wird man zurzeit, solange die gesamte Gehirnsubstanz zur Verwendung kommt, eine zentrale Affektion von einer peripheren kaum unterscheiden können, vor allem, wenn auch die Leitungsbahnen betroffen sind.

Es kann nicht genug betont werden, daß die größte Vorsicht in der diagnostischen Verwertung der erhaltenen Resultate notwendig ist. Man darf nicht vergessen, daß noch vollkommenes Neuland vorliegt. Ferner muß immer wieder darauf hingewiesen werden, daß erst eine große Anzahl von Beobachtungen, die, wo immer möglich, durch die Autopsie bestätigt sind, zu bestimmten Schlüssen berechtigen. Es wäre zu bedauern, wenn auf Grund nicht genügend fundierter Beobachtungen weitgehende Schlüsse gezogen würden, die sich nachher als nicht haltbar erweisen.

Es ist vielleicht nicht ganz überflüssig, zu betonen, daß selbstverständlich der Krankheitsbegriff durch die Ergebnisse der Untersuchung des Serums auf plasmafremde Fermente nicht beeinflußt wird. Eine geringfügige Muskelzerrung kann Abwehrfermente gegen Muskelgewebe erzeugen und eine schwere Leberzirrhose kann ohne plasmafremde Fermente sich finden! Niemals wird auf der gegebenen Basis eine „selbständige" Serodiagnostik der Organfunktionen möglich sein. Der vorgeschlagene Weg und die geschilderten Methoden sollen den Arzt in seinen Diagnosen nur unterstützen. Oft wird er unerwartete Aufschlüsse erhalten.

Hervorgehoben werden muß, daß es nicht angeht, die erhaltenen Ergebnisse des Dialysierversuches und der optischen Methode schematisch zu verwerten. So wäre es durchaus verkehrt, wenn jemand das Postulat aufstellen würde, bei Paralyse wird Gehirn abgebaut, und bei Dementia praecox Gehirn und Hoden resp. Ovarien. Ferner darf bei manisch-depressivem Irresein und bei Hysterie kein Organ abgebaut werden! Weshalb sollte nicht jemand, der eine Morbus Basedowii, einen Kropf, eine Nephritis, eine Lebererkrankung usw. hat, an Dementia praecox oder an manisch-depressivem Irresein oder an Hysterie erkranken? Weshalb sollen bei vorhandenen Störungen von seiten des Nervensystems sich nicht noch Organerkrankungen aller Art hinzugesellen können? Es wird jeder einzelne Fall genau untersucht werden müssen. Würde man die oben erwähnten Postulate als zu Recht bestehend behandeln, dann würde das doch heißen, an manisch-depressivem Irresein und an Hysterie erkranken ausschließlich absolut organ-gesunde Individuen! Ich führe diese unsinnige, jedoch ohne Zweifel logische Schlußfolgerung — falls man sich an das erwähnte Postulat hält — nur an, um zu zeigen, wohin es führt, wenn man einen ganz neuen Zweig der Forschung sofort auf Grund weniger Beobachtungen mit Dogmen abgrenzen will.

Man wird ganz sicher bestimmte Typen des Organabbaus bei bestimmten Erkrankungen auffinden. Alle Fälle, die von einem solchen Grundtypus abweichen, wird man eingehend untersuchen müssen. Es können ja mehrere Erkrankungen sich in einem Organismus vereinigt finden. Man wird vor allem auch den klinischen Verlauf der Erkrankung in solchen Fällen besonders sorgfältig weiter zu verfolgen haben.

Vor allem scheint mir, daß einem fundamental wichtigen Punkt bisher keine Beachtung geschenkt worden ist, nämlich der Möglichkeit, daß die therapeutischen Maßnahmen zu Organstörungen führen können. Es fehlen hier die Ergebnisse der experimentell-pharmakologischen Forschung. Es ist ganz gut möglich, daß manche sog. Beruhigungsmittel auf die Dauer nicht ohne Einfluß auf die Funktionen bestimmter Organe bleiben. Speziell bei Untersuchungen auf dem Gebiete der Psychiatrie und Neurologie ist es unbedingt erforderlich, daß angegeben wird, welche Therapie vor der Untersuchung des Serums in Anwendung gekommen war. Abbau von Nervensubstanz bei Anwendung großer Mengen von Narkoticis usw. wäre nichts Überraschendes. Je umsichtiger der Arzt und Kliniker die einzelnen Probleme angeht und je mehr Denkarbeit er aufwendet, um so reichlicher werden seine Bemühungen belohnt werden. Schaltet sich der Arzt mit seiner klinischen Erfahrung und seinem biologischen Denken ganz aus, und versucht er einfach festzustellen, ob die fertige klinische Diagnose und die Resultate des Dialysierverfahrens und der optischen Methode übereinstimmen, dann wird er höchstwahrscheinlich wenig Befriedigung in der ganzen Forschung finden und schließlich seiner Mißstimmung, soviel Mühe „umsonst" aufgewendet zu haben, in einer möglichst „kritisch" gehaltenen Veröffentlichung Luft machen. Sie bedeutet für ihn gleichzeitig den Abschluß der ganzen Forschung. Sie ist für ihn erledigt. Seine Meinung ist gebildet.

Ich will absichtlich als Physiologe nicht auf den Umstand eingehen, daß in nicht wenigen Fällen die klinische Diagnose durch den Obduktionsbefund ganz erheblich korrigiert und richtiggestellt wird, und gewiß oft die wesentlichste Erkrankung neben einer weniger bedeutenden zurücktritt, weil die letztere erheblichere Symptome gemacht hat. Mit den Schwächen, die oft im subjektiven Moment der klinischen Diagnose liegen, dürfen die Ergebnisse des Dialysierverfahrens und der optischen Methode nicht belastet werden!

Wie sollen die Ergebnisse von Dialysierversuchen veröffentlicht werden?[1])

Wenn man die vorliegenden bald über 300 Veröffentlichungen über Resultate durchsieht, die mit meinen Methoden erhalten worden sind, dann drängt sich ohne weiteres der Wunsch auf, es möchten die Ergebnisse einheitlich mitgeteilt werden. Sehr oft findet sich nur angegeben, es wurden so und so viele Fälle untersucht. Die Zahl der Fehldiagnosen beträgt x Prozent. Es ist ganz klar, daß auf diese Weise zahlreiche Veröffentlichungen für die weitere Forschung ganz wertlos sind. Wenn z. B. jemand mit Plazenta auch bei Karzinom eine positive Reaktion erhält, dann wird er das Prozentverhältnis der richtigen und der Fehldiagnosen nach Belieben verschieben können. Umgekehrt wird jemand 100 Proz. richtige Diagnosen melden können, wenn er sich nur an normale Gravidi-

---

[1]) Über die Veröffentlichung der Ergebnisse der optischen Methode vgl. Abschnitt „Methodik".

täten hält, trotzdem vielleicht seine Technik und sein Substrat nicht einwandfrei sind.

Die erste Forderung ist die, daß jeder einzelne Fall genannt wird. Ferner muß die klinische Diagnose und ihre Begründung genau mitgeteilt werden. Man muß wissen, wieviel Serum zur Verwendung kam, und welche Organe angewandt wurden. Wenn sich jene, die über die Karzinomdiagnose gearbeitet haben, immer die Mühe genommen hätten, erstens anzugeben, was für ein Substrat zur Verwendung kam, und was für ein Karzinomfall untersucht wurde, dann würde man ohne Zweifel schon sehr viel weiter sein. Wahrscheinlich könnte man viele Fehldiagnosen auf das ungeeignete, „unreine" Substrat zurückführen.

Ich möchte vorschlagen, daß die Resultate in Tabellenform angeführt werden und zwar, wie folgt:

	Serum in ccm	Serum +			Klinischer Befund
Fall A:	1,5	Magenkarzinom	Leber	Gehirn	Normales Individuum
Ergebnis:	—	—	—	—	
Fall B:	1,0	Struma	Thymus	Ovarium	Morbus Basedowii (alter Fall)
Ergebnis:	—	++	+++	+	
Fall C:	1,5	Gehirn	Hoden	Ovarium	Dementia praecox ♂ (Symptome usw.)
Ergebnis:	—	++	+	—	
Inaktiviertes Serum + die einzelnen Organe Ergebnis:	—				

Gab das Serum allein schon eine positive Reaktion, dann ist es vielleicht zweckmäßig, um die Übersichtlichkeit der Ergebnisse zu erhöhen, das Serum = negativ zu setzen und danach die Angaben über den Ausfall der Reaktion beim Versuch Serum + Organ zu korrigieren. Man könnte durch Einklammern der Serummenge kenntlich machen, daß es in Wirklichkeit eine positive Reaktion ergeben hatte, oder es wird das Ergebnis des Versuches „Serum allein" noch besonders angeführt. Ganz unterdrückt darf es in der Veröffentlichung nicht werden, weil in manchen Fällen das gehäufte Auftreten von positiven Reaktionen beim Versuch „Serum allein" anzeigt, daß wahrscheinlich das Serum nicht nüchtern entnommen wurde. Selbstverständlich müssen die Angaben in der Rubrik „Klinischer Befund" viel ausführlicher gehalten sein, als es in den angeführten Beispielen der Fall ist. Es sei z. B. folgendes Ergebnis erhalten worden:

	Serum in ccm	Serum +			Klinischer Befund
Fall D:	1,5	Ovarium	Plazenta	Schilddrüse	Schwangerschaft
Ergebnis:		(+)	(+)	++	(+)	
Fall E:	1,5					
Ergebnis:		+	+	+	+	Normales Individuum

Es ist nicht möglich, auf den ersten Blick zu erkennen, welches das Ergebnis der Untersuchung ist. Man muß zuerst die einzelnen Befunde mit dem Ergebnis des Serumversuches vergleichen. Viel übersichtlicher gestalten sich die Resultate, wenn die Mitteilung, wie folgt, geschieht.

	Serum in ccm	Serum +			Klinischer Befund
		Ovarium	Plazenta	Schilddrüse	
Fall D:	(1,5)	Ovarium	Plazenta	Schilddrüse	Schwangerschaft
Ergebnis:	—	—	++	—	VI. Monat.
Fall E:	(1,5)				
Ergebnis:	—	—	—	—	Normales Individuum

Je ausführlicher der klinische Befund wiedergegeben wird, um so leichter wird es anderen Forschern möglich sein, die Ergebnisse zu verwerten. Man wird aus einer genauen Wiedergabe der einzelnen Versuche sofort erkennen, mit welcher Umsicht gearbeitet wurde. Stephan und Oeller (vgl. Lit.) muß ich unbedingt beipflichten, wenn sie Kritik an einer großen Zahl der bis jetzt erfolgten Veröffentlichungen üben und Vorschläge zur Vertiefung der ganzen Forschung machen. Ich verfüge selbst über ein sehr großes klinisches Material, das jedoch dadurch an Wert verliert, weil ich die klinischen Diagnosen nur in groben Zügen erfahre und sie nicht selbst nachprüfen kann. Um so mehr müßten es sich die Forscher auf klinischem Gebiete zur Pflicht machen, nur ausgereifte Arbeiten der Öffentlichkeit zu übergeben.

Vollständig wertlos sind statistische Arbeiten. Angaben, wie z. B. „100 Fälle von Karzinom untersucht, davon 90 Proz. positiv und 10 Proz. negativ" sind wissenschaftlich jeden Wertes bar. Man muß doch wissen, was für Karzinomsubstrate zur Anwendung kamen, ferner was für Fälle vorlagen. Endlich ist es von größter Wichtigkeit, zu wissen, ob ein beginnendes Karzinom untersucht wurde oder ein kachektischer Fall. Ebenso ist es von geringem Wert, wenn angeführt wird, daß so und soviele Paralytiker Gehirn abbauten. Es kommt doch auch auf das Krankheitsbild an. Wenn nun gar Fälle gewählt werden, bei denen die Diagnose zum größten Teil subjektiven Erwägungen anheim gestellt ist, dann muß unbedingt das Krankheitsbild die klinische Diagnose ergänzen.

Es fehlen bis jetzt Arbeiten mit klinischen Daten fast vollständig. Vor allem fehlen mehrfach untersuchte Fälle. Es wäre doch ungeheuer wichtig, den gleichen Fall wiederholt zu untersuchen — womöglich in verschiedenen Stadien des Krankheitsverlaufs und, wenn möglich, unter dem Einfluß therapeutischer Maßnahmen. Es ist viel wichtiger, einige wenige Fälle gründlich zu untersuchen, als von Fall zu Fall zu eilen, um rasch ein möglichst großes Material zusammen zu haben. Zurzeit ist ja alles noch im Fluß. Die ganze Untersuchung ist in einem Vorstadium. Es wird versucht, festzustellen, welche Bedeutung die Methoden und die ganzen Gedankengänge vom rein theoretischen Standpunkte aus haben. Erst dann folgt die Prüfung der praktischen Verwertbarkeit der einzelnen Methoden bei ganz bestimmten Fragestellungen. Bis zur Entscheidung dieser Frage ist ein enorm weiter Weg zurückzulegen. Niemals darf jetzt schon das Ergebnis des Dialysierverfahrens oder der optischen Methode in jedem Fall für eine bestimmte Diagnose allein entscheidend sein. Die klinische Diagnose geht zunächst unbedingt vor. Sie darf nicht dem Resultat der biologischen Untersuchung untergeordnet werden, wenn nicht genügende Erfahrungen beweisen, daß die serologische Diagnostik in bestimmten Fällen der klinischen überlegen ist.

Würden die einzelnen Forscher stets eingedenk gewesen sein, daß es sich zurzeit um eine Prüfung der Verwendbarkeit der Methoden bei klinischen Fragestellungen handelt und würden sie sich auf das ungeheuer große Feld der experimentellen Forschung begeben haben, um sich über die eigene Technik ein Urteil zu bilden, dann würde der Fall niemals möglich gewesen sein, daß einzelne Untersucher in leidenschaftlicher Weise für und gegen das ganze Forschungsgebiet Stellung genommen hätten. Besonders auf dem Gebiete der Toxikologie, der Pharmakologie und der experimentellen Pathologie ist die Anwendungsmöglichkeit der Methoden eine sehr große. Hier kann der einzelne Forscher durch Kontrollversuche sich Schritt für Schritt von der Zuverlässigkeit der Methodik überzeugen. Leider ist auf diesen großen Gebieten fast noch gar nichts getan worden.

Unrichtige Beobachtungen sind dann zu erwarten, wenn man versäumt, stets Kontrollen bei jeder einzelnen Versuchsserie mitlaufen zu lassen. Wenn z. B. jemand nur dann Karzinom als Substrat anwenden würde, wenn Verdacht auf Karzinom besteht oder nur dann Tuberkelbazillen, wenn klinisch Tuberkulose vorliegt, dann könnten natürlich 100 Proz. richtige Resultate zustande kommen, trotzdem die Technik keine einwandfreie wäre. Positive Reaktionen müssen besonders sorgfältig gesichert werden. Dieselben Tuberkelbazillen müssen bei Gesunden eine negative Reaktion geben. Geht jedoch jemand von einem Substrat aus, das auch mit Serum von normalen Individuen eine positive Reaktion ergibt, dann ist selbstverständlich eine negative Reaktion überhaupt kaum zu erwarten. Das Substrat ist natürlich vollständig unbrauchbar und muß verworfen werden. Tatsächlich existieren in der Literatur Arbeiten, in denen z. B. angeführt wird, daß Plazenta von jedem Serum — auch von solchen von Männern! — abgebaut wurde, und trotzdem wurde sie als Substrat verwendet![1])

[1]) Vgl. +. B. hierzu L. Michaelis und von Lagermarck (—).

Methodik.

1. Das Dialysierverfahren.

Prinzip der Methodik: Eiweiß diffundiert als Kolloid nicht durch tierische Membranen hindurch, dagegen sind schon die nächsten Abbaustufen, die Peptone, dialysabel. Bringen wir Eiweiß in einen Dialysierschlauch, und stellen wir diesen in Wasser, so wird in der Außenflüssigkeit auch nach langer Zeit kein Eiweiß auftreten. Wenn wir jedoch in den Schlauch neben Eiweiß z. B. Pepsinsalzsäure oder aktives Trypsin geben, so können wir nach kurzer Zeit in der Außenflüssigkeit, dem Dialysat, Verbindungen nachweisen, die aus Eiweiß durch Abbau sich gebildet haben. Es sind dies die sog. Peptone und noch einfachere Abbaustufen. Haben wir irgendeine Flüssigkeit auf ihren Gehalt an proteolytischen, d. h. Eiweiß abbauenden Fermenten zu untersuchen, dann geben wir diese mit Eiweiß zusammen in einen Dialysierschlauch und beobachten, ob in der Außenflüssigkeit, gegen die wir dialysieren, Peptone auftreten. Ist das nicht der Fall, dann schließen wir, daß die Flüssigkeit keine aktiven Fermente enthält, die Eiweiß abbauen können. Finden wir Peptone, dann wissen wir, daß ein Abbau von Eiweiß erfolgt ist. In unserem Falle ist die zu prüfende Flüssigkeit Blutserum. Selbstverständlich bleibt das ganze Verfahren das gleiche, wenn man Zerebrospinalflüssigkeit, Lymphe oder Organextrakte resp. -preßsäfte auf ihre Fähigkeit, Eiweiß abzubauen, untersuchen will.

Wahl der Dialysierhülsen. Die an sie zu stellenden Anforderungen. Ihre Prüfung.

Der Erfolg der Untersuchung auf Eiweiß spaltende Fermente mittels des Dialysierverfahrens ist in erster Linie von der Güte der Dialysiermembran abhängig. Sie muß, um den unten geschilderten Versuchen zu genügen, vor allem zwei Anforderungen entsprechen. Einmal muß sie absolut undurchlässig für Eiweiß und ferner gleichmäßig durchlässig für die Eiweißabbaustufen sein. Würde die Hülse Eiweiß durchlassen, dann würden Peptone vorgetäuscht, wenn man nicht besondere Reaktionen zum Nachweis von Eiweiß zu Hilfe nimmt. Verwendet man Dialysierhülsen, die Peptone verschieden leicht diffundieren lassen, dann käme es bei Anwendung der Ninhydrin-Reaktion zu Täuschungen in der Beurteilung des Ausfalls des Versuches, weil, wie wir gleich vernehmen werden, stets ein Kontrollversuch mit der zu prüfenden Flüssigkeit allein ausgeführt wird, und dessen Ausfall mit demjenigen Versuch zum Vergleiche kommt, bei dem Eiweiß mit der betreffenden Flüssigkeit zusammen zur Dialyse angesetzt wurde.

Würde nun die eine Hülse dichter sein, als die mit ihr im gleichen Versuch befindliche, und Peptone nur schwer oder gar nicht durchlassen, dann wäre natürlich eine große Fehlerquelle vorhanden.

Wir kennen eine sehr große Zahl von Dialysiermembranen. Es zeigte sich, daß nur wenige brauchbar sind. Das Dialysierverfahren erfordert Dialysierschläuche, die wiederholt verwendet werden können. Als die besten Schläuche erwiesen sich diejenigen von Schleicher & Schüll, Düren, Rheinland. Die von dieser Firma abgegebenen Hülsen dürfen auf keinen Fall ohne gründliche Prüfung verwendet werden, weil fast stets Hülsen vorhanden sind, die Eiweiß durchlassen, und ferner auch solche sich finden, durch die Peptone schwer diffundieren. **Eine gründliche Prüfung der Hülsen ist unerläßlich**[1]). Die Hülsen müssen ferner kurz sein. Schlauchart Nr. 579 A ist für das Dialysierverfahren hergestellt worden (Fig. 6). Verwendet man Hülsen, die weit über die Außenflüssigkeit, gegen die man dialysieren will, hinausragen, dann findet zu leicht eine ganz ungleichmäßige Verdunstung des Dialysates statt. Dieses durchtränkt den Schlauch, steigt in ihm hoch und verdunstet dann. Da, wie wir sehen werden, alles davon abhängt, daß das Dialysat

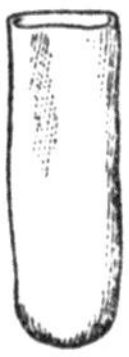

Fig. 6.

---

[1]) Geprüfte Hülsen liefert die Firma Schöps, Halle a. S., doch ist es nach den bisherigen Erfahrungen auf alle Fälle notwendig, sich selbst von ihrer Brauchbarkeit zu überzeugen.

bei den Vergleichsversuchen nicht durch ungleichmäßige Verdunstung in seiner Konzentration beeinflußt wird, muß alles vermieden werden, was diese Fehlerquelle bedingen könnte.

Die erste Aufgabe, die bei der Anwendung des Dialysierverfahrens zu erfüllen ist, ist die Prüfung der Hülsen, die sog. **Eichung der Dialysierschläuche.** Sie erstreckt sich, wie schon betont, auf **Undurchlässigkeit für Eiweiß und ganz gleichmäßige Durchlässigkeit für die Eiweißabbaustufen.**

a) Prüfung der Dialysierhülsen auf Undurchlässigkeit für Eiweiß: Man bereitet sich eine Eiweißlösung. Man nimmt am einfachsten Eiweiß von ganz frischen Eiern[1]) oder Blutserum. 20 ccm ganz frischen Eiereiweißes werden im Meßzylinder mit Wasser auf 100 ccm aufgefüllt. Dann wird durch Umschütteln gut gemischt. Vom Eiereiweiß, das man einem frischen Ei entnimmt, benutzt man nur die flüssigeren Anteile, während Flocken, Häute, kurz festere Produkte, ausgeschaltet werden. Man erhält sonst keine gute Mischung. An Stelle des Eiereiweißes kann man auch Blutserum verwenden.

Nunmehr bereitet man die zu prüfenden Hülsen vor. Sie werden durch Einlegen in kaltes Wasser aufgeweicht. Es dauert dies etwa eine halbe Stunde. Niemals lasse man später die Hülsen wieder

---

[1]) Infizierte Eier werden selbstverständlich zu unrichtigen Ergebnissen führen, weil durch die Mikroorganismen ein Abbau des Eiweißes erfolgt und dann Peptone in der Außenflüssigkeit auftreten.

trocken werden. Sie werden dabei ganz hart und leicht zerbrechlich. Ein Druck genügt dann oft, um Risse in der Hülsenwand hervorzurufen. Die Hülsen müssen stets naß aufbewahrt werden. Sie werden nun in kleine Erlenmeyerkölbchen aus Jenaer Glas[1]) gestellt (Fig. 7, S. 212) und mit 5 ccm der gut gemischten Eiereiweißlösung beschickt. Diese wird mit einer Pipette abgemessen. Es sei hier gleich bemerkt, daß ausschließlich geeichte Pipetten verwendet werden dürfen. Die gewöhnlichen Pipetten des Handels sind oft sehr unexakt. Ferner benutze man nur sog. Auslaufpipetten, d. h. solche, bei denen man nicht erst durch Ausblasen den vollen Inhalt erhält. Bei der Manipulation des Ausblasens kann nämlich leicht etwas Speichel in die Pipette gelangen. Man lege die Pipette beim Auslaufenlassen mit der Spitze der Wand des Gefäßes an, in das die abgemessene Flüssigkeit einfließen soll. Endlich sei darauf hingewiesen, daß die Pipetten ein Saugrohr haben müssen, das möglichst weit über ihre Marke hinausragt. Solche, bei denen die Marke hoch sitzt, sind zu verwerfen. Die Gefahr, daß eine Spur Speichel zum Pipetteninhalt gelangt, ist zu groß. Außerdem ist das Abmessen mit solchen Pipetten sehr mühsam und zeitraubend.

Beim Einfüllen der Lösung in den Schlauch wird die Pipette tief in den Schlauch eingeführt. Man muß pein-

---

[1]) Es empfiehlt sich, nur Glasgefäße aus Jenaer Glas zu benutzen. Sie geben so gut wie kein Alkali ab. Sie zerbrechen beim Erhitzen auch nicht so leicht.

lich genau darauf achten, daß die Eiweißlösung nicht mit der Außenseite der Dialysierhülse in Berührung kommt. Es würde in einem solchen Falle das Dialysat eine positive Reaktion auf Peptone vortäuschen können, wenn man z. B. die Biuretprobe anwendet, denn Eiweiß und Peptone geben die gleiche Probe. Um jede Möglichkeit einer solchen Fehlerquelle auszuschließen, wird die Hülse nach erfolgter Beschickung zwischen Daumen und Zeigefinger am oberen, offenen Ende verschlossen und in fließendem, destilliertem Wasser gründlich abgespült. Bevor man die Hülsen anfaßt, reinige man die Hände gründlich! Dann verschließt man die Hülse in der gleichen Art etwa in ihrer Mitte und läßt nunmehr Wasser in das Innere des oberen Teiles der Hülse treten. Man spült so den Teil der Hülse aus, der beim Dialysieren das Dialysat überragt und ferner ohne Toluolbedeckung ist. Indem man mit den die Hülse verschließenden Fingern gegen das offene Ende der Hülse streicht, entfernt man das eingeflossene Wasser.

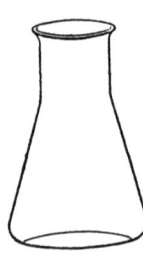

Fig. 7.

Diese ganze Manipulation hat folgenden Zweck. Beim Einfüllen der Eiweißlösung kann es leicht passieren, daß man die Innenseite der Hülse mit der Pipette in der Nähe des freien Randes berührt. Es könnte etwas Eiweißlösung hängen geblieben sein. Diese würde dann nach einiger Zeit eintrocknen und eventuell beim Herausnehmen der Hülse am Schlusse des Versuches durch Verstäubung das Dialysat verunreinigen. Bei **der er-**

wähnten Reinigung des Schlauchinneren verhüte man, daß Wasser in den Schlauchinhalt eindringt! Sehr empfehlenswert ist die Anwendung

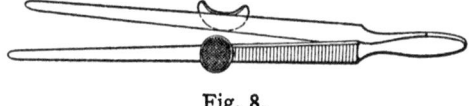

Fig. 8.

von Pinzetten zu der erwähnten Manipulation. Diese müssen genügend breite, parallel gestellte, nicht gerillte Branchen mit abgerundeten Rändern haben. Fig. 8

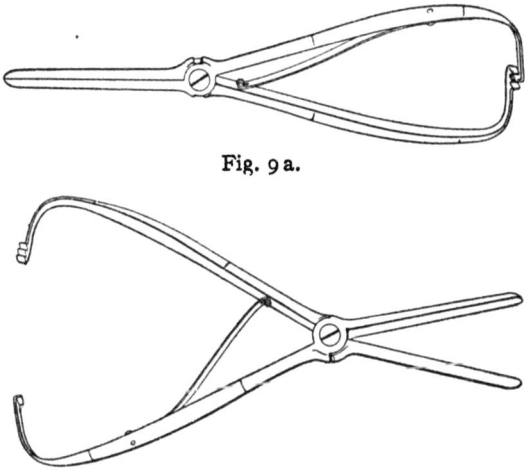

Fig. 9 a.

Fig. 9 b.

und 9a und b zeigen zwei Formen solcher Pinzetten. In Fig. 10 ist dargestellt, wie die Hülse mit der Pinzette gehalten wird, um das Innere des oberen Teils davon auszuspülen. Fig. 11 zeigt das Ausspülen, und in Fig. 12 endlich ist dargestellt, wie mit einer zweiten Pinzette das Wasser aus der Hülse entfernt wird. Mit ihrer Hilfe streicht man durch langsames Vorwärts-

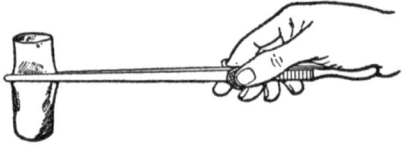

Fig. 10.

bewegen gegen den offenen Teil der Hülse das noch vorhandene Wasser hinaus. Selbstverständlich muß man diese ganze Manipulation sehr sorgsam vornehmen, damit nicht die Hülse verletzt wird.

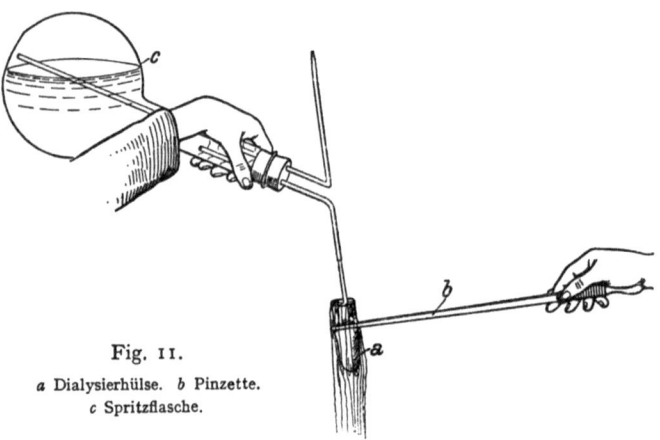

Fig. 11.
a Dialysierhülse. b Pinzette.
c Spritzflasche.

Die abgespülten Hülsen werden nunmehr in Erlenmeyerkölbchen gebracht, die mit 20 ccm sterilisiertem, destilliertem Wasser beschickt sind. Niemals darf das Beschicken der Dialysierhülsen in den Kölbchen geschehen, in denen man die Dialyse vornehmen will. Es kann zu leicht etwas aus der Pipette in das Kölbchen fallen. Um Fäulnis zu ver-

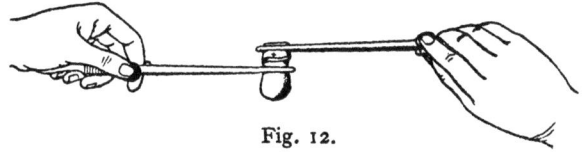

Fig. 12.

hindern, überschichtet man die Außenflüssigkeit und den Hülseninhalt mit einer ca. $^1/_2$ cm hohen Schicht Toluol. (Vgl. Fig. 13.) Am besten bedeckt man die Kölbchen mit einer Glasplatte, wenn man es nicht vorzieht, verschließbare Gefäße anzuwenden. Die Dialyse wird entweder bei Zimmertemperatur vorgenommen oder noch besser in einem verschließbaren Raume bei konstanter Temperatur. So kann man z. B. die Kölbchen in einen Brutschrank einschließen.

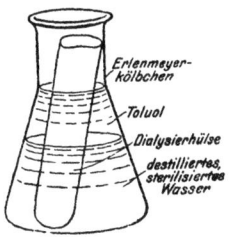

Fig. 13.

Nach ca. 16 Stunden — die Zeit spielt bei dieser Prüfung keine Rolle, weil die Hülsen ja nur auf Undurchlässigkeit gegenüber einem Kolloid geprüft werden — wird die Dialyse unterbrochen. Es werden die Erlenmeyerkölbchen, die zweckmäßig numeriert sind, in einer Reihe aufgestellt. Nunmehr entnimmt man mittels einer Pipette, die man mit dem Zeigefinger verschlossen rasch durch die Toluolschicht durchführt,

10 ccm des Dialysates und bringt es in ein Reagenzglas aus Jenaer Glas, das am besten die gleiche Nummer, wie das entsprechende Erlenmeyerkölbchen, trägt. Man vermeidet so am besten Verwechslungen. Selbstverständlich muß für jedes Dialysat eine besondere, absolut reine, trockene Pipette verwendet werden. Es empfiehlt sich nicht, das Überführen der Dialysate in die Reagenzgläser mit ein und derselben Pipette, die dann jedesmal rasch gereinigt und getrocknet wird, vorzunehmen, weil zu leicht Verunreinigungen vorkommen können. Sehr leicht dringt etwas Speichel in den Teil der Pipette ein, der beim sog. Reinigen nicht mit Wasser, Alkohol und Äther bespült wird. Es wird, wenn die genannten Flüssigkeiten mit dem Mund aufgesaugt werden, im Gegenteil eventuell bei jeder Operation erneut Speichel hinzugefügt. Wird dann das Dialysat aufgenommen, dann wird dieses sicher über die Marke der Pipette hinaufgesogen und kann sich nunmehr mit dem Speichel mischen! Verfügt man über Reagenzgläser, die eine Marke tragen, die 10 ccm abgrenzt, dann kann man bei der Prüfung auf Eiweiß auch so verfahren, daß man das Toluol nach Herausnahme der Hülse abgießt und nunmehr das Dialysat direkt in das Reagenzglas einfüllt. Es kommt bei der Anstellung der Biuretreaktion nicht auf peinlich exaktes Abmessen an. Ferner schadet etwas Toluol nichts.

Jetzt gibt man zu jeder Probe im Reagenzglas ca. 2,5 ccm 33 proz. Natronlauge. Man verwende zur Herstellung dieser Lösung nur reinstes **Natriumhydroxyd** und überzeuge sich, daß destilliertes Wasser

+ 2,5 ccm 33 proz. Natronlauge + verdünnte Kupfersulfatlösung keine Biuretreaktion geben! Diese Kontrolle dient dann auch zum Vergleich mit den übrigen Proben. Man mischt nunmehr den Inhalt des Reagenzglases — Dialysat + Natronlauge — und zwar durch Hin- und Herbewegen und nicht durch Verschließen desselben mit dem Daumen und Umschütteln, weil sonst zu leicht Verunreinigungen eintreten können. Sehr oft trüben sich die Dialysate beim Vermischen mit der Natronlauge. Es stört dies die Reaktion nicht. Zur Prüfung auf durchgetretenes Eiweiß stehen uns verschiedene Methoden zur Verfügung. Am besten hat sich uns die Biuretreaktion bewährt. Man könnte auch die Präzipitinbildung unter Anwendung von vorbereitetem Serum benutzen, doch ist solches Serum nicht immer zur Hand. Ferner könnte man daran denken, das Ninhydrin zu verwenden. Dieses ist jedoch nicht so empfindlich für Eiweiß. Das Ninhydrin reagiert unter anderem mit Verbindungen, die in α-Stellung zum Karboxyl eine Aminogruppe tragen, unter Bildung eines blauen bis violetten Farbstoffes, sofern die Konzentration der reagierenden Verbindungen eine genügend große ist. Das große Eiweißmolekül besitzt nicht viele freie Amino- und Karboxylgruppen. Sobald es abgebaut wird, werden solche Gruppen frei. Die Ninhydrinreaktion fällt um so stärker aus, je tiefer das Eiweiß abgebaut wird, vorausgesetzt, daß die Abbaustufen zugegen bleiben. Mit jeder Spaltung wird eine Amino- und eine Karboxylgruppe frei. Die Biuretreaktion verhält sich ganz anders. Je tiefer der

Eiweißabbau geht, um so schwächer fällt schließlich sie aus. Wird eine gewisse Grenze im Abbau überschritten, so wird sie negativ. Auch Sulfosalicylsäure wird als Reagenz auf Eiweiß empfohlen.[1])

Die Biuretreaktion ist leider ziemlich schwer zu erkennen, wenn es sich um den Nachweis von Spuren von Violettrotfärbung handelt. Das Auge ist für diese Farbe offenbar wenig empfindlich. Es existieren große individuelle Unterschiede. Vermag jemand nicht, eine schwache Biuretreaktion zu erkennen, dann ist er auf bereits geeichte Hülsen angewiesen, oder er muß sich mit der Ninhydrinreaktion oder der Sulfosalizylsäure behelfen und versuchen, durch längere Dialyse den Eiweißgehalt des Dialysates der für Eiweiß durchlässigen Hülsen zu steigern. Da nun sowohl das Eiweiß des Eies als auch das Serum an und für sich Stoffe enthält, die mit Ninhydrin reagieren und dialysieren, so muß man bei Verwendung dieser Reaktion mit einer geeichten Hülse ausprobieren, welche Menge der betreffenden Eiweißlösungen man anwenden darf, ohne daß das Dialysat an und für sich eine positive Ninhydrinreaktion ergibt. Die Ausführung der Ninhydrinprobe ist unten bei der Prüfung auf gleichmäßige Durchlässigkeit für Eiweißabbaustufen beschrieben.

Die Biuretreaktion wird, wie folgt, vorgenommen: Man gibt zu den mit Natronlauge durchmischten Dialysaten je 1 ccm einer sehr verdünnten, wäßrigen

---

[1]) Vgl. hierzu auch S. 309 und ferner den Nachtrag am Schluß des Textes.

Kupfersulfatlösung, — z. B. 1 : 500. Diese Lösung läßt man mit einer Pipette langsam an der Wand des Reagenzglases herabfließen, so daß eine Überschichtung erfolgt. Man betrachtet nach einer halben Stunde im durchfallenden Lichte, oder indem man hinter die Reagenzgläser ein Milchglas hält, die Grenzschicht zwischen der blauen, oft durch Ausfallen von Kupferhydroxyd getrübten Schicht und der darunter befindlichen farblosen Flüssigkeit. Die geringste Spur von Violett- bis Rosafärbung beweist, daß die Hülse, die das betreffende Dialysat geliefert hat, unbrauchbar ist. Oft erkennt man das Vorhandensein von Eiweiß auch schon daran, daß das ausgefallene Kupferhydroxyd sich nach einiger Zeit — etwa im Laufe einer halben Stunde — auflöst. Es entsteht eine klare, violettrote Schicht, die in die übrige Flüssigkeit hineindiffundiert. Man sei bei dieser Prüfung eher zu streng, d. h. man verwerfe auch dann die Hülsen, wenn die Biuretreaktion ein unsicheres Resultat ergeben hat.

Die Figuren (1—5, XI) auf Tafel II demonstrieren die Biuretreaktion. Fig. 1 zeigt eine negative Probe. Die Grenzschicht zwischen der Kupfersulfatlösung, die ausgefälltes Kupferhydroxyd (in der Figur nicht kenntlich gemacht) enthält, und der unten stehenden Lösung ist rein blau. Bei Fig. 2 ist diese Schicht rötlich-violett. Beim längeren Stehen beginnt die Grenze zwischen den Schichten sich zu verändern (Fig. 3 und 4). Allmählich erfolgt auch Abscheidung von braunem bis schwarzem Kupferoxyd (Fig. 5).

b) **Prüfung der Dialysierhülsen auf gleichmäßige Durchlässigkeit für Eiweißabbauprodukte.** Diejenigen Hülsen, die kein Eiweiß durchgelassen haben, werden zunächst gründlich gereinigt. Ihr Inhalt wird ausgegossen. Dann bringt man die Hülsen am besten auf ein mit einem Filtriertuch bedecktes Sieb und läßt ca. eine Stunde lang Wasser über sie fließen

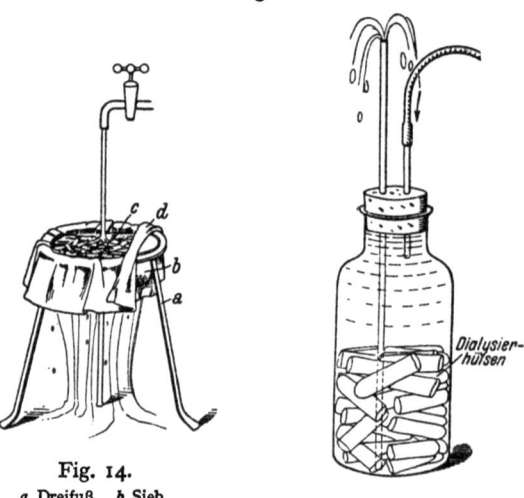

Fig. 14.
a Dreifuß. *b* Sieb. *c* Hülsen. *d* Filtriertuch.

Fig. 15.

(vgl. Fig. 14), oder man behandelt sie, wie Fig. 15 zeigt. Die Hülsen werden in eine Flasche gebracht und im strömenden Wasser gewaschen. Darnach bringt man sie in sterilisiertes, destilliertes Wasser und schwenkt sie gut ab. Zur Sicherheit wirft man sie endlich auf höchstens eine viertel Minute in siedendes, destilliertes Wasser. Es sei gleich hier bemerkt, daß die Erfahrung gezeigt hat, daß die Hülsen das Kochen nicht gut vertragen. Sie werden leicht zu dicht. Nach dem Wässern werden die Hülsen auf Fließpapier gelegt, damit das anhaftende Wasser abfließen kann. Nunmehr werden sie mit 5 ccm einer 0,5 proz. Seidenpeptonlösung (Seidenpepton Höchst) beschickt[1]). Man muß sich natürlich zuvor davon überzeugen, daß diese Seidenpeptonlösung eine deutlich positive Ninhydrinreaktion gibt. Die Konzentration wird beim Dialysieren gegen 20 ccm Wasser stark herabgesetzt. Sehr empfehlenswert ist eine Prüfung der Hülsen in zwei Versuchen mit zwei verschieden konzentrierten Peptonlösungen. Eine 1- und 0,5 proz. Lösung sind z. B. sehr vorteilhaft. Man entgeht durch diese mehrfache Prüfung Täuschungen. Nur diejenigen Hülsen, die alle beide Prüfungen bestehen, behalte man.

Nach dem Beschicken der Hülsen mit der Peptonlösung spüle man jede einzelne Hülse sorgfältig mit Wasser ab und setze sie nunmehr in ein mit 20 ccm sterilisiertem, destilliertem Wasser beschicktes Erlenmeyerkölbchen (vgl. hierzu Fig. 13, Seite 215). Es wird die Außenflüssigkeit und der Inhalt der Hülse mit Toluol überschichtet. Auch hier dialysiert man am besten, um ganz gleiche Bedingungen für alle Hülsen zu haben, im Brutschrank.

Nach ca. 16 Stunden wird die Ninhydrinreaktion angestellt. Da diese Reaktion von den Konzentrationsverhältnissen abhängig ist,[2]) so sind bei dieser

---

[1]) Absolut ungeeignet ist Wittepepton!
[2]) Man stelle sich, um den Einfluß der Konzentration der die Ninhydrinreaktion gebenden Stoffe auf den Ausfall der Farb-

Probe ganz besonders die folgenden Fehlerquellen zu beachten. Einmal darf das Dialysat nicht verschieden stark eindunsten. Aus diesem Grunde gibt man viel Toluol zu und bedeckt am besten das Erlenmeyerkölbchen mit einer Glasplatte. Es ist klar, daß, wenn die verschiedenen Dialysate verschieden stark eingedunsten würden, schon dadurch die Ninhydrinreaktion verschieden stark ausfallen müßte. Einmal reagieren konzentrierte Lösungen an und für sich stärker und zweitens würde selbst dann, wenn dieser Umstand nicht in Betracht käme, die Färbung eine intensivere sein, weil die gleiche Farbstofflösung in konzentrierterer Form intensiver gefärbt ist. Es wirken somit zwei Momente zusammen. Die zweite Fehlerquelle liegt im Kochen der einzelnen Proben, das vorgenommen wird, um die Farbstoffbildung hervorzurufen. Wir kommen auf diese gleich zurück.

Bei der Anstellung der Ninhydrinreaktion muß man stets daran denken, daß das Ninhydrin ein äußerst empfindliches Reagenz auf Eiweißstoffe, auf Peptone, Polypeptide und Aminosäuren ist. Der Schweiß reagiert stark mit Ninhydrin und auch die Epidermis-

---

reaktion zu studieren, eine Reihe von Lösungen von Seidenpepton dar, die alle die gleiche Menge davon in 1, 2, 3, 4, 5 usw. ccm. Wasser enthalten. Dann füge man zu jeder Probe 0,2 ccm einer $1^0/_0$igen wässrigen Ninhydrinlösung und koche genau eine Minute. Die Farbenintensität ist am größten bei der konzentriertesten Seidenpeptonlösung und selbstverständlich bei der verdünntesten Lösung am schwächsten resp. gleich Null. Auch, wenn man schließlich nach Ausführung der Reaktion alle Proben auf das gleiche Volumen bringt, sind die Unterschiede in der Farbenintensität nicht ausgeglichen.

schuppen usw. Es ist am vorteilhaftesten, jede Berührung des Dialysierschlauches mit den Händen zu vermeiden und diesen nur mit ausgekochter Pinzette anzufassen. Alle Utensilien müssen absolut rein und trocken sein. Man verlasse sich nicht auf eine Schnelltrocknungsmethode. Das schließt zum vorneherein aus, daß man bei der Überführung des Dialysates in das Reagenzglas mit einer Pipette auskommt. Man muß auch für die eigentlichen Versuche so viele Pipetten à 10 ccm zur Verfügung haben, als man Dialysate zu untersuchen hat. Die Reagenzgläser müssen selbstverständlich absolut rein und trocken sein. Ferner müssen sie genau gleich weit sein. Das Abgießen des Dialysates in die Reagenzgläser ist nicht statthaft, weil das Toluol die Reaktion stören kann. Vor allem verhindert es das richtige Kochen, weil die Gefahr des Anbrennens besteht. Sobald die Dämpfe drohen Feuer zu fangen oder wirklich brennen, so wird der nicht erfahrene Untersucher das Kochen sogleich unterbrechen. Damit begibt er sich jeder Möglichkeit, alle Proben genau gleich lang zu kochen. Es genügt schon, wenn das Reagenzglas nur für einen Moment von der Flamme entfernt wird, um Ungleichheiten hervorzurufen.

Der Ausfall der Ninhydrinprobe ist ferner vom H- und OH-Ionengehalt der Lösung in hohem Grade abhängig. Es sind, um einen Einfluß des Alkaligehaltes der Reagenzgläser auszuschließen, wie schon betont, solche aus Jenaer Glas besonders zu empfehlen.[1]

---

[1] Vgl. hierzu auch H. Deetjen und E. Fränkel, siehe Lit.

— 224 —

Im einzelnen verfährt man, wie folgt: Man beschickt die der Zahl der Versuche entsprechende Anzahl Reagenzgläser mit 0,2 ccm einer 1 %igen Ninhydrinlösung. Das Abmessen der 0,2 cm der 1 %igen Ninhydrinlösung geschieht mit einer kapillaren Pipette[1]), die 1 ccm faßt (vgl. Fig. 16). Sie soll so beschaffen sein, daß man mit Leichtigkeit 0,01 ccm abmessen kann. Ist jemand im Pipettieren sehr unsicher, so verwende er 1 ccm einer 0,2 %igen Ninhydrinlösung (0,2 g Ninhydrin gelöst in 100 ccm sterilisiertem, destilliertem Wasser).

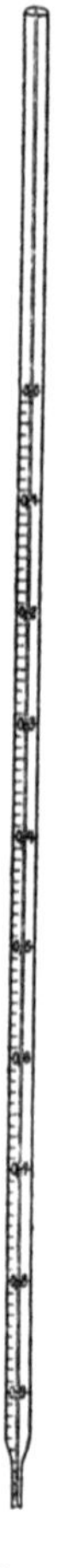

Die 1 %ige Ninhydrinlösung bereitet man sich, wie folgt: Das Ninhydrin = Triketohydrindenhydrat (Ruhemann),

$$C_6H_4\diagup \genfrac{}{}{0pt}{}{CO}{CO}\diagdown C(OH)_2,$$

wird in Packungen zu 0,1 g in den Handel gebracht. Diese Menge schüttet man aus dem Röhrchen in einen Meßkolben à 10 ccm. Nunmehr klopft man die Substanz aus dem Röhrchen möglichst aus, indem man dieses in den Hals des Meßkolbens einführt. Es gelingt nicht, auf diese Weise die 0,1 g Ninhydrin quantitativ in den Meßkolben überzuführen. Man muß vielmehr den Rest des Ninhydrins im

Fig. 16. Röhrchen mit destilliertem und sterilisiertem

---

[1]) Niemals verwende man etwa ein Tropfglas!

Wasser zur Lösung bringen. Diese gießt man in den Meßkolben und spült noch einige Male das Röhrchen mit Wasser aus. Jetzt füllt man den Meßkolben bis fast zur Marke auf. Das Ninhydrin ist in Wasser ziemlich schwer löslich. Man muß, um rasche Lösung herbeizuführen, etwas erwärmen. Am besten stellt man den Meßkolben in den Brutschrank. Sobald Lösung eingetreten ist, läßt man abkühlen und füllt dann bis zur Marke auf.

Die Ninhydrinlösung ist nicht unbegrenzt haltbar. Sie kann infiziert werden. Auch ist die Lösung lichtempfindlich. Man kann sie in einem braunen Meßkolben aufbewahren. Nötig ist das nicht, denn wenn man sich jedesmal nur 10 ccm der Lösung bereitet, so wird sie stets rasch aufgebraucht sein.

Es ist vorteilhafter, zuerst die Ninhydrinlösung in das Reagenzglas einzufüllen und erst dann das Dialysat, weil es doch einmal vorkommen kann, daß bei der Abmessung der Ninhydrinlösung ein Fehler passiert. Der betreffende Versuch ist dann unbrauchbar geworden, wenn der Zusatz des Ninhydrins zum Dialysat erfolgte.

Man führt auch hier die mit dem Finger verschlossene Pipette durch die Toluolschicht hindurch und nimmt dann 10 ccm vom Dialysat auf. Das Durchführen der Pipette im verschlossenen Zustande hat den Zweck, zu verhindern, daß Toluol aufgenommen wird. Nachdem alle Reagenzgläser mit 10 ccm Dialysat beschickt worden sind, gibt man einen Siedestab hinzu. Dieser ist unbedingt notwendig, weil nur ganz gleichmäßiges Kochen eine vergleichbare Farbreaktion ermöglicht. Die Siedestäbe des Handels werden in etwa 10 cm lange Stücke geteilt, dann kocht man sie mit destilliertem Wasser aus. Sie werden bei 60—70° getrocknet und dann in einem sorgfältig verschlossenen Glasgefäß aufbewahrt. Die Siedestäbe dürfen nicht feucht aufgehoben werden. Einmal würde bei ihrer Verwendung in diesem Zustande eine Fehlerquelle durch den verschiedenen Gehalt der einzelnen Stäbe an Wasser bedingt sein, und dann tritt leicht Schimmelbildung ein. Man darf die Siedestäbe auch nicht bei höherer Temperatur trocknen, weil sonst leicht Bräunung eintritt. Solche Siedestäbe geben dann beim Kochen einen braunen Farbstoff ab und machen dadurch eine exakte Beobachtung unmöglich. Niemals greife man die Siedestäbe mit der Hand an. Sie werden mit der Pinzette in die Reagenzgläser gebracht.

Jetzt beginnt das Kochen. Die Art, wie man kocht, ist für die Ausführung der Probe von ausschlaggebender Bedeutung. Es muß intensiv gekocht werden. Gleichzeitig muß vermieden werden, daß auch nur eine Spur der Flüssigkeit überspritzt oder ungleichmäßiges Verdunsten eintritt. Sind alle Proben gekocht, dann überzeuge man sich sofort, daß in allen Reagenzgläsern die Flüssigkeit genau gleich hoch steht. Am besten verwendet man weite Reagenzgläser, bei denen 10 ccm Inhalt durch eine Marke kenntlich gemacht ist. Man kann dann schnell feststellen, ob das wichtige Postulat des ganz gleichartigen Kochens erfüllt ist.

Das Reagenzglas wird zuerst mittels eines Halters mitten in die Flamme eines Bunsenbrenners geführt. (Vgl. hierzu Fig. 17, S. 228). **Die Flamme soll hoch sein.** Man beobachtet nun scharf, wann an der Wand des Reagenzglases die ersten Gasblasen auftreten Es ist dies nach wenigen Sekunden (meist 10) der Fall. Von diesem Punkte an rechnet man den Beginn des Siedens und kocht bis die Minute voll ist. Nach 10—15 Sekunden tritt lebhaftes Sieden ein. Sobald dieser Punkt erreicht ist, führt man das Reagenzglas an den Rand der Flamme und kocht in **halber Flammenhöhe** weiter. Man kann auf diese Weise ununterbrochen lebhaft kochen, so daß die Flüssigkeit bis über die Hälfte des Reagenzglases hinaus sich bewegt, ohne daß es zum Überkochen kommt. Man wende auch nicht einen Bruchteil einer Sekunde seine Aufmerksamkeit vom Kochen! Es hängt alles von der richtigen Durchführung dieser Operation ab. Wird zu schwach gekocht, dann kann unter Umständen jede Reaktion ausbleiben. Wird bei den einzelnen Proben verschieden stark gekocht, dann wird die Intensität der Farben eine verschiedene sein. Kurz, man kommt zu fehlerhaften Resultaten.

Die Figuren 17—20, Seite 228, zeigen die vier Phasen des Kochens des Dialysates mit Ninhydrin.

Fig. 17 zeigt den Beginn des Kochens. Das Reagenzglas wird sofort mitten in die Flamme eingeführt, so daß es mit der Kuppe ihren inneren blauen Kegel berührt. Am Siedestab zeigen sich kleine Luftblasen. Sie haben mit dem Sieden nichts zu tun. Es ist Luft, die an den feinen Fasern des Siedestabes hängen geblieben ist.

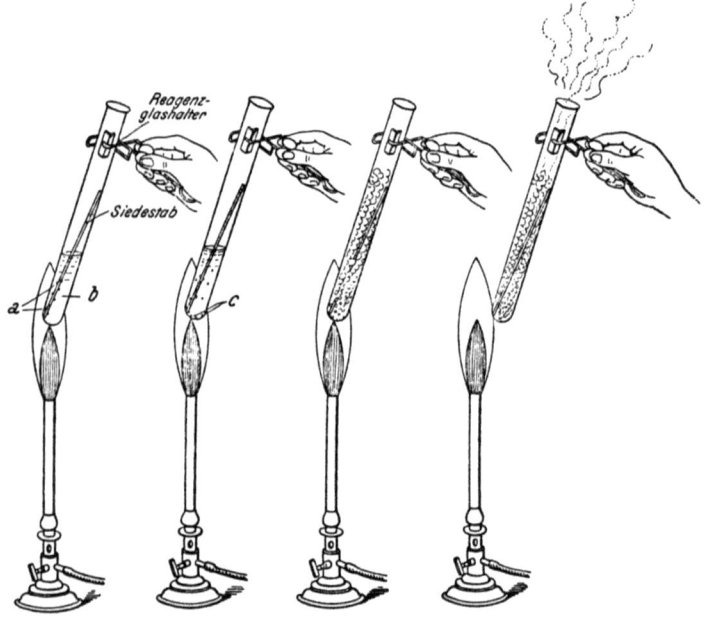

Fig. 17.   Fig. 18.   Fig. 19.   Fig. 20.

a Am Siedestab sitzende Luftblasen.   *b* Dialysat + Ninhydrin.
c Von der Reagenzglaswand sich ablösende, den Beginn des Siedens anzeigende Luftblasen.

Fig. 18. Man achtet scharf auf das Auftreten von Luftbläschen, die sich an der Wand des Reagenzglases zeigen. Sobald die ersten Bläschen erkennbar sind, beginnt die Berechnung der Kochzeit. Am besten bestimmt man sie mit einer Stoppuhr. Das Reagenzglas bleibt an der gleichen Stelle der Flamme, bis lebhaftes Sieden erfolgt.

Fig. 19. Nach 10—15 Sekunden langem Erhitzen beginnt die Flüssigkeit lebhaft zu sieden. Sie würde überkochen, wenn man nicht jetzt das Reagenzglas aus der Mitte der Flamme an ihren Rand führen würde.

Fig. 20 zeigt die Stellung des Reagenzglases zur Flamme während des lebhaften Kochens. Es wird genau in der Mitte der Höhe des Randes der Flamme gehalten und verbleibt da, bis die Minute vollendet ist.

Das Reagenzglaz wird dann sofort von der Flamme entfernt und in ein Reagenzglasgestell gestellt.

Man entfernt nun die Siedestäbe aus den einzelnen Reagenzgläsern,[1] wartet eine halbe Stunde ab und vergleicht nun die Intensität der Blaufärbung bei den einzelnen Proben. Man erkennt, daß eine bestimmte Farbenintensität vorwiegt. Alle Proben, die schwächer oder stärker gefärbt sind, als die Mehrzahl der Proben, werden notiert und dann diejenigen Hülsen, die die entsprechenden Dialysate geliefert haben, verworfen. Man muß auch hier streng sein, weil man sonst bei den eigentlichen Versuchen Täuschungen erlebt. Es kann z. B. der Fall eintreten, daß Serum allein und Serum + Organ genau gleich wenig mit Ninhydrin reagierende Verbindungen, die dialysabel sind, enthalten, wir erhalten jedoch bei der Probe mit dem Dialysat des Versuches

---

[1] Die Siedestäbe werden nach dem Gebrauch verworfen. Sie dürfen nur einmal verwendet werden.

Serum + Organ eine positive Reaktion, weil die Hülse durchlässiger für Eiweißabbauprodukte ist als die Hülse des Kontrollversuches. **Man darf bei der Prüfung auf gleichmäßige Durchlässigkeit für Pepton nicht außer acht lassen, daß es nicht nur darauf ankommt, daß die Hülsen für die Abbaustufen aus Eiweiß gleichmäßig, sondern vor allem auch leicht durchlässig sind.** Daher prüfe man auch mit verdünnter (0,5 %iger) Seidenpeptonlösung. Ist die Farbenintensität ganz allgemein sehr schwach — die Erfahrung ermöglicht bald ein Urteil —, dann verwerfe man alle Hülsen. Oft kann man auch Gruppen von Hülsen zusammenstellen, die unter sich gleichmäßig für Seidenpepton durchlässig sind. Es kann z. B. vorkommen, daß bei der Prüfung von 24 Hülsen 12 unter sich genau gleich durchlässig sind und weitere 8 zwar von den genannten 12 sich etwas unterscheiden, jedoch unter sich übereinstimmen. In einem solchen Fall bewahrt man die 12 und ferner die 8 Hülsen für sich auf und verwendet sie niemals gemeinsam, sondern jede Gruppe für sich.[1])

Die für Eiweißabbaustufen gleichmäßig und leicht durchlässigen Hülsen werden nunmehr

---

[1]) Nach meinen Erfahrungen wird sehr oft der Fehler begangen, daß namentlich beim Nachkauf von Hülsen für Pepton ganz verschieden durchlässige Hülsen vermischt werden. Da die Prüfung auf gleichmäßige Durchlässigkeit für Pepton so außerordentlich leicht ist, so soll sie immer wieder ausgeführt werden, damit man ganz sicher weiß, daß vergleichbare Resultate erhalten werden.

gründlich ausgespült, 15 Sekunden in kochendes Wasser getaucht und dann in eine sterilisierte Flasche gebracht. Man fügt sterilisiertes Wasser zu und ferner die gleiche Menge Toluol. Die Flasche soll mit der Flüssigkeit vollständig angefüllt sein. Die Hülsen sind nunmehr zum Gebrauch fertig. Sie werden mit einer sterilisierten Pinzette der Flasche entnommen und am besten während allen Manipulationen nicht mit den Fingern berührt.

Die Hülsen müssen selbstverständlich auch später nach jedem einzelnen Versuche peinlich genau gereinigt werden. Es muß, wie S. 220 geschildert, nach jedem Gebrauch eine gründliche Durchspülung der Diffusionshülsen vorgenommen werden. Es genügt nicht, wenn man die Hülsen, deren Inhalt man entfernt hat, einfach in ein Gefäß mit Wasser legt. Das Wasser muß fortwährend gewechselt werden. Am besten ist es, die Hülsen zunächst durch direktes Ausspülen unter der Wasserleitung — wobei jeder heftige Strahl zu vermeiden ist — zu reinigen. Dann wässert man sie in einer der auf S. 220 beschriebenen Arten. Es ist auch sehr zu empfehlen, nicht zu selten das Wasser zu erneuern, in dem man die Hülsen aufbewahrt.

Die Vorschrift über die Ausführung der Ninhydrinreaktion ist rein empirisch ausgearbeitet. Es ist ganz gut möglich, daß es noch bessere Bedingungen für ihren Ausfall gibt. Die Hauptsache ist, daß stets vergleichbare Werte erhalten werden. Die mitgeteilten Bedingungen haben sich bis jetzt bewährt.

Die Prüfung der Hülsen auf gleichmäßige Durchlässigkeit einer möglichst verdünnten Peptonlösung läßt sich dadurch erleichtern, daß man alle Reagenzgläser zugleich in einem Paraffinölbad gleichmäßig erwärmt[1]). Es kommt bei der vergleichenden Prüfung der Hülsen auf ihre Durchlässigkeit für Peptone in erster Linie darauf an, daß die ganze Untersuchung unter absolut den gleichen Bedingungen durchgeführt wird. Gleichzeitig muß auch in Betracht gezogen werden, daß die Prüfung dann unter den geeignetsten Bedingungen vorgenommen wird, wenn sie genau gleich denen sind, die man nachher bei den eigentlichen Versuchen innehält. Es könnte z. B. sein, daß bei lang ausgedehntem Erhitzen im Paraffinölbad eine schwach positive Reaktion eintritt. In Wirklichkeit sind jedoch die Hülsen für Peptone zu wenig durchlässig, und es würden die Dialysate beim eine Minute langen Erhitzen mit Ninhydrin keine Farbreaktion zeigen. Aus diesem Grunde ziehe ich persönlich das Erhitzen von Hand vor. Man kann dabei den ganzen Kochprozeß genau verfolgen und feststellen, ob alles richtig verlaufen ist. Verwendet man jedoch ein z. B. auf 150^0 erwärmtes Bad zur Prüfung der Durchlässigkeit der Hülsen für Peptone, dann muß man entweder feststellen, wie lange Zeit erhitzt werden muß, um eine Farbenintensität zu erhalten, die jener entspricht, die man erhält, wenn man, wie beschrieben, eine Minute lang von Hand kocht, oder aber man muß auch die eigentlichen Versuche unter genau den

---

[1]) Vgl. hierzu auch Oeller und Stephan, siehe Lit.

gleichen Bedingungen im Paraffinölbad erhitzen. Jedenfalls muß man bei Verwendung eines Bades die Reagenzgläser vor dem Eindringen von Wasser schützen und am besten durch besondere Maßnahmen, wie z. B. Ausbauchung des oberen Endes des Rohres, verhindern (vgl. Fig. 21), daß Verluste durch Hochsteigen der Flüssig-

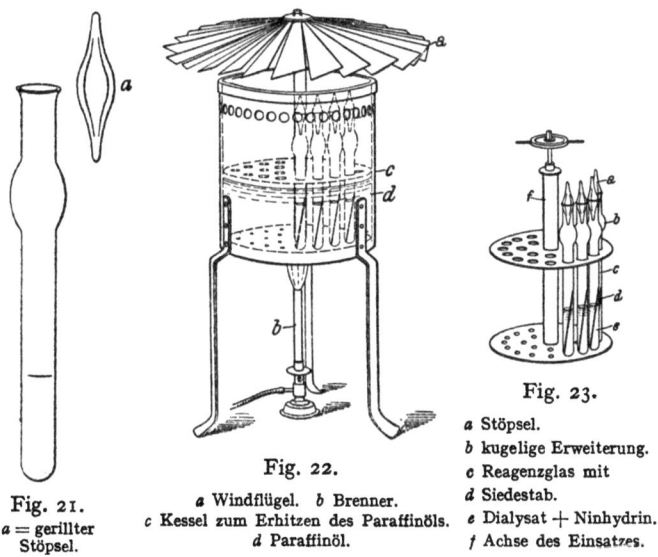

Fig. 21.
a = gerillter Stöpsel.

Fig. 22.
a Windflügel. b Brenner.
c Kessel zum Erhitzen des Paraffinöls.
d Paraffinöl.

Fig. 23.
a Stöpsel.
b kugelige Erweiterung.
c Reagenzglas mit
d Siedestab.
e Dialysat + Ninhydrin.
f Achse des Einsatzes.

keit entstehen können. Der Vorteil der Verwendung einer gemeinsamen Erhitzung der einzelnen Proben liegt in der Zeitersparnis. Eine allgemeine Empfehlung eines bestimmten Apparates wird erst nach weiteren Erfahrungen möglich sein.

Einen solchen Apparat, der zur Prüfung der Hülsen auf gleichmäßige Durchlässigkeit für Peptone in Verwendung ist, zeigt Fig. 22. Er besteht aus einem

Kessel, dessen Wand im oberen Teil Löcher besitzt. Als Erhitzungsflüssigkeit benutzt man am besten Paraffinöl. Kochsalzwasser ist deshalb nicht brauchbar, weil die Gefäßwand mit der Zeit angegriffen wird. Im Kessel befindet sich ein entfernbarer Einsatz (Fig. 23, S. 233). Er besteht aus einem Gestell für Reagenzgläser. Ist der Einsatz mit diesen beschickt, dann wird er in das Ölbad eingetaucht. Nun wird mit ihm ein Windflügel fest verbunden. Dieser wird beim Erwärmen des Kessels durch die aufsteigende warme Luft in Bewegung gesetzt. Dabei wird der Einsatz beständig im Ölbad herumgedreht, wodurch eine gleichmäßige Mischung und Erwärmung des Bades erzielt wird. Die Flügel des Windrades sind so gestellt, daß Wasser, das beim Verdunsten von solchem an ihnen sich kondensieren würde, beim Ablaufen außerhalb des Kessels herabfallen müßte. Immerhin ist es, um jeder Fehlerquelle durch Hineintropfen von Wasser in die einzelnen Reagenzgläser vorzubeugen, empfehlenswert, diese durch einen Stöpsel (vgl. Fig. 21a, S. 233) zu verschließen.

Darstellung der Substrate (Organe).

Zu den Versuchen brauchen wir als Substrat entweder isolierte Eiweißkörper oder ein Gemisch von solchen mit anderen Stoffen, z. B. ein Organ. Die Darstellung des Substrates ist von ausschlaggebender Bedeutung für den ganzen Erfolg des Dialysierverfahrens. Wer sich nicht peinlich genau an die Vorschriften hält, muß Mißerfolge erleben. Er wird sie mit Sicherheit vermeiden, wenn er die Präparation des Substrates mit voller Aufmerksamkeit durchführt. Im Prinzip handelt es sich darum, Substrate zu gewinnen, die koaguliertes Eiweiß enthalten und absolut frei von dialysierbaren Stoffen, die mit Ninhydrin reagieren, sind. Ferner muß das Substrat möglichst eine Einheit darstellen! Das Ideal wären reine Eiweißkörper! Solche kennen wir noch nicht. Auch Organeiweißgemische lassen sich nur mühsam gewinnen. Anzustreben ist die Darstellung von „reinen" Zellen einer Art als Ausgangsmaterial. Alle jene Produkte, die in jedem Gewebe wiederkehren, wie z. B. Blut, Lymphe, Blut- und Lymphgefäße, Nerven usw. sind auszuschließen. Ein Tumor muß absolut frei vom Gewebe des Mutterbodens sein, und ebenso dürfen z. B. Mikroorganismen nicht mit anderen Zellarten oder sonstigen Produkten vermengt sein. Gelingt eine Trennung nicht, dann muß das fremde, nicht erwünschte Gewebe für sich präpariert und als Kontrollsubstanz in den Versuchen mitgeführt werden. Sobald neben dem Substrat, dessen Verhalten man bei Anwendung eines bestimmten Serums prüfen will, sich noch ein anderes befindet, kann man nicht erwarten, eindeutige Resultate zu erhalten! Man weiß dann nie, welches Substrat im einzelnen Falle zum Abbau gelangt ist.

Wir werden die Gewinnung des Substrates an Hand der Darstellung der koagulierten Plazenta schildern. Die übrigen Organe werden genau gleich behandelt, nur muß man besonders fettreiche und an sogenannten Lipoiden reiche Organe zuvor mit Tetrachlorkohlenstoff im Soxhletapparat (Fig. 24) extrahieren. Das gleiche gilt z. B. auch für Tuberkelbazillen. Plazenten wird man immer in frischem Zustande erhalten können. Bei den übrigen Organen ist man auf Leichenorgane angewiesen. In diesem Falle soll die Sektion möglichst frühzeitig vorgenommen werden. Am besten eignen sich Leichen von Verunglückten. Ist dem Tode eine lange Agonie vorausgegangen, dann sind die Organe meist ganz unbrauchbar. Sehr wichtig ist die Untersuchung des Organes auf pathologische Veränderungen. Man muß unbedingt angeben, in welchem Zustand das angewandte Organ sich befand. Es könnten leicht verschiedene Resultate erhalten werden, wenn der eine Forscher normale Organe und der andere pathologisch veränderte zu seinen Versuchen benutzt.

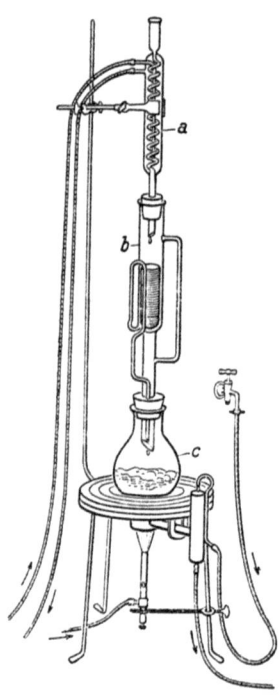

Fig. 24.
a Kühler. *b* Extraktionsgefäß.
c Kolben mit der Extraktionsflüssigkeit.

Man vergesse nie, auch das fertige Substrat mikroskopisch zu prüfen![1] Auf die Frage, ob man Organe von Tieren verwenden kann, kommen wir noch zurück.[2]

a) **Befreiung der Substrate von Blut, Lymphe, Bindegewebe, Gefäßen und Nerven.** Das Organ muß absolut blut- und lymphfrei sein. Diese Bedingung läßt sich bei den einzelnen Organen verschieden leicht erfüllen. Plazenta und die Lungen lassen sich z. B. leicht blutleer waschen oder von den großen Blutgefäßen aus blutfrei spülen, während z. B. die Leber, die Nieren und vor allem die Uvea sehr schwer frei von Blut zu erhalten sind. Bei der letzteren gibt es kaum eine andere Möglichkeit, ihre Brauchbarkeit zu erweisen, als vergleichende Versuche mit Serum von Individuen mit gesunder und erkrankter Uvea. Das Pigment verhindert das Auffinden von Blutresten.

Die ganz frische, noch warme Plazenta wird zur Entblutung zunächst mechanisch von anhaftenden Blutgerinnseln befreit. Gleichzeitig entfernt man die Eihäute und die Nabelschnur. Jetzt entblutet man sie entweder durch Durchleiten von kalter 0,9 %iger Kochsalzlösung und Nachspülen mit destilliertem Wasser, nachdem das Blut bis auf kleine Reste entfernt ist, von den

---

[1] Es ist schon vorgekommen, daß Substrate, die mir zur Prüfung zugesandt wurden, bei der histologischen Untersuchung sich als etwas ganz anderes herausstellten, als ihrer Bezeichnung entsprach. So erwies sich ein „Karzinom" als ein Spindelzellensarkom!

[2] Vgl. auch S. 27, 178 und 255.

Nabelgefäßen aus. Oder man zerschneidet die Plazenta in etwa markgroße Stücke und quetscht diese in fließendem, möglichst kaltem Leitungswasser aus. Am besten bringt man die Stücke auf ein mit einem Filtriertuch bedecktes Sieb. Vgl. Fig. 25. Man läßt unaufhörlich Wasser auf die Plazentastücke strömen und drückt jedes einzelne Stück mit der Hand aus. Von Zeit zu Zeit preßt man die Plazentastücke in einem Tuch, in das man sie ein schlägt, aus. Das Waschen der Plazenta wird nie unterbrochen. Stücke, die geronnenes Blut enthalten, das nur schwer abgegeben wird, werden fortgeworfen. Schließlich zerzupft man die Stücke und entfernt Gefäße, Nerven und Bindegewebe, bringt dann, falls dies nicht ohne weiteres gelingt, das Gewebe in eine Reibschale und zerdrückt es mit dem Pistill. Hierbei lassen sich auch noch die letzten Spuren von Blut entfernen. Sehr gut bewährt hat sich das schließliche Hindurchpressen des Gewebes durch ein Sieb. Es verbleiben dann auch noch feinere Bindegewebsanteile usw. auf diesem, während die Zellen durch seine Maschen resp. Löcher getrieben werden. Man hat nunmehr ein schneeweißes Gewebe. Dieses wird sofort gekocht.

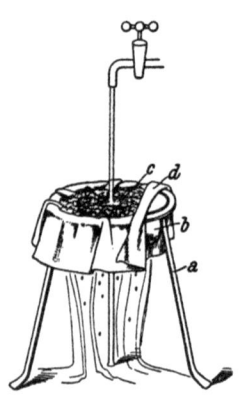

Fig. 25.
a Dreifuß.
b Sieb.
c Organstückchen.
d Filtriertuch.

Der ganze Prozeß soll je nach der Art des Gewebes eine bis höchstens drei Stunden dauern. Die Erfahrung hat gezeigt, daß meistens mehr Zeit zur Darstellung der Substrate verwendet wird. Es ist dies sicher nicht von Vorteil für die Gewinnung eines brauchbaren Gewebes. Je rascher man mit der Entblutung und der Entfernung des Bindegewebes und der Gefäße fertig wird, um so besser sind die Aussichten, viel Zelleiweiß zu erhalten. Gewöhnlich wird der Fehler gemacht, daß die Organstücke in zu groben Stücken zur Bearbeitung gelangen. Ferner wird oft stundenlang ein Wasserstrom über die Organstücke fließen gelassen. Das Wasser dringt kaum in das Gewebe ein, sondern fließt, ohne eine Wirkung entfaltet zu haben, ab. Man muß die Gewebsstücke kneten und pressen, um sie immer wieder vom aufgenommenen Wasser und den in diesem gelösten Substanzen zu befreien. Nun kann beim Bespülen wieder von neuem Wasser in das Substrat eindringen. Es wird nach kurzer Zeit wieder entfernt. Man darf dem Organ und sich keine Minute Ruhe gönnen! Die aufgewandte Mühe lohnt sich tausendfach! Ein tadelloses, an Eiweiß reiches, sich nie mehr veränderndes Substrat ist der großen Mühe Preis! Sind die Substrate zum vornherein in ungenügender Weise bereitet worden, dann folgt ein Mißerfolg dem anderen.[1]

---

[1] Es gibt kein Küchengerät, das zum Zerkleinern von Kartoffeln, Karotten usw. erfunden worden ist, und was nicht schon

Die Entblutung kann auch, wie bereits erwähnt, mit einer Durchspülung des Organes von den Gefäßen aus eingeleitet werden. Immer muß aber dann noch das Auswaschen im zerkleinerten Zustande folgen. Will man Organe von Tieren verwenden, dann kann man diese eventuell unter Anwendung eines Durchblutungsapparates von der Carotis oder der Aorta aus vollständig entbluten und mit physiologischer Kochsalzlösung und schließlich mit destilliertem Wasser ausspülen. Dann werden noch die einzelnen Organe für sich blutfrei gewaschen. Bereitet die Entblutung Schwierigkeiten, dann kommt man oft auch zum Ziel, wenn man das Gewebe im feuchten Zustande mit viel festem Kochsalz überschichtet. Man läßt das Gemisch 2—6 Stunden im Eisschranke stehen, löst dann das Kochsalz mit destilliertem Wasser auf und wäscht nunmehr in der üblichen Weise weiter.[1]) Durch wiederholtes Gefrieren- und Auffrierenlassen erreicht man in schwierigen Fällen ebenfalls oft leicht das Ziel. Niemals konserviere man ein nicht vollständig entblutetes Organ auf irgend eine Weise in der Absicht, es später ganz zu entbluten! Jedes Konservierungsmittel bewirkt Gerinnungen und Veränderungen des Blutes. Die feinsten

---

zur Zerkleinerung von Organen herangezogen worden wäre! Ebenso sind Fruchtpressen aller Art usw. in meinem Institut von findigen Köpfen zum Auspressen von Geweben verwendet worden.

[1]) Oeller und Stephan (vgl. Lit.) lassen die Organe zur Entblutung gefrieren, legen Schnitte an und entziehen dann das Blut. Sie berichten über günstige Ergebnisse.

Gefäße enthalten dann stets kleine Mengen von Blutbestandteilen. Zu warnen ist vor allem auch vor der Anwendung von Entfärbungsmitteln, wie z. B. von Wasserstoffsuperoxyd.[1]) Die rote Farbe des Blutes zeigt uns an, daß noch solches zugegen ist. Verwenden wir Wasserstoffsuperoxyd, dann begeben wir uns jeder Kontrolle über den Blutgehalt des Gewebes. Ist man seiner Sache, daß das Organ blutfrei ist, nicht ganz sicher, dann zerquetsche man ein paar Stücke davon in wenig Wasser und betrachte die Flüssigkeit mittels eines Spektroskops. Oder man fertige sich Gefrierschnitte an und betrachte sie mikroskopisch.

b) **Koagulation der Eiweißkörper durch Kochen und Entfernung jeder Spur von Substanzen, die auskochbar sind und mit Ninhydrin eine Farbreaktion geben. Ist das Substrat absolut blutfrei, so beginnt nun die Hitzekoagulation der Eiweißkörper.** Man gibt in einen Emailletopf zirka die hundertfache Menge des Gewebes an destilliertem Wasser[2]) und bringt dieses zum Sieden (Fig. 26, S. 242). Niemals

---

[1]) Vgl. Goudsmit, Literaturverzeichnis.

[2]) Gegen diese Vorschrift wird sehr oft verstoßen. Es wird zum Kochen Leitungswasser genommen. Die anfangs schneeweißen Organe nehmen dann sehr oft einen braunen Ton an. Es ist dies dann der Fall, wenn das Wasser Eisen enthält. Das Leitungswasser kann, wenn es an H- oder OH-Ionen reich ist, das Gewebseiweiß hydrolysieren und so bewirken, daß das Kochwasser stets eine positive Ninhydrinreaktion gibt. Es kann auch der Fall eintreten, daß das Leitungswasser das Zustandekommen der Ninhydrinreaktion hindert und so ein unrichtiges Resultat vortäuscht.

verwende man Leitungswasser. Es enthält oft Eisen, das sich auf die Gewebe niederschlägt und ihnen ein unansehnliches Aussehen gibt. Ferner reagiert es oft sauer oder alkalisch und ist für die Eiweißstoffe der Substrate nicht indifferent. In das kochende Wasser gibt man das absolut blutfreie Gewebe. Es empfiehlt sich, zirka 1—2 Tropfen Eisessig auf einen Liter Wasser zuzufügen. Man kocht 30 Minuten lang und gießt dann das Kochwasser durch ein Sieb, spült das Gewebe unter Ausdrücken zirka fünf Minuten lang gründlich mit destilliertem Wasser und wiederholt das Kochen mit neuem Wasser, dem man keine Essigsäure mehr zufügt. Die Kochdauer beträgt nun nur noch 10 Minuten. Das Kochen, Abgießen des Kochwassers, das Abspülen des Gewebes und das erneute Kochen führt man am besten ohne jede Unterbrechung zirka sechsmal durch. Ist man gezwungen, das Kochen zu unterbrechen, dann versäume man nie, sofort große Mengen Toluol auf das das Gewebe enthaltende ausgekochte Wasser zu geben. Unterläßt man das, so erfolgt Infektion des Gewebes. Man muß dann oft stundenlang auskochen, bis das Organ

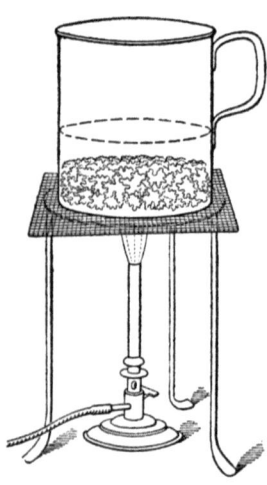

Fig. 26.
Emailletopf mit Organstückchen in destilliertem Wasser.

wieder von auskochbaren Substanzen befreit ist, die mit Ninhydrin reagieren. Es ist nicht ratsam, das Auskochen in einem gewöhnlichen Glasgefäß vorzunehmen, weil das Alkali des Glases störend wirken kann.

Verfügt man über eine Zentrifuge, so wird das Kochwasser zweckmäßig scharf abzentrifugiert. Besonders, wenn man mit fein zerkleinerten Organen oder mit Bakterienkulturen und dergl. arbeitet, ist eine Zentrifuge unerläßlich, man würde sonst zu viel Material beim Abgießen des Wassers verlieren.

Nach der sechsten Auskochung wird das Substrat auf ein Sieb und von diesem in eine Schale gebracht. Man zerzupfe alle gröberen Stücke und sorge dafür, daß keine Stückchen mehr bleiben, die mehr als Linsengröße haben. Je feiner das Substrat verteilt ist, um so sicherer ist das Ergebnis des Auskochens. Nunmehr setzt man dieses fort. Man nimmt jedoch nunmehr höchstens die fünffache Menge Wasser. **Je weniger Wasser man verwendet, um so schärfer fällt die Prüfung auf auskochbare, mit Ninhydrin reagierende Stoffe aus.** Auf alle Fälle muß so viel Wasser vorhanden sein, daß man fünf Minuten[1]) lang energisch kochen kann, ohne daß Anbrennen zu befürchten ist. Man verwende daher möglichst kleine Koch-

---

[1]) Die Zeit wird vom ersten richtigen Kochen an gerechnet und nicht etwa vom Moment des Erwärmens an! Es schadet natürlich nichts, wenn die vorgeschriebene Zeit etwas überschritten wird. Dagegen ist unnötiges Kochen ganz zu vermeiden.

gefäße! (Vgl. Fig. 27.) Nunmehr filtriert man vom Kochwasser etwas durch ein gehärtetes Filter ab. Seine Entnahme erfolgt am besten mittels einer reinen Pipette. Das Filterchen darf nicht vorher angefeuchtet werden! Zu 5 ccm des Filtrates gibt man mindestens 1 ccm der 1 proz. wässerigen Ninhydrinlösung und kocht, wie Seite 226 ff. angegeben, eine Minute. Nur dann, wenn auch nicht die geringste Violettblaufärbung nach einer

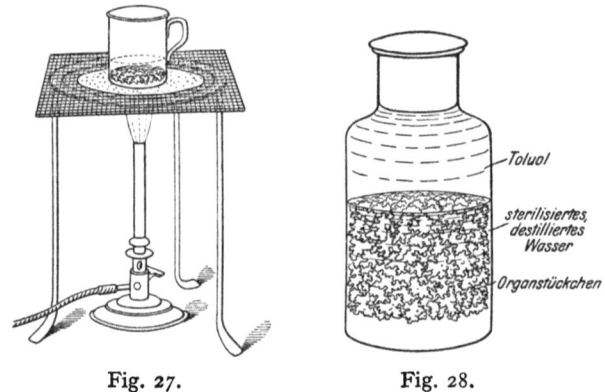

Fig. 27.   Fig. 28.

halben Stunde wahrnehmbar ist, darf das Organ als soweit fertiggestellt betrachtet werden, daß es reif zum Aufbewahren ist. Es muß auch jetzt noch schneeweiß sein. Nur die Leber, die Milz, die Niere und die Geschlechtsdrüsen lassen sich nicht ganz weiß erhalten. Ist ein Organ während des Kochens grau oder gar braun geworden, dann war es nicht blutfrei, oder aber man hat das Kochen nicht richtig durchgeführt.[1]) Fällt die erwähnte Probe

---

[1]) Vgl. Anmerkung Seite 241.

positiv aus, dann kocht man weiter, d. h. man gießt das Kochwasser ab, spült gründlich mit destilliertem Wasser aus und kocht wieder mit nicht mehr als der fünffachen Menge Wasser fünf Minuten. Es wird wieder durch ein gehärtetes Filter filtriert und zu 5 ccm des Filtrates mindestens 1 ccm Ninhydrinlösung gegeben und eine Minute gekocht.

Bevor man das Organ aufbewahrt, breite man es auf einer weißen Glasplatte oder einem Blatt weißen Papieres aus und betrachte jedes einzelne Stück. Zeigen sich braune Punkte oder sonstige des Gehaltes an koagulierten Blutbestandteilen verdächtige Stellen, dann verwerfe man diese Stücke. Nur bei gewissenhaftester und peinlichster Durchführung dieser Vorschriften sind einwandfreie Resultate zu erwarten. Ein Organ, das ganze Reihen richtiger Resultate ergab, kann dann versagen, wenn auch nur ein Stückchen davon bluthaltig ist, wenn gerade dieses zur Anwendung kommt.

Ist das Organ in der erwähnten Weise auf Abwesenheit von bluthaltigen Teilen geprüft, und hat es sich als absolut frei von auskochbaren, mit Ninhydrin reagierenden Stoffen erwiesen, dann wird es sofort in eine Flasche mit eingeschliffenem Stopfen gebracht. Die Flasche wird vorher sterilisiert. Nun gießt man wenig sterilisiertes, destilliertes Wasser und viel Toluol nach. Die Flasche muß so gefüllt sein, daß der Stopfen in die Flüssigkeit taucht. Fig. 28, S. 244 zeigt die richtige Art der Aufbewahrung von Organen. Ein sorgfältig zubereitetes Organ muß unbegrenzt haltbar sein. Das Organ wird offenbar nur dadurch wieder unbrauchbar, daß es infiziert wird. Es sind verschiedene Möglichkeiten vorhanden, um ein tadelloses Organ zu verderben. Einmal darf man es nur mit sterilisierter Pinzette aus der Flasche entnehmen. Man darf nichts von dem entnommenen Substrat in die Flasche zurückgeben, wenn es durch Liegenlassen ohne Toluolzusatz usw. der Gefahr einer Infektion ausgesetzt war. Die Flasche muß deshalb mit Toluol vollständig angefüllt sein, weil es sonst leicht vorkommen kann, daß etwas Gewebe an der Wand des Gefäßes kleben bleibt. Sitzen Gewebspartikel über dem Toluol, dann faulen sie und fallen später zum übrigen Gewebe hinunter. Fig. 29 zeigt die unrichtige Art der Aufbewahrung der Substrate. Die Flaschen mit den Organen bewahrt man am besten im Eisschrank auf.

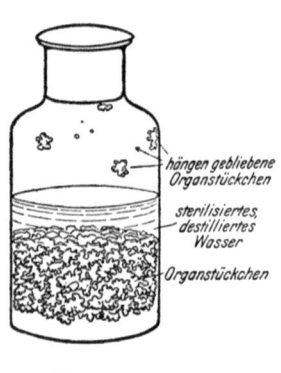

Fig. 29.

Genau so, wie Gewebe vorbereitet werden, kann man Bakterien und andere Lebewesen präparieren. Auch hier wird ausgekocht. Es gelten die gleichen Regeln. Selbstverständlich kann man auch Organe in Zellarten trennen. Je spezieller die Fragestellungen werden, um so mehr wird man sich auf ganz bestimmte Zellen mit besonderer Funktion beschränken.

Eine besondere Behandlung erfordern alle jene

Organe, die sehr dicht sind und beim Kochen fest werden. Karzinome, Myome usw. können schneeweiß aussehen und doch noch Blut beherbergen. Hier hilft nur Zerhacken in feinste Teile vor Mißerfolgen.

Hervorgehoben sei noch, daß die Substrate mit keinen Desinfizientien — Alkohol, Sublimat, Lysol usw. — in Berührung gekommen sein dürfen. Diese Agentien verändern die Eiweißstoffe immer mehr oder weniger und machen sie für die Fermente schwer oder ganz unangreifbar.

Prüfung der Verwendbarkeit der Substrate.

Zunächst muß man feststellen, ob das vorbereitete, vollständig von auskochbaren, mit Ninhydrin reagierenden Stoffen befreite (vgl. weiter unten bei Ausführung eines Versuches) Organ auch abbaufähige Substanz enthält. Plazenta muß unbedingt vom Serum von schwangeren Individuen abgebaut werden. Zu dieser Prüfung wird das Organ in der Seite 263 ff. beschriebenen Weise geprüft und dann mit dem Serum von Schwangeren in eine Dialysierhülse gebracht. Gleichzeitig setze man das gleiche Plazentagewebe mit Serum von sicher nicht graviden Individuen an. Am besten wird dieser Versuch mehrfach angesetzt, d. h. mehrere Proben des gleichen Serums mit dem gleichen Organ. Selbstverständlich muß ein Kontrollversuch mit Serum allein mitlaufen.

Ferner setze man auf alle Fälle einen Versuch mit inaktiviertem Serum + Plazentagewebe an (vgl. hierzu weiter unten). Dieser Versuch zeigt, ob die Plazenta nicht schon an und für sich Substanzen abgibt, ohne daß eine Fermentwirkung vorliegt.

Da man im einzelnen Falle nicht zum voraus wissen kann, wie viel abbaufähige Substanz das zu verwendende Substrat enthält, muß man unbedingt durch Vorversuche sich davon überzeugen, wieviel vom Organ man verwenden muß, um eine deutliche Reaktion zu erhalten. Die positiven Reaktionen müssen eine sehr deutliche Färbung zeigen. Nun kann es vorkommen, daß durch die Behandlung — besonders, wenn es sich um ältere Leichenorgane handelt — das meiste der abbaufähigen Substanzen verloren gegangen ist. Setzt man von einem solchen Substrate wenig an, dann fallen die positiven Reaktionen kaum wahrnehmbar aus, ja die Reaktion kann negativ bleiben, trotzdem proteolytische, auf das angewandte Substrat eingestellte Fermente zugegen sind. In anderen Fällen ergibt sich, daß man mit sehr wenig Substrat auskommt. Man darf auch hier nicht schematisch und gedankenlos verfahren, sondern man muß alle Vorbereitungen gründlich treffen. Nur in diesem Falle wird man mit Erfolg arbeiten können. So würde man z. B., um die Verwendbarkeit von nach der gegebenen Vorschrift dargestelltem Gehirn bei der Paralyse festzustellen, dieses mit einigen Sera von Paralytikern ansetzen. Jedesmal würden für jedes Serum drei verschiedene Mengen von Gehirn genommen. Man würde so erfahren, bei welcher Substratmenge die Reaktion scharf und deutlich ausfällt.

Eine ausgezeichnete Methode zur Prüfung der Brauchbarkeit eines Organes ergibt der Tierversuch. Es wird z. B. einem Hunde durch Punktion Blut aus dem Herzen entnommen oder aus einer Vene. Es wird der spontanen Gerinnung überlassen und das ausgepreßte, gut zentrifugierte Serum mit dem vorbereiteten Organe angesetzt. Gleichzeitig läuft ein Versuch mit Serum allein nebenher. Es darf, wenn das Versuchstier gesund ist, kein Abbau des Organes eintreten.

Dem Versuchstier hat man kurz nach der Blutentnahme eine Emulsion des Substrates in physiologischer Kochsalzlösung unter die Haut oder in die Bauchhöhle gespritzt. Oder aber man transplantiert Organstückchen als solche unter die Haut oder in die Bauchhöhle. Nach 4—5 Tagen wird wieder Blut entnommen und der gleiche Versuch, wie eben geschildert, wiederholt. Jetzt muß ein Abbau des Substrates erfolgen. Ist dies nicht der Fall, dann kann das daran liegen, daß das eingespritzte Gewebe nicht zur Resorption gelangt ist, oder aber das zum Abbauversuch verwendete Substrat ist unbrauchbar. Man überzeugt sich in jedem Falle am besten durch Einschnitt, ob das implantierte Substrat ganz oder teilweise zur Resorption gelangt ist. Übrigens sind negative Ergebnisse selten. Es ist im allgemeinen vorzuziehen, das betreffende Organ frisch, d. h. ohne es anzukochen, zu transplantieren resp. eine Emulsion davon einzuspritzen. Die Ergebnisse sind dann regelmäßige. Bemerkt sei noch ausdrücklich, daß Meerschweinchen sich zu solchen Versuchen nicht so gut eignen, wie andere Tiere.

Diese **biologische Prüfung** der Verwendbarkeit eines Substrates ist schon deshalb warm zu empfehlen, weil sie gestattet, die eigene Technik einer scharfen Kontrolle zu unterwerfen. Scheitert man schon an dieser einfachen Versuchsanordnung, dann darf man selbstverständlich nicht daran denken, Fragen aus dem Gebiete der Pathologie mit Erfolg anzugreifen.[1])

Endlich prüfe man das Organ noch, wie folgt: Man gibt in ein Reagenzglas oder in ein Erlenmeyerkölbchen[2]) ca. 2—3 g des Organes und fügt 5 ccm destilliertes Wasser hinzu. Nun stellt man die Probe in den Brutschrank. Nach 16 bis 20 Stunden filtriert man die Flüssigkeit durch ein gehärtetes Filter. Den Filterrückstand, sowie die im Gefäß gebliebenen Substratstückchen kocht man mit 5 ccm Wasser aus und filtriert wieder durch das

---

[1]) Die Zahl der sich in ihren Resultaten widersprechenden Mitteilungen wäre gewiß verschwindend klein, wenn die einzelnen Forscher, die mit dem Dialysierverfahren arbeiten, sich, bevor sie sich an Probleme aus dem Gebiete der Pathologie heranwagten, überzeugt hätten, ob sie die Technik beherrschen. Manche davon haben ohne Zweifel bestimmte Fragestellungen in Angriff genommen, ohne auch nur eine Ahnung von der Methode und ihren Fehlerquellen zu haben.

[2]) Es ist nicht nötig, bei dieser Probe zu dialysieren. Sie fällt um so schärfer aus, wenn wir die absolute Menge der sich bildenden, nicht kolloidalen, die Ninhydrinreaktion gebenden Stoffe zur Verfügung haben.

gleiche Filter. Die vereinigten Flüssigkeiten werden in einem Schälchen auf etwa einen Kubikzentimeter eingeengt. Man gießt die Flüssigkeit in ein Reagenzglas und gibt 1 ccm Ninhydrinlösung hinzu und kocht. Es darf keine Färbung eintreten. Führt man bei den eigentlichen Versuchen eine Kontrolle mit Organ allein mit, dann muß man ebenfalls die Digestionsflüssigkeit eindampfen, bevor man die Probe anstellt.

Eine ausgezeichnete Methode, um die Brauchbarkeit von Geweben zu prüfen, ergibt die sog. Übertragungsmethode. Man bringt z. B. ein geprüftes Plazentastückchen in einem Dialysierschlauch zu Serum, das von einer Schwangeren stammt. Der Versuch wird, wie üblich, durchgeführt. Man überzeugt sich, daß das Dialysat mit Ninhydrin eine positive Reaktion gibt. Selbstverständlich ist auch eine Serumkontrolle angesetzt worden. Nun wird das Plazentastückchen aus der Hülse herausgeholt, gründlich durch Spülen mit Wasser von anhaftendem Serum befreit, dann wieder gekocht, um vor allem absorbierte Eiweißabbaustufen und Fermente zu beseitigen resp. zu vernichten. Schließlich unterwirft man es der strengen Organprüfung. Dann gibt man das Gewebe zu Serum, das nicht von einer Schwangeren stammt, und überzeugt sich, daß nunmehr kein Abbau eintritt. Um dem Einwand zu begegnen, daß das Plazentastückchen keine abbaufähige Substanz mehr enthält, wird es wieder gereinigt und ausgekocht und nochmals Serum von einer Schwangeren zugefügt.

Von allergrößter Bedeutung ist das „**Ablösen der Organe**". Darunter ist folgendes zu verstehen. Hat man ein Gewebe, das verläßliche Resultate ergeben hat, so soll man dieses niemals ganz aufbrauchen, bevor man nicht neues dargestellt hat. Dieses läßt man eine Zeitlang mit dem einwandfreien Organ mitlaufen, bis man sich überzeugt hat, daß es identische Resultate liefert. Es kann sonst leicht der Fall eintreten, daß beim Übergang von einem bestimmten Organ zu dem gleichen neuer Darstellung die Resultate unsicher werden. Es ist überhaupt sehr vorteilhaft, wenn man von dem gleichen Organ mehrere gleichwertige Substrate zur Verfügung hat, so daß man das gleiche Gewebe mehrfach ansetzen kann.

Jedes Organ muß eingestellt werden. Die Plazenta ist nur dann brauchbar, wenn sie von Serum von Karzinomträgern, von Individuen mit Salpingitis, von Tuberkulösen usw. nicht abgebaut wird.[1]) **Karzinom ist dann richtig her-**

---

[1]) Gegen diesen elementaren Grundsatz wird leider oft verstoßen. So haben L. Michaelis und v. Lagermarck (Lit.) mit einer Plazenta gearbeitet, die angeblich von jedem Serum „abgebaut" wurde. Es ist klar, daß dann jede Möglichkeit einer Differentialdiagnose aufhört. Die genannten Autoren hätten gegenüber dem vorliegenden, reichen Tatsachenmateriale die Pflicht gehabt, nicht zu ruhen, bis sie ihre sicherlich ganz fehlerhafte Versuchstechnik richtig gestellt hätten. Es ist bedauerlich, wenn jetzt noch Autoren ohne jeden Ausweis über die Beherrschung der Methodik offensichtlich unrichtige Ergebnisse der Öffentlichkeit übergeben.

gestellt, wenn es vom Serum Schwangerer nicht angegriffen wird.

Vor allen Dingen prüfe man das Organ auch bei Fällen, die Abwehrfermente gegen Bestandteile der roten Blutkörperchen enthalten. Fälle mit Blutergüssen sind ausgezeichnete Prüfsteine für die Blutfreiheit des dargestellten Organes. Oder man spritze einem Tiere artfremdes Blut — im gegebenen Falle Menschenblut ein — und prüfe sein Serum gegen koagulierte rote Blutkörperchen und das zu verwendende Organ.

Man muß bei der Anstellung der Versuche mit absoluter Sicherheit ausschließen können, daß andere Proteine zum Abbau kommen, als diejenigen, die dem angesetzten Organ zugehören. Es ist klar, daß Serum das Abwehrferment gegen Bestandteile der Formelemente des Blutes enthält, jedes bluthaltige Organ abbaut, d. h. es werden nicht die Organproteine, sondern die vorhandenen Blutbestandteile gespalten.[1]) Wie bedeutungsvoll die strenge Beachtung dieser Verhältnisse ist, ergibt sich allein daraus, daß Scrum von „normalen" Pferden und Rindern in ca. 40 Proz. der Fälle rote Blutkörperchen abbaute. Ferner ergab Serum, das von Tieren stammte, die Hämatome aufwiesen, mit allen möglichen, bluthaltigen Organen einen Abbau, während in Parallelversuchen blutfreie Organe unangegriffen blieben. Endlich kam es vor, daß

---

[1]) Vgl. hierüber S. 111ff.

Serum von Tieren sorgfältig entblutete Gewebe nicht abbaute, dagegen die gleichen, etwas bluthaltigen Organe verdaute. Ist der Blutgehalt erheblich, dann kann auch der Fall eintreten, daß das koagulierte Blut die abzubauende Substanz einhüllt und so die Verdauung verhindert.[1]) Gegen die Grundregel der absoluten Befreiung des zu verwendenden Organes von Blut wird sehr oft verstoßen. Enthält das Serum keine Abwehrfermente gegen Bestandteile der Formelemente des Blutes, dann kann selbstverständlich auch ein bluthaltiges Organ richtige Resultate geben. Da jedoch Fehlresultate möglich sind, darf man niemals ein solches Organ verwenden!

Niemals benutze man ein bestimmtes Organ ausschließlich zur Prüfung für eine bestimmte Fragestellung. Immer arbeite man mit Kontrollen. Man setze die Plazenta z. B. gleichzeitig mit Serum von sicher nicht Schwangeren an. Man verwende auch Serum von Männern. Würde man z. B. mit einer ungenügend präparierten Pankreasdrüse ausschließlich Fälle von Diabetes untersuchen, so würde man vielleicht immer einen „Abbau" finden! Ein derartiger Irrtum wird dadurch ausgeschlossen, daß man einerseits für tadellos präparierte Organe Sorge trägt und dann immer Kontrollversuche mitlaufen läßt.

Von grundlegender Bedeutung ist die Feststellung des morphologischen Zustandes des

---

[1]) Vgl. hierzu auch Arno Ed. Lampé, Literaturverzeichnis.

Organes und die seiner Herkunft! Es ist leicht möglich, daß bei einer bestimmten Krankheit ein normales Organ nicht abgebaut wird, während ein solches mit bestimmten Veränderungen angegriffen wird. So wäre es wohl möglich, daß z. B. eine normale Schilddrüse von Basedowserum nicht zerlegt wird, während eine Drüse, die von einem Morbus Basedowii stammt, dem Abbau unterliegt. Genau ebenso, wie jeder untersuchte Fall klinisch genau geprüft sein muß und unbedingt weiter zu verfolgen ist, so muß auch das zu verwendende Substrat genau charakterisiert sein. **Bloße statistische Anhäufung von Fällen mit prozentischen Angaben von Fehldiagnosen sind einer wissenschaftlichen Mitteilung unwürdig.** Jeder einzelne Fall muß klinisch untersucht sein. Das ist der Grund, weshalb die Früchte der ganzen Forschung ausschließlich den Klinikern zufallen müssen. Der Physiologe könnte nur Fall an Fall reihen, ohne imstande zu sein, sie einzeln zu charakterisieren oder gar fortlaufend zu beobachten. Schon aus diesem Grunde scheidet seine weitere Mitarbeit auf dem Gebiete der Pathologie aus, sofern nicht experimentelle Untersuchungen in Frage kommen.

Eine sehr wichtige Frage ist die, **ob man an Stelle von Organen von Menschen bei Versuchen mit Menschenserum die entsprechenden Tierorgane benützen kann.**[1]) Es wäre selbstverständlich eine sehr große Erleichterung der ganzen Untersuchungen,

---
[1]) Vgl. dazu auch S. 27, 178 und 255.

wenn dies der Fall wäre. Wir konnten schon bei den ersten Untersuchungen mitteilen, daß die Menschenplazenta durch solche von Tieren und umgekehrt ersetzt werden kann.[1]) Wir haben weiterhin Versuche mit Gehirn und anderen Organen angestellt und gute Resultate erhalten. Es scheint, daß Organe, die in der Tierreihe die gleiche Funktion zu erfüllen haben, in ihrem Bau gemeinsame Züge tragen. Trotz unserer guten Erfahrungen haben wir es nicht gewagt, die Verwendung von Organen von Tieren allgemein zu empfehlen. Es hält jetzt schon schwer, sich in den widersprechenden Resultaten mancher Forscher zurechtzufinden. Wird nun noch die Art des Substrates geändert, ohne daß genügend Erfahrungen vorliegen, so könnten weitere Differenzen in den Ergebnissen auftreten. Aus diesem Grunde ist es durchaus nötig, daß zunächst noch neben Organen, die nicht der gleichen Spezies, wie das zu untersuchende Serum angehören, auch solche der gleichen Art verwendet werden. Erst dann, wenn es sich herausstellt, daß übereinstimmende Resultate erhalten werden, darf man sich mit nicht arteigenen Organen begnügen, immer vorausgesetzt, daß man nicht ein Substrat verwenden will, das bestimmte pathologische Veränderungen aufweist. Es muß immer die Möglichkeit berücksichtigt werden, daß jedes einzelne Organ neben „funktionseigenen" Proteïnen und den darauf eingestellten Fermenten auch noch art-

---

[1]) Vgl. auch die Arbeiten von Schlimpert und Issel (Lit.), von v. Hippel (Lit.), Fuchs (Lit.).

eigene enthalten kann. Kommen nur erstere in Frage, dann wird eine Vertretung von Organen gleicher Art von verschiedenen Tieren möglich sein. Es könnte jedoch auch sein, daß unter bestimmten Verhältnissen arteigene Proteïne in Frage kommen. In diesem Falle würden z. B. Tierorgane bei Anwendung von Serum vom Menschen versagen.

Gewinnung des Blutserums.

Es sind drei Bedingungen zu erfüllen. Das Serum muß möglichst arm an dialysierbaren Stoffen sein, die mit Ninhydrin reagieren. Man erreicht das, indem man das Blut im nüchternen Zustand entnimmt. Bei allen Fällen, bei denen der Eiweißstoffwechsel lebhaft ist, bei Krankheiten, die mit Gewebszerfall einhergehen, bei Karzinom z. B., dann bei Resorption von Exsudaten, Transsudaten und bei allen eitrigen Prozessen, endlich bei Blutergüssen, enthält das Blutserum immer eine größere Menge solcher Verbindungen. — Das Serum muß ferner absolut frei von Hämoglobin sein. Im Zweifelsfalle ziehe man das Spektroskop zu Rate.

Das Serum muß drittens absolut frei von Formelementen sein. Gegen diesen Punkt wird oft verstoßen. Ein Serum kann absolut klar aussehen und doch Billionen von roten Blutkörperchen enthalten! Man muß das Serum so lange mit einer guten elektrischen Zentrifuge zentrifugieren, bis das

Zentrifugierröhrchen an der Wand und dem Boden keine roten Blutkörperchen mehr zeigt. Das Serum wird jedesmal nach erfolgtem Zentrifugieren mit einer Pipette abgehoben und in ein anderes Röhrchen übergeführt. Damit man beim Abheben des Serums nicht mit der Pipette in die Schicht der roten Blutkörperchen gerät, stelle man das Röhrchen auf einen Spiegel. Man kann dann genau verfolgen, an welcher Stelle die Spitze der Pipette sich befindet.

Das Blut wird am besten mittels einer absolut trockenen, ev. paraffinierten Nadel entnommen, am besten in einem Gefäß aufgefangen, dessen Wände nach oben auseinanderstehen. Das in Fig. 30, Tafel IV, abgebildete Gefäß hat sich sehr bewährt. Das Serum setzt sich leicht ab. Der Blutkuchen bleibt nicht an der Wand des Gefäßes haften. Es läßt sich das Serum leicht abgießen. Bis das Serum sich ausgepreßt hat, bedeckt man das Gefäß mit einer sterilisierten Gummikappe. Man verhindert so den Eintritt von Infektionen und sonstige Verunreinigungen des Serums.

Man läßt das Blut spontan gerinnen und wartet ab, bis sich Serum auspreßt. Jede Maßnahme zur Beschleunigung des Absetzens des Serums birgt die Gefahr der Hämolyse in sich. So ist z. B. das Umstechen des Blutkuchens ein grober Versuchsfehler. Man erhält dabei immer etwas Hämolyse. **Man stelle das Blut weder in den Eisschrank noch in den Brutschrank, sondern lasse es bei Zimmertemperatur stehen.** Im ersteren Falle ist die Gefahr der Hämolyse sehr groß, im letzteren erfolgt offenbar Autolyse von Formelementen. Gewöhnlich erhält man nach 5—6 Stunden reichlich Serum. Es wird in ein Zentrifugierrohr gegossen und etwa 5—10 Minuten zentrifugiert. Man wird leicht feststellen können, daß scheinbar von Formelementen ganz freies Serum beim erneuten Zentrifugieren eine ganze Schicht roter Blutkörperchen absetzt. Würden diese im Serum verbleiben, dann erhielte man während der Dialyse Hämolyse im Dialysierschlauch! Der Versuch würde ein unrichtiges Resultat ergeben.

Gewöhnlich wird der einzelne Versuch unwillkürlich so angesetzt, daß aus dem Zentrifugierröhrchen z. B. 1,5 ccm Serum entnommen und als Kontrolle angesetzt werden. Erst dann erfolgt die Entnahme für den Versuch Organ + Serum. So kommt es denn, wenn man der Vorschrift nicht genau folgt, sehr leicht dazu, daß im Versuch Organ + Serum sich rote Blutkörperchen befinden. Während der Dialyse tritt Hämolyse ein, und dann haben wir genau die gleichen Verhältnisse, wie bei Verwendung bluthaltiger Organe, nur befindet sich diesmal der Inhalt der Blutkörperchen nicht im Gewebe, sondern im Serum. Auf der Nichtbeachtung der gegebenen Vorschrift beruht die Beobachtung, daß absolut hämoglobinfreies Serum am Schlusse des Versuches ganz rot aussieht. Es ist Wasser von der Außenflüssigkeit in die Hülse hineindiffundiert und hat zur Hämolyse der vorhandenen, jedoch nicht beachteten roten Blutkörperchen geführt.

Es genügen 15—20 ccm Blut. Zum Versand darf nur Serum kommen, das vollständig auszentrifugiert worden ist. Dieses muß auf alle Fälle nochmals zentrifugiert werden. Das Serum soll nicht über 12 Stunden alt sein, es sei denn, daß man es wirklich steril aufgefangen und aufgehoben hat. In diesem Falle erhält man noch nach Wochen richtige Ergebnisse. Die Fermente halten sich sehr lange. Bei der Blutentnahme, dem Auffangen und der Verarbeitung des Blutes arbeite man streng aseptisch.

Ausführung eines Versuches.
A. Anwendung des Ninhydrins zum Nachweis dialysabler Abbaustufen aus Eiweiß.

Es gelten für die Durchführung eines Dialysierversuches die folgenden Grundregeln, von denen keine einzige ohne Bedeutung ist:

1. Peinlichste Sauberkeit ist die erste Grundbedingung zum Gelingen der Versuche. Es bezieht sich das auf den Arbeitsplatz und sämtliche Utensilien. Die Pipetten, Reagenzgläser, die Erlenmeyerkölbchen usw. müssen peinlich genau gereinigt und absolut trocken sein.

2. Man verwende ausschließlich sterilisiertes, destilliertes Wasser. Das sog. destillierte Wasser weist oft einen sehr hohen Gehalt an Keimen aller Art auf. Verwendet man beispielsweise solches Wasser als Außenflüs-

sigkeit bei der Dialyse, dann sind Fehlern Tür und Tor geöffnet.

3. Man arbeite möglichst aseptisch und antiseptisch.

4. In dem Raume, in dem die Versuche vorgenommen werden, dürfen weder bakteriologische Arbeiten noch chemische ausgeführt werden. Vor allem muß ein Brutschrank für diese Versuche reserviert sein. Es ist nicht statthaft, daß der gleiche Brutschrank zu bakteriologischen Zwecken verwendet wird.

5. Man überzeuge sich vor dem Beginne des Versuches, ob alle Utensilien in tadelloser Verfassung zur Stelle sind.

6. Die Versuche können nur bei guter Beleuchtung angesetzt werden. Es ist nicht möglich, mehr als höchstens 5—6 Versuche mit der erforderlichen Sorgfalt durchzuführen. Es gehört Zeit, Ruhe und auch manuelle Geschicklichkeit zur Durchführung der Versuche.

7. Bevor man an erfolgreiche Versuche denken kann, muß man nicht nur die Ausführung der Methodik beherrschen, sondern man muß auch ihre Grundlagen kennen. Am besten übt man sich an Tierversuchen und ferner mit der Schwangerschaftsdiagnose ein.

Es genügt nicht, die Methoden genau zu kennen. Man muß über ihnen stehen und sich ganz in sie hineinleben. Niemand wird imstande sein, nach einer noch so genauen Vorschrift, Gewebe sofort in tadelloser Weise zu färben. Selbst einfache chemische Methoden bedürfen der Übung. Die so gründlich durchgearbeitete Elementaranalyse führt immer wieder einmal zu Versagern. Ja selbst die so einfach zu handhabende Kjeldahl-Methode will gründlich erlernt sein. Tritt ein Fehlresultat auf, dann wird es niemandem einfallen, dieses mitzuteilen und die Methode zu beschuldigen, sondern man wird nicht ruhen, bis die Ursache des Fehlers gefunden ist. Der Angabe, „es wurde peinlich genau, nach der gegebenen Vorschrift gearbeitet" stehe ich nach reicher Erfahrung sehr skeptisch gegenüber[1]). Oft

---

[1]) Wie berechtigt mein Standpunkt ist, hat neuerdings wieder die Mitteilung von H. Kämmerer, M. Clauß und K. Dieterich (—) aus der mediz. Klinik von Friedrich Müller in München gezeigt. Diese Autoren betonen, daß sie alle Verschärfungen und Verbesserungen der Methodik angewandt haben und meinen, daß sie nur ein skeptisches Lächeln aufbringen könnten, wenn man bei ihren Resultaten an Versuchsfehler denken würde! Und diese Autoren haben mit Organen gearbeitet, die allein für sich mit destilliertem Wasser ein Dialysat lieferten, das mit Ninhydrin eine positive Reaktion ergab! Es gibt wohl keinen kapitaleren Fehler als diesen. Wie will jemand erwarten, die Abbaufähigkeit eines Serums prüfen zu können, wenn er mit destilliertem Wasser schon eine positive Reaktion erhält?! Das Serum gibt ja auch noch Substanzen ab, die mit Ninhydrin reagieren können. Es ist daher ganz selbstverständlich, daß die Versuche Serum+Organ noch stärker positive Resultate ergeben mußten. Ich führe dieses Beispiel als besonders gravierendes an, um einerseits zu zeigen, daß das Dialysierverfahren von Leuten angewandt wird, die die elemen-

finden sich so grobe Verstöße gegen die Grundlagen der ganzen Methodik, daß a priori Fehlresultate sich ergeben müssen. Man darf nicht deshalb, weil das Verfahren subtiles Arbeiten erfordert, es verwerfen. Es ist ganz gut möglich, daß später Vereinfachungen sich herausbilden werden. Vielleicht wird die Technik manches Hilfsmittel zur Verfügung stellen können. Es wäre jedoch jetzt verfrüht, wollte man schon versuchen, Änderungen in der Durchführung der Methode herbeizuführen, nachdem nun eine ganze Reihe von Forschern mit ihr in der jetzigen Form gute Ergebnisse haben. Die Hauptforderung, die jede Methode stellt, ist die, nicht zu ruhen, bis man bei jedem Fehlschlage die Fehlerquelle entdeckt hat. Nur so lernt man diese vermeiden.

Man entnimmt bei der Anstellung eines Versuchs zunächst das Blut. Hat man jedoch Zweifel, ob das zu verwendende Substrat brauchbar ist, dann ist es zweckmäßig, um einer unnützen Blutentnahme vorzubeugen, zuerst das Organ zu prüfen. Diese Prüfung muß dann unmittelbar vor der Anstellung des Versuches wiederholt werden. Das Blut läßt man bei Zimmertemperatur spontan gerinnen.

Die Prüfung des Substrates auf vollständige Freiheit

---

tarsten Grundlagen der Methode nicht kennen, und andererseits um zu demonstrieren, wie recht ich habe, wenn ich der Versicherung, daß man peinlich genau gearbeitet habe, große Skepsis entgegenbringe. Es ist viel richtiger anzugeben, in welcher Weise man die Substrate geprüft hat und ferner, welche Beweise man dafür hat, daß die Methode beherrscht wird.

an auskochbaren, mit Ninhydrin reagierenden Stoffen. Vor jedem Versuche wird, unmittelbar vor der Anstellung des Versuches, das Organ geprüft. Man unterlasse diese wichtige Regel nie, denn ohne diese Vorprobe entbehrt jeder Versuch der wichtigsten Kontrolle. Es könnte ja sein, daß alle Teile eines Organes frei von auskochbaren, mit Ninhydrin reagierenden Stoffen waren, bis auf das eine oder andere Stück. Man mache es sich zur Pflicht, im Protokoll stets zu vermerken: Organ geprüft!

Man nimmt so viel von dem Gewebe, als man zu den anzustellenden Versuchen benützen will, und **gibt dazu höchstens die fünffache Menge Wasser**. Braucht man so wenig Gewebe, daß man mit dem Kochen Schwierigkeiten hat, dann nimmt man mehr davon, gibt jedoch den Überschuß des angewandten Organes sofort in die den Rest desselben enthaltende Flasche zurück, falls man ihn später noch verwenden will. Läßt man das Organ einige Zeit stehen, dann infiziert es sich. Man koche das Organ niemals aus, ohne es vorher noch einmal revidiert zu haben. Es darf keine bluthaltigen Stellen zeigen. Ferner zerzupfe man das Gewebe zu kleinen Partikeln, **bevor** man mit dem Kochen beginnt. Es wäre ein sehr großer Fehler, würde man größere Stücke auskochen und sie nachher im zerkleinerten Zustande anwenden. Es könnte immerhin der Fall eintreten, daß im Inneren solcher Stücke Produkte eingeschlossen sind, die diffundieren und mit Ninhydrin reagieren. Sie entgehen der Beobachtung, weil sie nicht nach außen gelangen können. Kocht man z. B. eine Linse als Ganzes, dann zeigt das Kochwasser bald keine Ninhydrinreaktion mehr. Wird sie nun zerkleinert, dann erhält man beim Auskochen der Stücke sofort eine intensive Reaktion! Beim Kochen ist die äußerste Schicht der Linse koaguliert und bildet nun einen festen Abschluß. Genau so kann es sich mit anderen Geweben verhalten. Deshalb koche man vor der Anstellung des Versuches das Organ in der Zerkleinerung, in der man es anzuwenden beabsichtigt.

Eine sehr große Fehlerquelle ist die folgende. Manche Forscher bewahren die Organe direkt in Toluol auf. Wird ein mit diesem getränktes Gewebestück gekocht, dann dringt das Wasser nur schwer ein. Man muß Organe, die mit Toluol in Berührung waren, vor dem Auskochen gründlich wässern und mit Wasser durchkneten. Es liefert sonst die Kochprobe kein richtiges Ergebnis.

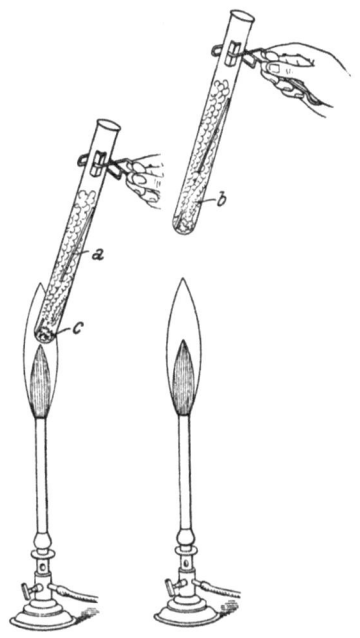

Fig. 31. Fig. 32.
a Siedestab. *b* Kochwasser. *c* Organstückchen.

Man kocht am besten im Reagenzglas und zwar 5 Minuten lang. Man erhitzt zunächst am besten mit Siedestab, um Stoßen zu vermeiden, mitten in der Flamme zum Kochen. Vgl. Fig. 31. Dann entfernt man das Reagenzglas aus ihr und sucht über ihr jene Stelle aus, an der das Wasser gerade noch im Kochen gehalten wird. (Fig. 32.) Auf diese Weise verhindert man das zu starke Einkochen und das Anbrennen des Gewebes. Man filtriert durch ein kleines, gehärtetes, nicht angefeuchtetes Filter und gibt zu dem nicht mehr als 5 ccm betragenden — es können zwei und noch weniger Kubikzentimeter sein! — Filtrat mindestens 1 ccm der 1%igen Ninhydrinlösung. Je schärfer die Bedingungen bei dieser Probe sind, um so besser ist es!

Man kocht, wie Seite 226ff. beschrieben worden ist, unter Zuhilfenahme eines Siedestabes eine Minute. Nur dann, wenn die Lösung auch jede Spur einer Violettfärbung vermissen läßt, darf man das Organ verwenden. Man wartet mit der Feststellung des Aussehens der Lösung eine halbe Stunde. Braucht man das Organ nicht sofort, dann überschichtet man es sogleich mit Toluol.

Ergibt diese Probe noch eine Färbung, dann muß man das Substrat so oft mit der fünffachen Menge destillierten Wassers auskochen, bis die Probe negativ ausfällt.

Ansetzen des Versuches. Man gibt nun so viele geaichte Dialysierhülsen, als man braucht, in leere, trockene Erlenmeyerkölbchen und beschickt die Hülsen mit ca. $^1/_4$—$^1/_2$ g des Organes. Vgl. hierzu S. 214 ff. Diese Menge gibt man vorher auf Fließpapier und preßt damit unter leichtem Druck ab. Würde man das Organ direkt im nassen Zustande in die Hülse bringen, dann würde ev. durch die damit bewirkte Verdünnung des Serums eine Reaktion, die bei Fernhaltung jeder Fehlerquelle schwach positiv ausfallen würde, negativ bleiben können. Niemals fasse man das Gewebe mit den Händen an! Man achte scharf darauf, daß die Gewebsstückchen sich am Boden der Hülse befinden und nicht etwa zum Teil an ihrer Seitenwand haften. Das Serum muß das Substrat vollständig bedecken.

In die mit Gewebe beschickte Hülse gibt man nunmehr 1 bis 1,5 ccm Serum. Man mache es sich zur Regel stets diesen Versuch zuerst fertig zu stellen. Dann gibt man in eine leere Dialysienhülse ebenfalls 1 resp. 1,5 ccm Serum (Kontrollversuch).

Solange man ein zu verwendendes Gewebe nicht genau kennt, und wenn man nicht in der Lage ist, das gleiche Organ zu gleicher Zeit zu mehreren Versuchen zu verwenden, so muß ein Versuch mit Organ + inaktiviertem Serum — das Serum wird 60 Min. lang auf 58° erwärmt — und ein solcher mit Organ und destilliertem Wasser im Reagenzglas angesetzt werden. Beim letzteren Versuch muß, wie S. 250 ff. geschildert, die Digestionsflüssigkeit zur Prüfung auf Stoffe, die mit Ninhydrin reagieren, eingeengt werden, sonst ist dieser Versuch gänzlich wertlos.

Nun spült man die Hülsen, wie Seite 212 ff. beschrieben, gründlich mit destilliertem Wasser ab und setzt sie nun in mit 20 ccm destilliertem, sterilisiertem Wasser beschickte Erlenmeyerkölbchen. Dann gießt man eine große Menge Toluol in die Hülse und auf die Außenflüssigkeit. Man sorgt hierbei dafür, daß der das Toluol überragende Teil der Hülse mit Toluol getränkt wird. Fig. 33 und 34 zeigen Kontrollversuch und eigentlichen Versuch.

In diesem Stadium des Versuches können sich folgende zwei Fehlerquellen einstellen. Einmal wird

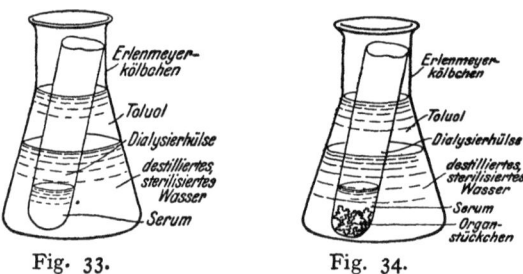

Fig. 33. Fig. 34.

bei der Ausspülung der Hülse Wasser in diese hineingelassen. Arbeitet man nicht peinlich genau, dann entstehen große Verdünnungen. Die Hülse muß beim Abspülen vollständig verschlossen werden. Den zweiten Fehler, der sich beim Ansetzen des Versuches ereignen kann, konnte ich dieser Tage zufällig beobachten. Entgegen der Vorschrift wurde das Kölbchen mit 20 ccm Wasser und viel Toluol beschickt und erst dann die Hülse mit dem Inhalt eingetaucht. Dabei stieg nun die Flüssigkeitsschicht so hoch, daß Flüssigkeit von außen nach innen überging. Außerdem berührte der Schlauch den Hals des Erlenmeyerkölbchens an mehreren Stellen. An diesen war eine Flüssigkeitsschicht kapillar eingeschlossen. Sie stellte eine Kommunikation des Hülseninhaltes mit der Außenflüssigkeit her! Aus diesen Beobachtungen ergibt sich, daß man niemals das Toluol aufgießen darf, bevor der Dialysierschlauch in die 20 ccm Wasser versenkt ist. Jetzt kann man die Zugabe des Toluols genau bemessen und dafür sorgen, daß die Hülse innen und außen mindestens 0,5 cm über die Toluolschicht hinausragt. Man verwende nur Erlenmeyerkölbchen mit weitem Hals!

Nunmehr kommen die Kölbchen in den Brutschrank, der 37 Grad aufweisen muß. Bei höherer Temperatur würden die Fermente geschädigt, und bei niederer würde der Abbau zu langsam vor sich gehen.

Prüfung des Dialysates mit Ninhydrin. Nach ca. 16 Stunden wird der Versuch unterbrochen. Auf dem Hülseninhalt und der Außenflüssigkeit muß am Schluß des Versuches noch viel Toluol stehen. Am besten stellt man die nummerierten Erlenmeyerkölbchen ohne jede besondere Ordnung auf. Nunmehr werden die Hülsen aus diesen entfernt und am besten bis zur Beendigung des Versuches in leere Erlenmeyerkölbchen gestellt. Um Verwechslungen vorzubeugen, geht man am besten so vor, daß man hinter die Erlenmeyerkölbchen, in denen sich das Dialysat mit den Hülsen befindet, eine zweite Reihe leerer Kölbchen aufstellt. Man gibt nun die Dialysierhülsen jeweilen in das dahinter stehende Kölbchen. Man bewirkt mit der Fortnahme des Schlauches gleichzeitig eine gleichmäßige Mischung des Dialysates. Vor allem vermeidet man eine gewiß nicht selten vorkommende Fehlerquelle. Ist nämlich das Kölbchen mit etwas zuviel Toluol beschickt, oder war die Hülse bei der Anstellung des Versuches nicht tief genug in die Außenflüssigkeit versenkt worden, dann kann es leicht vorkommen, daß beim Einführen der Pipette Flüssigkeit von außen in die Hülse übertritt. Saugt man in diesem Momente kräftig mit der Pipette, dann kann auch umgekehrt Hülseninhalt in diese aufgenommen werden!

Man entnimmt nunmehr mittels einer Pipette, die man verschlossen durch die Toluolschicht durchführt, 10 ccm des Dialysates, und gibt diese in ein trockenes, weites, absolut reines Reagenzglas, in das man vorher 0,2 ccm der $1^0/_0$igen Ninhydrinlösung gebracht hat. Vgl. S. 225. Für jedes Dialysat verwendet man selbstverständlich eine besondere, absolut reine und trockene Pipette. Niemals versuche man, so zu arbeiten, daß man die Pipette nach Gebrauch rasch mit Wasser, Alkohol und Äther reinigt und trocknet. Zu leicht ist die Reinigung unvollkommen. (Vor allen Dingen ist die Gefahr der Verunreinigung mit Speichel sehr groß. Vgl. S. 216, 223.)

Jetzt fügt man einen trockenen Siedestab (vgl. S. 226) hinzu. Dann kocht man eine Probe nach der anderen vollständig gleichmäßig eine volle Minute (vgl. hierzu S. 226ff). Nach einer halben Stunde wird festgestellt, welche Proben eine Färbung aufweisen und welche nicht. Erst dann sieht man nach, welche Fälle es sind. Sind Proben vorhanden, die stärker eingedampft worden sind als andere, dann werden sie verworfen, wenn es sich um positive Reaktionen handelt. Es kann zum Beispiel vorkommen, daß das Dialysat des Serums eine negative Reaktion gibt, während Serum + Organ eine leichte Violettfärbung zeigt. Sind beide Proben nach der Vorschrift in gleicher Weise gekocht worden, dann sind sie auch gleichmäßig eingedunstet. In diesem Falle gilt auch die leichteste Färbung unbedingt als positiv.[1]) Wenn dagegen die Probe: Serum + Organ stärker eingedunstet worden ist, dann ist die Möglichkeit gegeben, daß die stärkere Konzentration die Ursache der Färbung ist. Trotz absolut gleicher Mengen der mit Ninhydrin reagierenden Stoffe im Dialysat des Serums und desjenigen des Versuches Serum + Organ ist durch das stärkere Eindampfen eine höhere Konzentration bewirkt worden. Ist man außerstande gleichmäßig zu kochen, dann bleibt nichts anderes übrig, als das Kochen in einem Kochsalz- resp. Ölbade durchzuführen. Vgl. S. 232 ff. Man muß länger kochen, als

---

[1]) Ist die Reaktion sehr schwach, dann kann man versuchen, sie in der folgenden Weise zu verstärken. Man gibt zu den abgekühlten Lösungen — Dialysat des Versuches Serum allein und Serum + Substrat — noch einmal je 0,2 ccm der Ninhydrinlösung und kocht eine Minute. Oft wird dann die Reaktion stärker. Selbstverständlich muß auch hier der Vergleich mit dem Dialysat des Serumversuches gezogen werden. Die vorliegenden Erfahrungen sind noch zu gering, um dieses Verfahren allgemein zu empfehlen.

beim Erhitzen über freier Flamme. 2—3 Minuten genügen. Man muß, da diese Art des Kochens noch nicht an einem großen Materiale geprüft ist, die beste Zeit noch ausprobieren.

Exakte Vergleiche sind nur dann möglich, wenn die Reagenzgläser absolut gleich weit sind und genau die gleiche Wanddicke haben. Man halte sich zur Entscheidung derartiger Fälle stets eine Anzahl Reagenzgläser, die dieser Anforderung absolut entsprechen, vorrätig. Um sich von der Wichtigkeit dieser Maßnahme zu überzeugen, gieße man eine schwach blau gefärbte Lösung in ein weites und in ein enges Reagenzglas. Es wird die erstere Lösung viel tiefer blau erscheinen, als die letztere. Man würde somit in diesem Falle eine unrichtige Diagnose stellen!

Beurteilung des Ausfalls der Ninhydrinprobe.

Vgl. hierzu Tafel II.

Es sind folgende Fälle möglich. Der gewöhnliche Ausfall der Reaktion ist entweder: Dialysat von Serum und von Serum + Organ negativ. Dann ist kein nachweisbarer Abbau erfolgt. Hätte man mit Plazenta gearbeitet, so würde man verneinen, daß eine Plazenta in lebensfrischem Zustande mit dem betreffenden Organismus in Verbindung steht oder eine solche den Organismus vor kurzem verlassen hat. Auch ein Chorionepitheliom wäre auszuschließen. Oder es ist Serum allein negativ und Organ + Serum positiv. Die Diagnose lautet auf

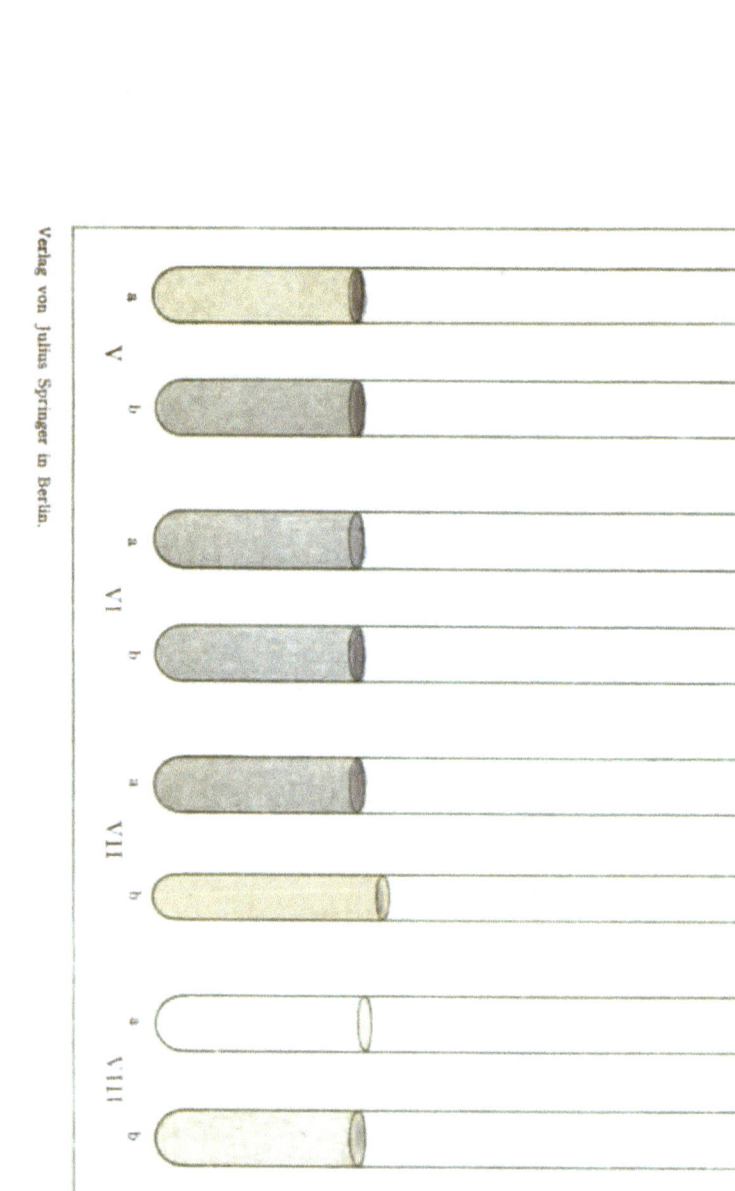

Verlag von Julius Springer in Berlin.

Abderhalden, Abwehrfermente. 4. Aufl.

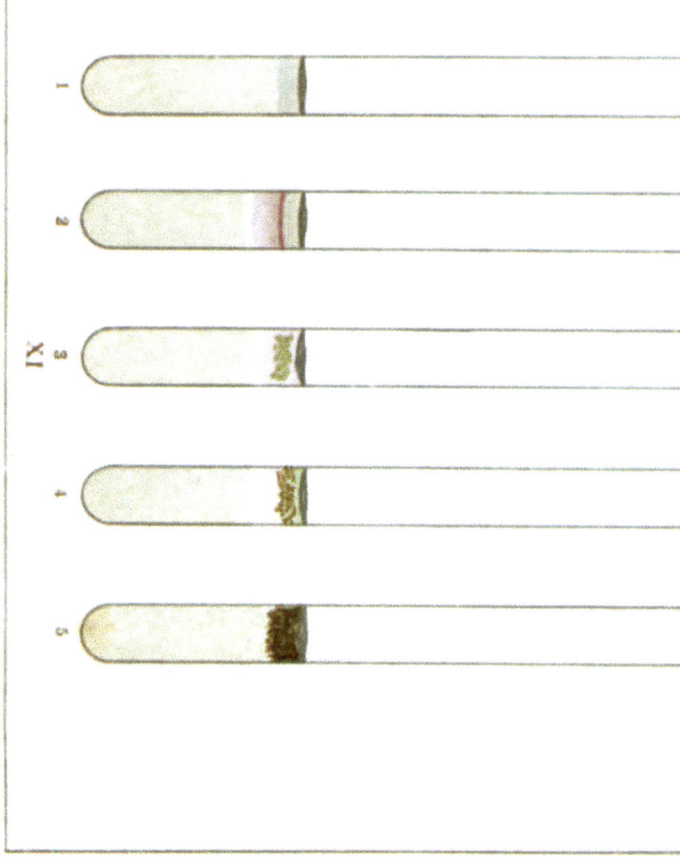

XI

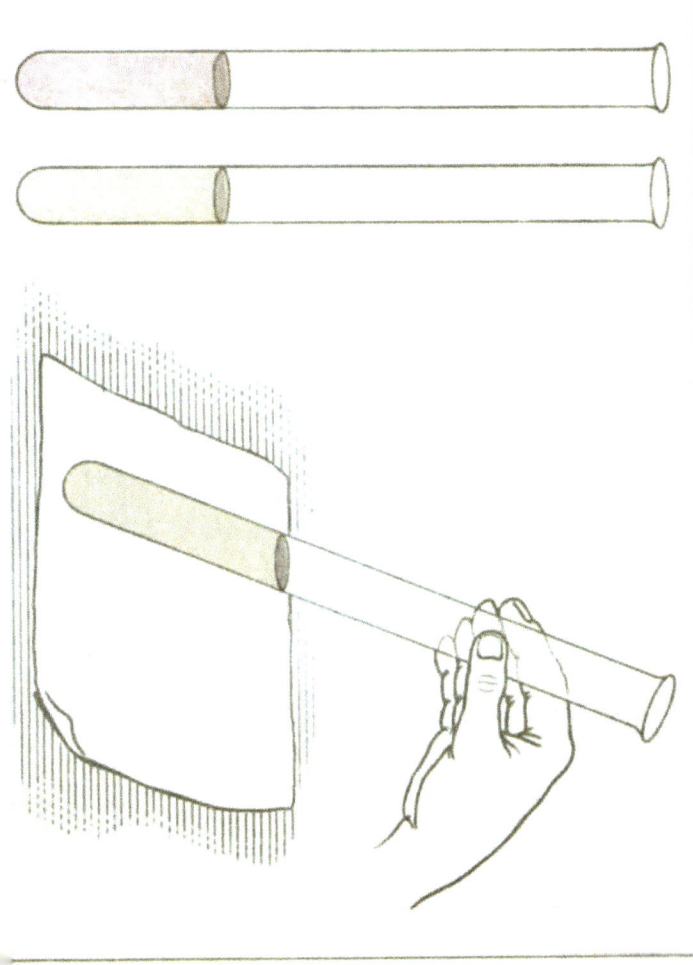

Tafel II.

Schwangerschaft oder besser auf eine vorhandene Plazenta, die noch aktiv mit dem mütterlichen Organismus in Verbindung steht resp. es liegt Puerperium, Abart oder Chorionepitheliom vor. In Tafel II sind 4 verschieden stark ausgefallene „positive" Ninhydrinreaktionen dargestellt. a bedeutet stets Dialysat des Versuches „Serum allein", b Dialysat des Versuches Serum + Substrat.

Es kann vorkommen, daß das Serum allein genügend Substanzen an das Dialysat abgibt, um unter den gewählten Bedingungen eine positive Reaktion zu geben. Wenn in einem solchen Fall die Probe Organ + Serum eine unzweifelhaft stärkere Blaufärbung aufweist, als das Dialysat des Versuches „Serum allein", dann wird der Fall als positiv reagierend gebucht. Sobald jedoch der Unterschied in der Farbenintensität klein ist, wird der Versuch nochmals mit weniger, z. B. nur 1 ccm Serum angesetzt. Es wird sich dann klar entscheiden, ob ein Abbau eintritt oder nicht, indem die Serumprobe dann negativ wird.

Fig. V auf Tafel II zeigt eine positive Reaktion, wobei das Dialysat des Serums allein schwach positiv reagierte, während dasjenige des Versuches Serum + Organ eine viel intensivere Farbreaktion zeigt. Der Ausfall der Reaktion in Fig. VI ist als negativ zu bewerten, weil beide Dialysate die gleiche Farbenintensität zeigen. Fig. VII demonstriert eine fehlerhafte Ablesung. In Wirklichkeit sind beide Lösungen genau gleich intensiv gefärbt, allein die Reagenzgläser sind verschieden weit. Es wird dadurch bei a eine intensivere Färbung „vorgetäuscht". Fig. VIII zeigt einen anderen Fehler. Das Dialysat b ist etwas stärker eingedampft worden als a. Durch die dadurch bewirkte stärkere Konzentration der Lösung ist vielleicht die schwach positive Reaktion bewirkt worden. Es läßt sich nicht entscheiden, ob die Reaktion sowieso positiv ausgefallen wäre, oder aber, ob die Lösung bei a und b gerade an jener Grenze stand, bei deren Überschreitung eine Farbreaktion auftritt. Der geringste Konzentrationsunterschied genügt dann, um eine positive Reaktion zu bewirken.

Niemals darf man das Eintreten der Reaktion bei künstlicher Beleuchtung feststellen! Ebensowenig darf man die Reagenzgläser im Reagenzglasgestell vergleichen. Man muß jedes einzelne herausnehmen und auf weißem Papier im durchfallenden und auch im auffallenden Licht betrachten. Vgl. Fig. X auf Tafel II.

Gegen diese Vorschrift wird sehr oft verstoßen. Oft werden Reaktionen als positiv erklärt, die bei genauer Besichtigung auch nicht die leiseste Färbung zeigen. Hat jemand eine Probe als eben gerade wahrnehmbar positiv bezeichnet, dann vertausche man in der Hand eine Anzahl von Proben und nur dann, wenn ohne Zögern immer wieder die gleiche Probe als gefärbt bezeichnet wird, verlasse man sich auf die Beurteilung der Reaktion.

Schwierigkeiten machen einzig und allein rötliche und braungelbe Farbtöne. Sie haben nichts mit der eigentlichen Ninhydrinreaktion zu tun. Man kann sie leicht erkennen, indem man eine wirklich violette Lösung so lange mit Wasser verdünnt, bis die Farbenintensität der zu vergleichenden Probe gleich ist. Man sieht dann sofort, daß trotz der großen Verdünnung die Farbe violett bleibt. Vgl. Fig. IX auf Tafel II. 1 zeigt einen rötlichen Farbton, 2 besitzt den richtigen violetten Farbton. Ein rötlicher resp. braungelber Farbton beweist, daß entweder nicht ganz sorgfältig gearbeitet wurde, oder das Blut Säuren resp. Alkalien enthält, die überwiegen. Die Versuche müssen wiederholt werden, denn es könnte ja sein, daß unter den vorhandenen Bedingungen eine positive Reaktion verdeckt wird. Wir werden weiter unten bei der Besprechung der Fehlerquellen noch auf weitere Einzelheiten zurückkommen und zeigen, daß die erwähnten Vorkommnisse sich durch eine Vordialyse des Serums beseitigen lassen.

Unter Umständen kann noch eine besondere Kontrollprobe notwendig werden. Es ist dies zum Beispiel dann der Fall, wenn man Mikroorganismen auf einem Nährboden gezüchtet hat, den man nicht ganz, z. B. durch Zentrifugieren, entfernen kann. In diesem Falle muß man den keimfreien Nährboden für sich so lange auskochen, bis das filtrierte Kochwasser mit Ninhydrin keine Färbung mehr gibt. Ferner behandelt man die Kultur ganz gleich und setzt dann folgende Proben an: 1. Serum allein, 2. Serum + Nährboden und 3. Serum + Kultur. Würde der Versuch 2 auch einen Abbau ergeben, dann würde selbstverständlich eine positive Reaktion bei Versuch 3 nicht beweisen, daß die verwendeten Mikroorganismen abgebaut worden sind.

Eine sehr wichtige Kontrollprobe zur Prüfung der Zuverlässigkeit des Organes resp. des verwendeten Substrates ist die Seite 250 erwähnte. Sie sei ihrer großen Bedeutung wegen nochmals ausführlicher geschildert. Man setze von dem Substrat ca. die 5—10fache Menge der zum eigentlichen Versuch üblichen Quantität in einem Reagenzglas oder einem Erlenmeyerkölbchen an und gebe möglichst wenig, z. B. 5 ccm, Wasser hinzu. Nach 16stündigem Verweilen der Probe bei 37° wird durch ein gehärtetes Filter filtriert. Dann kocht man das Substrat im verwendeten Gefäße mit 5 ccm destilliertem Wasser 5 Minuten lang aus und filtriert heiß durch das gleiche Filterchen. Dann enge man die vereinigten Filtrate auf dem Wasserbade auf 1—2 ccm ein und koche diese in der gewohnten Weise mit 1 ccm Ninhydrinlösung im Reagenzglase. Die Lösung muß absolut farblos bleiben. Diese Probe fällt nach meinen Erfahrungen stets negativ aus, wenn die Substrate nach Vorschrift bereitet worden sind. Sie ist nur notwendig zur ersten Prüfung des Organes und wird dann ausgeführt, wenn Zweifel über die Brauchbarkeit des Organs entstehen. Da man ja stets wieder das gleiche Organ zu Versuchen verwendet, bei denen ein Abbau nicht zu erwarten ist, läuft sowie so immer eine Kontrolle über die Zuverlässigkeit des Organes mit. Zeigen sich bei solchen Versuchen Fehler, dann prüfe man sofort die Hülsen und ferner das Organ in der genannten Weise. Die Angabe, daß als Kontrollversuch Organ allein zur Dialyse angesetzt worden sei — 0,5 g Organ — und 10 ccm des Dialysates eine negative Reaktion mit Ninhydrin ergeben hätten, beweist immer, daß die Grundlagen der ganzen Methodik mißverstanden worden sind. Ein Organ müßte doch schon unglaublich ungenügend zubereitet worden sein, wenn es an 20 ccm Dialysat soviel mit Ninhydrin reagierende Stoffe abgeben würde, daß die in gewöhnlicher Weise ausgeführte Reaktion positiv ausfällt![1]) Man muß bei jedem derartigen Kontrollversuch das Dialysat stark einengen! Besser setzt man derartige Kontrollversuche, wie geschildert, ohne Dialyse direkt im Reagenzglas oder Erlenmeyerkölbchen an.

Die Fehlerquellen des Dialysierverfahrens bei Anwendung der Ninhydrinreaktion.

Es sind zahlreiche Möglichkeiten vorhanden, die zu Fehlresultaten führen können. Wir betrachten sie am besten von den einzelnen Utensilien und Manipula-

---

[1]) Vgl. die Anmerkung S. 262.

tionen aus und verweisen noch besonders auf die bei der Besprechung der Methode erwähnten Fehlerquellen.

1. Die Hülsen. Es wird vorausgesetzt, daß die Hülsen peinlich genau geprüft sind. Es dürften im Durchschnitt von den Dialysierhülsen der Firma Schleicher und Schüll zirka 20—30% unbrauchbar sein. Fast immer sind solche darunter, die Eiweiß durchlassen. Die Hülsen können nachträglich unbrauchbar werden. Einmal können sie durchlässig für Eiweiß werden. Das tritt wohl nur dann ein, wenn die Hülsen mißhandelt worden sind. Sie dürfen nicht mit einer rauhen Bürste bearbeitet werden. Ferner darf man sie nicht lange kochen. Die Hülsen können durch Kochen auch undurchlässig für Peptone werden. Man muß die Hülsen hauptsächlich wässern und fast gar nicht kochen. Die Hülsen müssen in sterilisiertem Wasser unter viel Toluol aufbewahrt werden. Vgl. S. 230 ff. Niemals lasse man die Hülsen mit Inhalt längere Zeit stehen. Man lasse sie auch niemals austrocknen! Vgl. S. 210 ff.

Eine große Fehlerquelle, die jedoch bei richtigem Arbeiten unmöglich eintreten kann, ist die, daß die Hülsen nicht genügend gereinigt werden. Es enthält dann die Hülsenwand noch Spuren von Stoffen, die mit Ninhydrin in genügender Konzentration reagieren. Sind die Mengen dieser Stoffe an und für sich auch so gering, daß sie selbst niemals eine Farbreaktion ergeben, so können sie doch durch Addition zu im Serum vorhandenen analogen Stoffen eine sonst negative Reaktion zu einer positiven machen. Man schenke deshalb der richtigen Behandlung der Hülsen die größte Aufmerksamkeit! Vgl. S. 230 ff.

Die Hülsen müssen etwa alle zwei Wochen wieder geprüft werden. Stellen sich schon früher Fehldiagnosen ein und sind andere Fehler ausgeschlossen, so prüfe man sofort die Hülsen auf Eiweißundurchlässigkeit und gleichmäßige Durchlässigkeit für Peptone. Hierzu ist zu bemerken, daß in meinem Institute trotz zahlreicher Untersuchungen es noch nicht vorgekommen ist, daß ein Versuch an Fehlern gescheitert ist, die auf die Beschaffenheit der Hülsen zurückzuführen gewesen wären. Die Hülsen haben uns selbst nie die geringsten Schwierigkeiten bereitet.

Wiederholt ist in der Literatur darauf hingewiesen worden, daß es außerordentlich schwer sei, Hülsen zu erhalten, die wirklich gleichmäßig durchlässig für Abbaustufen aus Eiweiß sind. Dieser Schluß ist aus der folgenden Beobachtung gezogen worden. Wenn man das gleiche Serum und das gleiche Organ verwendet, so erhält man doch oft beim Kochen des Dialysates mit Ninhydrin nicht die gleich starke Farbreaktion! Aus diesem Ergebnis darf selbstverständlich nicht auf eine verschieden gute Durchlässigkeit der verwendeten Hülsen für dialysable Stoffe geschlossen werden. Nichts wäre verkehrter als das! Einmal führen wir trotz aller Bemühungen bei den einzelnen Versuchen ungleich große Mengen von Gewebe zu. Vor allem aber können wir die Menge der für den Abbau in Betracht kommenden Proteïne nicht messen. Es werden auf alle Fälle Verschiedenheiten in dieser Beziehung vorhanden sein. Die geringste Spur eines Mehrs an Abbaustufen beeinflußt die Stärke der Farbreaktion. Auch reine Zufälligkeiten können eine Rolle spielen. Es kann z. B. abbaufähige Substanz in unmittelbarer Nähe der Wand des Dialysierschlauches liegen. Die entstehenden Abbaustufen diffundieren in hochmolekularem Zustand hinaus. Im anderen Falle tritt der Abbau in größerer Entfernung von der Schlauchwand oder im Innern des Gewebes ein. Der Abbau geht weiter. Aus einem großen Molekül werden ungezählte kleinere. Immer neue Aminogruppen und Karboxylgruppen treten in Erscheinung und beeinflussen die Intensität der Reaktion. Dies ist der Grund, weshalb die gleichmäßige Durchlässigkeit der Hülsen mit einem homogenen Gemisch von Peptonen geprüft wird.

2. Das Serum. Hier kommen nur in Betracht: das Alter, die Möglichkeit einer Infektion, die Hämolyse und der Gehalt des Serums an roten Blutkörperchen und anderen Formelementen. Vgl. hierzu S. 257 ff.

3. Das Organ. Dieses ist wohl fast immer die Ursache der Fehldiagnosen. Es wird meistens übersehen, daß es sich bei der Anstellung der Versuche und ihrer Duchführung um quantitative Verhältnisse handelt. Um die folgenden Darstellungen zu verstehen, muß man sich einprägen, daß das Blutserum immer in wechselnden Mengen Verbindungen enthält, die unter der Peptongrenze sich befinden

und mit Ninhydrin reagieren. Nach einer Mahlzeit, bei der Eiweiß aufgenommen wurde, steigt die Menge dieser Stoffe im Serum sofort an. Aus diesem Grunde soll man das Blut nüchtern entnehmen.

Es waren zahllose Versuche notwendig, um festzustellen, welche Menge von Serum im allgemeinen nur so viel der erwähnten Substanzen an das Dialysat abgibt, daß die Reaktion mit Ninhydrin in den meisten Fällen negativ bleibt. Zu wenig Serum möchte man nicht anwenden, um den Abbau des Organeiweißes möglichst umfassend zu gestalten. Es zeigte sich, daß im allgemeinen 1,5 ccm Serum angewandt werden können. Selbstverständlich kann unter Umständen auch mehr Serum so wenig mit Ninhydrin reagierender Stoffe abgeben, daß die Reaktion mit dem Dialysat negativ bleibt. Es kann auch umgekehrt vorkommen, daß 1,5 ccm Serum allein schon ein positiv reagierendes Dialysat liefern. (Vgl. über die Vordialyse weiter unten.) Das ist der Grund, weshalb der Kontrollversuch mit Serum allein absolut unerläßlich ist. Er zeigt an, ob das Serum die Voraussetzung, daß es nicht schon allein genügend Stoffe zur Reaktion mit Ninhydrin abgibt, erfüllt. Selbstverständlich muß man zum Organ aus dem erwähnten Grunde genau die gleiche Menge Serum zufügen, wie man zur Kontrolle mit Serum allein genommen hat. Niemals darf aus dem Umstande, daß der Versuch mit Serum allein eine positive Reaktion gibt, der Schluß gezogen werden, daß während der Dauer des Versuches im Serum Proteine abgebaut worden sind! Die die Reaktion veranlassenden Stoffe waren vielmehr von Anfang an zugegen.

Fällt nun die Reaktion mit Serum allein negativ aus, dann besagt das einzig und allein, daß das Dialysat jene Verbindungen, die mit Ninhydrin reagieren, in einer Konzentration enthalten hat, die nicht genügte, um eine Färbung zu geben. Mehr besagt der Befund nicht. Vor allem sagt er nicht aus, daß jene Verbindungen fehlen. Engt man ein derartiges Dialysat ein, dann gibt es schließlich ebenfalls eine positive Reaktion.

Wir stehen somit vor der Tatsache, daß wir nur feststellen können, ob genügend Verbindungen zur Farbreaktion zugegen sind, nicht aber **wieviel** davon. Wenn nun die folgenden Bedingungen erfüllt sind, dann macht dieser Umstand gar keine Schwierigkeiten. Das Organ muß absolut frei von Stoffen sein, die mit Ninhydrin reagieren und sich auskochen lassen, d. h. ins Filtrat übergehen. Man darf beim Abwaschen der Hülsen kein Wasser in diese eintreten lassen. Das Organ muß vor dem Einfüllen in die Hülse abgetrocknet werden. Es darf beim Aufbewahren im Brutschrank absolut keine Verdunstung des Dialysates eintreten. Ferner darf man beim Kochen der eigentlichen Proben keine ungleichmäßige Verdampfung herbeiführen.

Ein Beispiel möge diese Verhältnisse klarlegen. Wir wollen annehmen, es seien 12 Versuche mit Serum von Nichtschwangeren angestellt worden. Das Serum habe in allen Fällen ein negatives Resultat ergeben. Daraus folgt, daß sämtliche Dialysate jene Konzentration an Verbindungen, die mit Ninhydrin unter Farbstoffbildung reagieren, nicht erreicht haben. Erst von einer bestimmten Konzentration an tritt Färbung auf. Wir wollen diese Grenze mit 1 bezeichnen. Es sind nun beispielsweise die in nachstehender Tabelle angeführten Fälle möglich.

Fall	Versuche mit Serum allein Ninhydrinprobe	Gehalt des Serums an Verbindungen, die mit Ninhydrin bei genügender Konzentration unter Farbstoffbildung reagieren würden	Versuch mit Organ+Serum Organ = 0 Ninhydrinprobe	Versuch mit Organ+Serum Organ = 0,10 Ninhydrinprobe	Versuch mit Organ+Serum Organ = 0,50 Ninhydrinprobe
1.	—	0,12	—	—	—
2.	—	0,45	—	—	—
3.	—	0,84	—	—	+
4.	—	0,65	—	—	+
5.	—	0,89	—	—	+
6.	—	0,98	—	+	+
7.	—	0,87	—	—	+
8.	—	0,99	—	+	+
9.	—	0,42	—	—	—
10.	—	0,86	—	—	+
11.	—	0,78	—	—	+
12.	—	0,75	—	—	+

Es sind mit den gleichen Sera und den gleichen Mengen drei Versuchsserien ausgeführt worden. Beim ersten Versuch war das Organ = 0, d. h. es war absolut frei von Stoffen, die auskochbar und filtrierbar sind und unter strengsten Bedingungen mit Ninhydrin unter Farbstoffbildung reagieren. Überall addierte sich zu der Menge von Stoffen, die vom Serum allein dem Dialysat übergeben wurden, 0 g derartiger Verbindungen von seiten des Organes hinzu. Somit blieb auch beim Versuch Serum + Organ die Ninhydrinreaktion selbstverständlich negativ. Beim zweiten Versuch wurde ein Organ genommen, das gerade noch eine Spur von reagierenden Stoffen an das Kochwasser abgab. Wir wollen annehmen, es enthalte 0,10 g[1]) solcher Verbindungen. Diese Menge addiert sich zu der Menge jener Verbindungen hinzu, die das Serum abgibt. Es wird Fall 6 und 8 positiv! Es wird der Grenzwert 1 überschritten. Also durch einfache Addition eine positive Reaktion und damit zwei Fehldiagnosen! Die dritte Versuchsreihe zeigt den Ausfall der Ninhydrinreaktion, wenn das Organ noch mangelhafter präpariert ist.

Genau der gleiche Zustand wird erreicht, wenn die Dialysate im Brutschrank ungleich verdunsten. Nehmen wir z. B. Fall 6 und 8. In beiden Fällen erreicht das Serum allein schon fast den Grenzwert 1. Würde nun das Dialysat beim Versuch Organ +

---

[1]) Es handelt sich hier nur um ein Beispiel. Selbstverständlich würden in Wirklichkeit nicht 0,10 an das Dialysat übergehen wenn das Organ nur soviel abgeben kann, sondern weniger.

Serum stärker eindunsten, oder nachher beim Kochen der Proben das entsprechende Dialysat stärker eingedampft als dasjenige des zugehörigen Kontrollversuches mit Serum allein, dann würde ebenfalls ausschließlich durch vermehrte Konzentration eine positive Reaktion und damit eine Täuschung hervorgebracht werden!

Diese Beispiele mögen jeden warnen, die gegebene Methodik in ungenügender Weise anzuwenden. Man wird verstehen, daß Fehldiagnosen vorgekommen sind, und daß andererseits wieder ausgezeichnete Resultate gemeldet werden.

In Wirklichkeit wird der Grenzwert 1 nicht oft erreicht. Leider ist dies jedoch gerade dann der Fall, wenn Karzinom, Myom, Salpingitis, Exsudate, Eiterungen, Blutungen in Gewebe usw. vorliegen, d. h. gerade dann, wenn die Methode differentialdiagnostisch Wertvolles leisten sollte. Es ist klar, daß die Untersuchung derartiger Fälle doppelt zur Vorsicht mahnt. Die Anwendung der unten beschriebenen **Vordialyse** schaltet die erwähnte Fehlerquelle aus.

Von ausschlaggebender Bedeutung für den Ausfall der Versuche ist, daß man den eigentlichen Versuch und den Kontrollversuch unter absolut den gleichen Bedingungen durchführt. Vor allem muß ganz reines destilliertes Wasser verwendet werden. Wasser, das sauer oder alkalisch reagiert, muß zu Fehlresultaten führen. Das Ninhydrin reagiert nicht nur mit Eiweiß und Eiweißabbaustufen, sondern unter bestimmten Bedingungen auch mit anderen Verbindungen z. B. Zucker.[1]) Man wird diese nie vor sich haben, wenn man mit destilliertem Wasser arbeitet. Das Organ kann, wenn es der Vorschrift entsprechend ausgekocht worden ist, keine Stoffe abgeben, die die Reaktion der Flüssigkeit beeinflussen und nicht dem Eiweiß angehören. Kohlehydrate sind gewiß keine mehr vorhanden. Dazu kommt noch, daß in jedem Falle der Kontrollversuch mit Serum vorliegt. Würde dieses viel Zucker enthalten und gleichzeitig die Reaktion der Außenflüssigkeit beeinflussen, dann wäre es denkbar, daß eine Färbung auftreten würde, die nicht auf Eiweißabbaustufen zurückzuführen ist. Es müßte jedoch die Probe mit Serum allein und diejenige mit Serum + Substrat das gleiche Ergebnis haben! Selbst Blutserum von Diabetesfällen ergeben keine durch Zucker bedingte positive Reaktionen. Die Nichtbeachtung der Vorschriften für das Wasser äußern sich meistens darin, daß eine in Wirklichkeit positive Reaktion negativ ausfällt. Sie ist nämlich sehr empfindlich gegen Säuren und Alkalien resp gegen H- und OH-Ionen.

Aus den angegebenen Gründen muß man auch die Organe stets mit destilliertem Wasser auskochen und sie sowohl als auch die

---

[1]) Vgl. W. Halle, E. Loewenstein und E. Přibram: Bemerkungen über Farbreaktionen des Triketohydrindenhydrats (Ninhydrin). Biochem. Zeitschr. 55. 357. 1913. — Carl Neuberg: Ebenda 56. 500. 1913.

Hülsen in solchem aufbewahren. Auch das Abspülen der Hülsen besorge man mit destilliertem Wasser.

Schließlich sei noch einer Fehlerquelle gedacht, die sich bis jetzt nicht bemerkbar gemacht hat. Es könnte der Fall eintreten, daß das dem Serum zugesetzte Substrat aus diesem Stoffe adsorbiert und zurückhält[1]). Dieser Fall könnte sich so äußern, daß Serum allein positiv reagiert, während das Dialysat im Versuche Organ + Substrat eine negative Reaktion zeigt. Ferner könnte eine Reaktion negativ ausfallen, obwohl ein Abbau eingetreten ist. Die optische Methode würde solche Fehlerquellen rasch klarlegen.

Nicht ein einziger Punkt der Vorschriften entbehrt einer bestimmten Begründung. Meist sind es Kleinigkeiten, an denen die Untersuchungen gescheitert sind. Ein Blick auf die Literatur zeigt jedoch, daß jetzt schon an vielen Orten die Methode richtig angewandt wird und zu überraschend schönen Erfolgen führt.

Weitere Fehlerquellen sind: Anwendung von nicht trockenen Gefäßen, von mit der Hand angefaßten Siedestäben, Verunreinigungen der Pipetten mit Speichel, ungenaues

---

[1]) Plaut (Lit.) teilt Versuche über Absorptionserscheinungen mit. Eine Nachprüfung dieser Versuche muß ergeben, ob die mitgeteilten, an und für sich nach dem jetzigen Stand unserer Kenntnisse der Zusammensetzung des Serums sehr unwahrscheinlichen Ergebnisse richtig sind. Vgl. hierzu Karl Berner (Lit.-Nachtrag).

Abmessen der Ninhydrinlösung, Anwendung von infiziertem Wasser, Züchtung von Bakterien neben den Verdauungsversuchen im gleichen Brutschrank, ungenügende Überschichtung des Hülseninhalts und der Außenflüssigkeit mit Toluol, unkonstante Temperatur des Brutschrankes, Arbeiten in Räumen, in denen saure oder alkalische Dämpfe entwickelt werden. Alle diese Fehlerquellen dürften eigentlich kaum vorkommen. Dagegen wird oft folgendes übersehen. Nachdem die Hülse mit dem Organ und dem Serum beschickt ist und das Toluol zugegeben worden ist, muß man unbedingt nachsehen, ob auch das ganze Gewebe vom Serum und Toluol bedeckt ist. Klebt ein auch noch so kleines Stück Gewebe über der Toluolgrenze, dann kann dieses in den 16 Stunden faulen und grobe Fehler veranlassen.

Zum Schlusse seien noch folgende Ergänzungen angegeben, die bis jetzt nicht allgemein in Gebrauch genommen worden sind, weil sie nicht absolut notwendig sind.

Von der Idee ausgehend, daß ein bestimmter Grenzwert vorhanden sein muß, um mit Ninhydrin eine Farbreaktion zu geben, könnte man daran denken, daß die Prüfung des filtrierten Kochwassers mit 1 ccm Ninhydrinlösung nicht genügt. Wir haben deshalb eine Seidenpeptonlösung dargestellt, die so stark verdünnt wurde, bis 5 ccm davon mit 1 ccm Ninhydrinlösung eben keine Färbung mehr gaben. Es wurden nun 2,5 ccm filtriertes

Kochwasser und 2,5 ccm dieser Seidenpeptonlösung zusammengegeben. Dann wurden 2 ccm der Ninhydrinlösung zugefügt. Das Gemisch wurde in der gewohnten Weise eine Minute gekocht. Die Reaktion blieb negativ. Es wäre immerhin möglich gewesen, daß durch Addition der Grenzwert erreicht worden wäre. Ferner wurde ein solches Gemisch von 10 ccm auf 5 ccm eingeengt. Nach Zusatz von 1 ccm und ferner von 2 ccm Ninhydrinlösung trat keine Färbung ein. **Nun braucht dieser Befund ja nicht für jedes geprüfte Organ zu gelten!** Aus diesem Grunde wird man immer wieder zur S. 250 und 263 ff. erwähnten verschärften Organprüfung und zum Versuch mit inaktiviertem Serum zurückgreifen.

Schließlich sei nochmals betont, **daß ein Organ, das bluthaltig ist, häufig auch dann versagt, wenn es die Bedingung mit dem Kochwasser vollständig erfüllt** (vgl. S. 111 ff., 245).

Vielfach ist der Wunsch geäußert worden, es möchte speziell für den Ausfall der Ninhydrinreaktion eine Farbenskala angegeben werden, damit die Stärke der Reaktion allgemein gleichartig angegeben werden könne. Er läßt sich nicht gut erfüllen, weil die Ninhydrinreaktion sich nicht scharf abstufen läßt. Jeder einzelne Untersucher wird bei einiger Erfahrung bald beurteilen können, ob die Reaktion stark, mittelstark, schwach oder sehr schwach ausgefallen ist. Tafel II zeigt in Fig. I—IV vier verschiedene Farbintensitäten. Man darf der Intensität der Reaktion kein zu großes

Gewicht beilegen. Es ist wohl möglich, daß z. B. im einen Falle eine Menge hochmolekularer Peptone im Dialysat vorhanden ist. Die Biuretreaktion ist auffallend stark, dagegen die Ninhydrinreaktion schwach. Umgekehrt ist der extreme Fall denkbar, daß der Abbau die Peptongrenze unterbietet. Man erhält eine tiefblaue Ninhydrinreaktion als Zeichen dafür, daß viele Verbindungen mit der Struktur der Aminosäuren vorhanden sind, während die Biuretreaktion negativ ausfällt. Diese Bemerkungen zeigen schon, daß das Ninhydrin viel mehr Verbindungen der Reihe der Eiweißabbaustufen erkennen läßt, als die Biuretreaktion.

Gewiß läßt sich die ganze Methodik des Dialysierverfahrens noch mannigfaltig modifizieren. Vor allem kann man die Apparatur vervollkommnen. Man kann den S. 232 erwähnten Apparat anwenden, der es ermöglicht, die Lösungen bei der Ninhydrinreaktion auf einmal gleichmäßig unter Ausschluß jeder Verdunstung zu kochen. Wir haben mit Absicht bis jetzt für die Allgemeinheit keine solchen Vorschläge gemacht, weil uns der große Vorteil der jetzigen Anwendungsform der Methodik darin zu liegen scheint, daß sie einfach, klar und übersichtlich ist. Wir haben auch Versuche angestellt, um die Darstellung der Organe zu vereinfachen und vor allem abzukürzen. Studien mit unter besonderen Kautelen bei 37° getrockneten und gepulverten Organen ergaben gute Resultate, doch besteht die Gefahr, daß sie leicht infiziert werden. Auf jeden Fall müssen so vorbereitete Organe auch vor dem Gebrauch geprüft werden. Das Auskochen hat zudem den Vorteil, daß das Gewebe aufgelockert und dadurch der Fermentwirkung zugänglicher gemacht wird.

Die Vordialyse des Serums.

Ohne weiteres eindeutige Resultate werden beim Dialysierverfahren erhalten, wenn bei Verwendung der Ninhydrinprobe das Dialysat des Serums ein negatives Resultat ergibt. Es kann dann kein Zweifel über den Ausfall der Reaktion beim eigentlichen Versuch entstehen. Wenn dagegen das Dialysat des Serums schon an und für sich eine Farbreaktion ergibt, dann sind, wie oft betont worden ist, unbedingt Vorsichtsmaßregeln notwendig, die peinlich genau zu beachten sind, sonst kann es zu unrichtigen Deutungen der Reaktionen kommen. Die Reagenzgläser, in denen sich die zu vergleichenden Farblösungen befinden, müssen genau gleich weit und auch genau gleich dickwandig sein. Tafel II, Fig. VII, zeigt einen solchen Fall, bei dem einzig und allein die Verwendung von verschieden weiten Reagenzgläsern eine verschieden intensive Reaktion vortäuscht, d. h. es erscheint die Lösung im weiteren Reagenzglas intensiver gefärbt, als diejenige im engen Reagenzglas. Gießt man solche Lösungen in gleich weite Reagenzgläser um, dann erkennt man, daß in Wirklichkeit beide Lösungen genau gleich stark gefärbt sind.

Es kann auch der Fall eintreten — erfahrungsgemäß sehr selten! —, daß das Serum Substanzen, wie

z. B. Ammoniak, in genügend großen Mengen enthält, um die Ninhydrinreaktion zu beeinflussen. In all diesen Fällen wäre es von Vorteil, wenn man vor der Anstellung des Versuches diese Verbindungen aus dem Serum entfernen könnte.

Ergibt das Serum für sich allein ein Dialysat, das mit Ninhydrin Farbbildung gibt, dann bedeutet das, daß es zum vornherein in größerer Menge Verbindungen enthalten hat, die dialysabel sind und mit Ninhydrin reagieren. **Sie entstehen nicht etwa aus den Serumeiweißkörpern nachträglich.** Damit ist die Möglichkeit gegeben, ihre Menge durch eine sog. **Vordialyse** herabzusetzen. Es muß möglich sein, es so weit zu bringen, daß das Dialysat des Serums **unter geeigneten Bedingungen** niemals eine positive Reaktion mit Ninhydrin ergibt. Damit wäre das Ideal erreicht, daß stets dem negativen Versuch mit Serum der Versuch mit Serum+Substrat zum Vergleich gegenübersteht. Es sind dann nur zwei Fälle möglich. 1. Dialysat des Versuches Serum+Substrat negativ, dann ist selbstverständlich unter den gleich zu erörternden Voraussetzungen der Ausfall des Versuches als ein negativer zu bewerten. 2. Dialysat des Versuches Serum+Substrat positiv. In diesem Falle würde man auf einen Abbau des verwendeten Substrates schließen.

Es erscheint bei flüchtiger Betrachtung des ganzen Problems sehr einfach, ein Serum zu gewinnen, das wenig dialysierbare, mit Ninhydrin reagierende Stoffe enthält und für die Fermentversuche verwertbar ist.

Bei genauer Überlegung ergeben sich jedoch Schwierigkeiten. Es ist dies auch der Grund, weshalb sich die Empfehlung der Vordialyse, die schon von Schlimpert unabhängig von uns verwendet worden war, verzögert hat. Es mußte nämlich zuerst durch eine große Reihe von Versuchen festgestellt werden, ob durch die Dialyse die Fermente des Serums nicht leiden. Es zeigte sich bald, daß es nicht ratsam ist, gegen destilliertes Wasser zu dialysieren. Es dringt solches in das Innere der Dialysierhülse. Infolgedessen kommt es leicht zur Ausflockung von Globulinen. Diese können dabei Fermente mitreißen und diese dadurch in ihrer Wirkung behindern. Es muß gegen 0,9 prozentige Kochsalzlösung dialysiert werden. Am vorteilhaftesten ist es, gegen beständig neu zufließende Kochsalzlösung zu dialysieren. Es wird der ganze Prozeß der Dialyse durch das beständige Erneuern der Außenflüssigkeit beschleunigt.

Die Hauptschwierigkeit in der Verwendung der Vordialyse liegt in folgendem Moment. Das Serum gibt immer an das Dialysat Substanzen ab, die Stickstoff enthalten und bei genügender Konzentration mit Ninhydrin reagieren. Zu dieser, sowieso im Dialysat vorhandenen Menge von Stoffen addiert sich dann, wenn Substrat abgebaut worden ist, die Menge der Eiweißabkömmlinge. Es ist die Grenze, unter der die Ninhydrinprobe negativ ausfällt, natürlich rascher überschritten, als wenn die Eiweißabbaustufen, die während der Dauer des Versuches sich bilden, dieser schon im Serum vorhandenen Verbindungen entbehren. Sie müssen allein genügen, um jene Grenze zu überschreiten. Die Erfahrung mußte zeigen, welche Versuchsbedingungen notwendig sind, um richtige Resultate zu erhalten. Es zeigte sich bei den Versuchen mit Serum von Schwangeren und Nichtschwangeren, daß bei sechs- bis siebenstündiger Vordialyse des Serums gegen ca. 5 Liter fließende 0,9-prozentige Kochsalzlösung bei Verwendung von 1,0 ccm Serum 0,5 ccm einer 1 prozentigen Ninhydrinlösung, bei Verwendung von 1,5 ccm Serum 0,3 und bei Anwendung von 2,0 ccm Serum 0,2 ccm davon verwendet werden müssen. Im übrigen ist der Versuch genau so durchzuführen, wie er oben geschildert worden ist. Selbstverständlich muß bei jeder einzelnen Fragestellung ausprobiert werden, ob die hier bei der Schwangerschaft festgestellten Bedingungen gültig sind.

Die Vordialyse ist dann ganz unentbehrlich, wenn festgestellt werden soll, ob z. B. der Harn Abwehrfermente enthält, die den Körper durch die Nieren verlassen haben. Der Harn kann meistens nicht direkt verwendet werden, weil er selbst viele Substanzen enthält, die mit Ninhydrin reagieren. Ferner kann die Reaktion des Harnes die Ninhydrinreaktion beeinflussen. Vor allem wird vorhandenes Ammoniak stören. Es ist kaum anzunehmen, daß die Untersuchung des Harnes auf Abwehrfermente die Untersuchung des Serums auf solche ersetzen kann. Der Harn weist zu oft Verhältnisse auf, die der Reaktion hinderlich sind, und vor allem dürften die Fermente selbst geschädigt werden. Eine andere Frage ist noch die, ob die Abwehrfermente überhaupt regelmäßig zur Ausscheidung durch die Nieren gelangen. Immerhin ist die Untersuchung des Harnes auf Fermente von großem Interesse.

Es sei im folgenden geschildert, wie die Vordialyse vorgenommen wird. Man verwendet dazu nur geprüfte Hülsen, d. h. sie müssen für Eiweiß absolut undurchlässig und für Pepton leicht durchlässig sein. Man kann nun entweder so viele Hülsen, als man nachher zu den Versuchen verwenden will, mit abgemessenen Mengen von Serum beschicken und dann nach erfolgter Vordialyse die Substrate hinzufügen — die Serumkontrolle muß natürlich ohne diesen Zusatz bleiben —, oder man unterwirft eine größere Menge von Serum der Vordialyse und pipettiert nachher das vordialysierte Serum zu den eigentlichen Versuchen ab. In diesem Falle kann man entweder beliebige Mengen von Serum der Dialyse unterwerfen, oder aber man verfährt, wie folgt. Es bestehe die Absicht, einmal 1,5 ccm Serum und zweimal ebensoviel Serum plus Substrat zu verwenden. Man mißt genau 4,5 ccm Serum ab, läßt diese in eine Dialysierhülse einfließen und dialysiert nunmehr gegen 0,9 prozentige Kochsalzlösung. Nach 6—7 Stunden wird der Hülseninhalt — er hat sich durch hineindiffundierte Flüssigkeit etwas vermehrt — mit einer in Zehntelkubikzentimeter eingeteilten Pipette aufgenommen. Man gibt nun in jede der drei Hülsen genau die gleiche Menge des Pipetteninhaltes. Dieses Verfahren ist ohne Zweifel das beste. Verwendet man die gleichen Hülsen zur Vordialyse und zum eigentlichen Versuch, dann muß man die Hülsen besonders sorgsam auf gleichmäßige Peptondurchlässigkeit überwachen. Es könnte doch sein, daß während der Vordialyse die Durchlässigkeit der einen oder anderen Hülse im Laufe der Zeit leidet. Hat man zur Vordialyse besondere Hülsen, dann ist es natürlich nicht notwendig, daß diese unter sich gleichmäßig durchlässig für Peptone sind, weil man ja das gesamte Serum unter gleichen Bedingungen dialysiert. Wendet man eine beliebige Menge von Serum zur Vordialyse an, und benützt man dann eine bestimmte Menge des vordialysierten Serums für den Versuch, so verliert man den Maßstab über die Menge des verwendeten unverdünnten Serums. Aus diesem Grunde ist es vorteilhafter, von einer abgemessenen Menge Serum auszugehen und die entsprechende Menge des verdünnten Serums anzuwenden.

Man kann sich zur Vordialyse alle möglichen Geräte konstruieren. Zu vermeiden sind alle Gegenstände, die rosten können. Uns erwies sich am vorteilhaftesten ein Apparat der ganz aus Glas verfertigt ist. Er ist im hiesigen Institut von Herrn Dr. Wildermuth ausgeführt und in einer gemeinsamen Arbeit erprobt worden. Figur 35 und 36, Seite 297 zeigen ohne weiteres, wie der Apparat arbeitet. Er besteht (vgl. Fig. 35) aus einer Standflasche a, aus der sterilisierte, 0,9 prozentige Kochsalzlösung einem Sammelgefäß b zufließt. Der Zufluß kann durch Höher- oder Niederstellen der Standflasche und ferner durch einen am Zuflußrohr angebrachten Quetschhahn reguliert werden. Mit dem Sammelgefäß stehen diejenigen Gefäße in Verbindung, in denen die Vordialyse erfolgt (c). Der Zufluß der Kochsalzlösung wird durch kleine, kapillare Heber bewirkt. Sie werden in Kochsalzlösung gelegt und füllen sich dabei mit dieser. Man braucht sie dann nur so anzubringen, daß ein Schenkel in das Hauptgefäß und der andere in das Dialysiergefäß taucht, um den Zufluß der Koch-

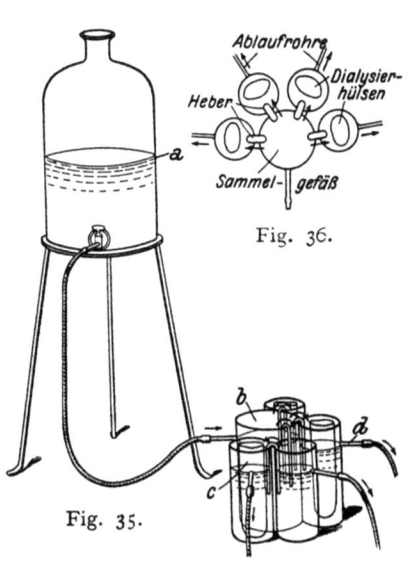

Fig. 36.

Fig. 35.

salzlösung in Gang zu bringen. Jedes dieser Gefäße hat in bestimmter Höhe einen Abfluß (eine Öffnung oder, wie in der Figur angegeben, ein Abflußrohr (d). In Wirklichkeit stehen alle Gefäße in einer Schale — sie ist in der Zeichnung fortgelassen worden, weil sie die Übersichtlichkeit gestört hätte —, die die aus den Dialysiergefäßen abfließende Flüssigkeit aufnimmt.

Sie selbst besitzt auch einen Abfluß. Auf diese Weise vermeidet man, daß für jedes einzelne Dialysiergefäß ein eigener Abfluß nach außen bewirkt werden muß. Es genügt, wenn jedes Gefäß in bestimmter Höhe eine Öffnung hat. Endlich kann das ganze System von Gefäßen mit einem Deckel bedeckt werden. Figur 36 zeigt das ganze System von Gefäßen von oben gesehen. Man bringt in die Dialysiergefäße einen mit Serum beschickten Dialysierschlauch und beginnt mit dem Zufluß der Kochsalzlösung. Man kann durch Erfahrung bald feststellen, wie man den Zufluß der Kochsalzlösung zu regulieren hat, um in 6—7 Stunden etwa 5 Liter davon an den Hülsen vorbeifließen zu lassen.

Figur 37 zeigt eine andere Vorrichtung, die sich auch gut bewährt hat. Auch hier fließt die Kochsalzlösung aus einem Standgefäß zu. Das Dialysiergefäß ist einheitlich. Es besteht aus einer emaillierten Wanne, in der die Dialysierhülsen in kleinen Haltern befestigt werden können. Von beiden Arten der Apparate ist der erstere unbedingt vorzuziehen, weil er gestattet, jeden Hülseninhalt für sich zu dialysieren. Es kann doch einmal vorkommen, daß eine Hülse undicht ist und Eiweiß durchtritt. Sind dann alle Hülsen in einem Gefäß, dann könnte unter Umständen eine Verunreinigung derselben von außen erfolgen. Diese Gefahr ist allerdings bei fließender Außenflüssigkeit sehr gering. Das erstere Verfahren hat vor allem auch den Vorzug, daß es ökonomischer ist, weil der Zufluß der

Kochsalzlösung ganz der Anzahl der angeschlossenen Dialysiergefäße angepaßt werden kann.

Die Hauptgefahr bei der Vordialyse ist die Infektion des Serums. Das zu dialysierende Serum muß natürlich mit viel Toluol überschichtet werden. Am besten wird die ganze Vordialyse in einem kleinen Schrank vorgenommen, der ähnlich wie ein Brutschrank beschaffen sein kann. In diesem kann man Toluol verdunsten lassen, um die Gefahr der Infektion möglichst auszuschließen. Vor allem muß man natürlich vermeiden, daß die Vordialyse in einem Raum vorgenommen wird, in dem Ammoniak- oder Säuredämpfe vorhanden sind.

Ist die Vordialyse beendet, dann wird der Hülseninhalt, wie schon geschildert, mit einer Pipette aufgenommen und auf die einzelnen Hülsen verteilt. Es beginnt der gewöhnliche Dialysierversuch.

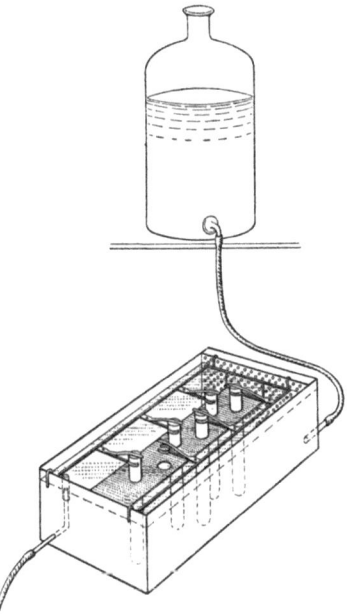

Fig. 37.

Wie schon erwähnt, muß jeder einzelne Forscher von Fall zu Fall feststellen, wieviel Ninhydrinlösung notwendig ist, um bei vorhandenem Abbau von Eiweiß eine positive Reaktion zu erhalten. Diese Feststellung läßt sich am besten so vornehmen, daß erprobt wird, wieviel von der Ninhydrinlösung dem Serum im Durchschnitt zugefügt werden darf, ohne daß eine Farbreaktion auftritt. Man wird dann von dieser Menge aus leicht zu jener gelangen, die notwendig ist, um bei erfolgtem Abbau eine positive Reaktion zu bekommen. Man wird selbstverständlich vermeiden müssen, überflüssig viel Ninhydrin anzuwenden, weil man sonst wieder Gefahr läuft, ab und zu mit dem Dialysat des Serums allein eine positive Reaktion zu erhalten.

B. Anwendung der Biuretreaktion zum Nachweis der dialysablen Abbauprodukte aus Eiweiß.

Zum Nachweis der dialysablen Eiweißabbauprodukte kann auch die Biuretreaktion verwendet werden. Zu 10 ccm des Dialysates werden 2,5 ccm 33%iger Natronlauge gegeben und dann mit sehr verdünnter Kupfersulfatlösung überschichtet. Vgl. hierzu S. 216ff. und Tafel II, Fig. XI, 1—5. Zeigt sich ein violetter bis rötlicher Ring, dann wird die Reaktion als positiv betrachtet.

Die Biuretprobe wurde vor der Ninhydrinprobe zur Entscheidung der Frage, ob ein bestimmtes Dialysat höher molekulare Eiweißabbaustufen enthält, angewandt. Sie ist ausschließlich deshalb gegenüber der Ninhydrinprobe zurückgestellt worden, weil die meisten Untersucher schwache Biuretreaktionen nicht mit Sicherheit erkennen können. Wer jedoch in der Lage ist, die Biuretreaktion auch bei geringem Ausfall feststellen zu können, sollte unter allen Umständen auch diese Probe beibehalten. Sie hat gegenüber der Ninhydrinprobe große Vorteile. Serum allein enthält nach nun tausendfacher Erfahrung keine Substanzen, die dialysieren und die Biuretreaktion ergeben. Jedenfalls kann man solche Verbindungen bei der Dialyse von geringen Serummengen nie nachweisen. Wenn ein Gewebe, das an das Kochwasser keine Substanzen abgibt, die die Biuretreaktion bewirken, mit Serum zusammen zu einer positiven Biuretreaktion des Dialysates führt, dann ist man ganz sicher, daß ein Abbau eingetreten ist. Man wird selbstverständlich auch hier eine Kontrolle mit Serum allein und eine solche mit dem Organ allein mitlaufen lassen, weil ja doch einmal ein Serum zur Verwendung kommen könnte, das an und für sich biuretgebende, dialysable Stoffe enthält, und ferner könnte sich das Substrat während der Bebrütung verändern.

C. Feststellung der Menge der dialysierten stickstoffhaltigen Verbindungen mittels Mikrostickstoffbestimmungen im Dialysat.

Jedes Serum gibt an das Dialysat stickstoffhaltige Substanzen ab. Einmal enthält es stickstoffhaltige Stoffwechselendprodukte, wie z. B. Harnstoff, Ammoniak, Harnsäure usw. Ferner sind wohl immer

Aminosäuren und verwandte Verbindungen auf dem Transporte — sei es nun vom Darm zu den Körperzellen oder von Organ zu Organ. Die Menge an diesen Stoffen ist stets Schwankungen unterworfen. So findet man während der Verdauung von Eiweiß besonders viele Aminosäuren im Blute (Folin, van Slyke, Abderhalden und Lampé). Im Hungerzustand ist die Menge der stickstoffhaltigen dialysablen Stoffe am Anfang sehr gering, um später stark anzusteigen. Es folgt aus diesen Bemerkungen, daß auch dann, wenn die Stickstoffbestimmung des Dialysates als Maßstab für den Gehalt des untersuchten Serums an proteolytischen Fermenten gewählt wird, unbedingt ein Kontrollversuch mit Serum allein notwendig ist. Denn nur der Vergleich des Stickstoffgehaltes des Dialysates des Versuches „Serum allein" und „Serum + Organ resp. Substrat" kann eine Entscheidung bringen.

Die Versuchsanordnung ist zunächst genau die gleiche, wie sie Seite 260ff. geschildert worden ist. Man setzt Serum allein und Serum + Organ an. Da jedoch die zu erwartenden Stickstoffwerte keine großen sein können, ist es meistens notwendig, alle Versuche mehrfach auszuführen. Es wird mindestens zweimal der Versuch, Serum allein und ebenso oft jener mit Serum + Substrat angesetzt. Wenn es irgendwie geht, soll man je drei Parallelversuche zur Ausführung bringen. Es werden 1—1,5 ccm Serum verwendet, ferner 20 ccm Dialysat. Nach 16 stündigem Stehen im Brutschrank kann man entweder einerseits alle Dialysate der Versuche „Serum allein" und ferner jene der Versuche „Serum + Substrat" vereinigen. Man mißt dann gleiche Mengen von den beiden gut gemischten Lösungen ab und bestimmt in den gleichen Volumina den Stickstoffgehalt. Oder aber man verwendet einen Teil des Dialysates zur Feststellung der Ninhydrinreaktion und benützt den Rest des Dialysates zur Stickstoffbestimmung. Diese letztere Methode hat den Nachteil, daß man mehrere Versuche mit Serum allein und Serum + Substrat ansetzen muß. Dagegen ergibt sich als Vorteil, daß man zwei Ergebnisse zur Verfügung hat, die man unter sich vergleichen kann. Man wird sicher durch vergleichende Untersuchungen dieser Art in manchen Fällen eine Aufklärung über scheinbar paradoxe Resultate erhalten. Will man nur die Stickstoffbestimmung im Dialysat ausführen, was, wie gesagt, nicht ratsam ist, dann dürfte oft ein einziger Versuch mit Serum und ein solcher mit Serum + Substrat ausreichen.

Es sei die Ausführung des Versuches geschildert, wenn zugleich die Ninhydrinprobe und die Stickstoffbestimmung im Dialysat ausgeführt werden sollen. Es ergibt sich aus der Durchführung eines solchen Versuches ohne weiteres das Verfahren, wenn man sich mit der Stickstoffbestimmung allein begnügen will.

Wir verdanken speziell Fritz Pregl[1]) Methoden

---

[1]) Vgl. Fritz Pregl, Die quantitative Mikroelementaranalyse organischer Substanzen. Handbuch der biochem. Arbeitsmethoden. Bd. 5 (2). S. 1307 (1332/44). Urban & Schwarzenberg, Berlin-Wien, 1912.

zur Mikroanalyse von Stickstoff. Er hat zwei Verfahren ausgearbeitet, einmal die Mikro-Dumas- und die Mikro-Kjeldahl-Methode. Für die Stickstoffbestimmung im Dialysat kommt nur die letztere in Betracht. Besonders bewährt hat sich ein Verfahren, das wir Folin[1]) verdanken. Es ist für unseren speziellen Zweck etwas modifiziert worden.

Das Verfahren sei an Hand eines Beispieles geschildert. Es sei dreimal der Versuch Serum allein angesetzt worden: Versuch A, B und C. Selbstverständlich wird ein und dasselbe Serum benützt. Die Menge des Serums sei 1,0 ccm. Nun gibt man zu weiteren dreimal je 1 ccm Serum je 0,25—0,5 g Substrat. Versuch D, E und F. Nun wird in der gewohnten Weise 16 Stunden lang bei 37 Grad dialysiert. Nun entnimmt man jedem Dialysat, wie gewohnt, 10 ccm und führt nach Zusatz von 0,2 ccm einer 1%igen Ninhydrinlösung, die Ninhydrinprobe aus. Man kann in allen sechs Versuchen die Probe anstellen oder auch nur z. B. bei Versuch A und D 10 ccm zu diesem Versuch entnehmen. Man vereinigt nunmehr die Reste der Dialysate von Versuch A, B und C und ferner von D, E und F, mischt gut und entnimmt dann jeder Flüssigkeit je 25 ccm mittels einer Pipette.

Nunmehr beginnt die Mikrostickstoffbestimmung. Die 25 ccm Dialysat der Versuche A, B und C

---

[1] Otto Folin, Einige für Blut- und Harnanalysen bestimmte Schnellmethoden. Handbuch der biochem. Arbeitsmethoden. Bd. 8, S. 715 (721 ff.). Urban & Schwarzenberg, Berlin-Wien, 1913.

werden in ein etwa 75 ccm fassendes Kölbchen aus Jenaer Glas eingefüllt. Vergl. Figur. 38. Genau so verfährt man mit den 25 ccm des Dialysates der Versuche D, E und F. Zu jeder Lösung gibt man nunmehr je einen Tropfen 5%iger Kupfersulfatlösung, 1,5 ccm konzentrierte stickstofffreie Schwefelsäure und ca. 1 g stickstofffreies Kaliumsulfat. Zur Erleichterung des Siedens werden dem Gemisch 1—2 Glasperlen zugefügt. Man erhitzt nun, wie die Abbildung es zeigt, auf einem Sandbad und schließt die organischen Bestandteile des Dialysates auf und führt gleichzeitig den vorhandenen Stickstoff in Ammoniak über. Man darf nicht zu stark erhitzen. Die Verbrennung nimmt etwa 35—40 Minuten in Anspruch. Man beobachtet zunächst Dunkelfärbung der Lösung. Es verkohlt die organische Substanz.

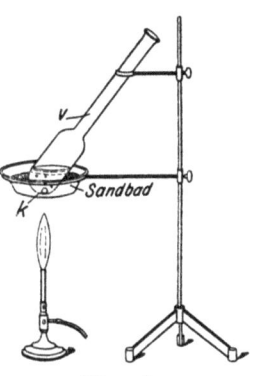

Fig. 38.
V Verbrennungskölbchen aus Jenaer Glas. K Glasperle.

Dann hellt sich die Flüssigkeit mehr und mehr auf und schließlich verbleibt eine ganz klare, grüngefärbte (Kupfer) Lösung. Sie darf keine Spur von Kohlenpartikelchen mehr enthalten.

Nunmehr geht man zur Gewinnung des gebildeten Ammoniaks über. Es ist als schwefelsaures Ammoniak zugegen. Man läßt die heiße Flüssigkeit allmählich erkalten. Dabei tritt oft Abscheidung von Salzen ein. Man gibt nunmehr 5—6 ccm destilliertes

Wasser hinzu. Hierbei tritt wiederum Erwärmung ein. Man wartet ab, bis die Lösung sich abgekühlt hat. Unterdessen hat man in die Flasche a (vgl. Figur 39) 10 ccm $^1/_{100}$-normal Schwefelsäure und 10 ccm Leitfähigkeitswasser oder mit dem gleichen Indikator, der zur Titration der nicht gebundenen Schwefelsäure benutzt wird, eingestelltes gewöhnliches destilliertes Wasser gebracht. Ferner beschickt man die Flasche W mit

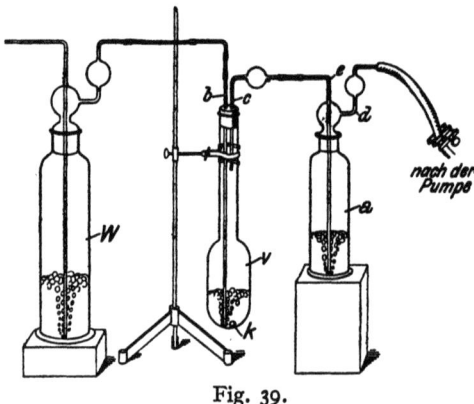

Fig. 39.

a Auffanggefäß. V Verbrennungskölbchen.
K Glasperle. W Waschflasche.

verdünnter, z. B. 25%iger Schwefelsäure. Nunmehr ist die ganze Apparatur zur Destillation des Ammoniaks zusammengestellt. Man versieht nunmehr das Aufschließungskölbchen V mit einem genau passenden, doppelt durchbohrten Stopfen. Durch die eine Öffnung führt man ein bis zum Boden des Gefäßes reichendes Glasrohr (b) und durch die andere ein kürzeres, mit einer Auftreibung versehenes Rohr (c). Dieses letztere verbindet man mit dem Gefäß a. Man muß hierbei genau darauf achten, daß Glas mit Glas zusammenstößt. Das Gefäß a wird mit einer Wasserstrahlpumpe in Verbindung gebracht. Diese wird in Betrieb gesetzt und damit ein Luftstrom durch die beiden Flaschen durchgesaugt. Am besten reguliert man ihn mittels eines Quetschhahnes.

Jetzt nimmt man mittels einer spitz zulaufenden Pipette 5 ccm stickstofffreier Kjeldahlnatronlauge auf und läßt sie durch das Rohr b zu der in der Flasche V befindlichen Flüssigkeit langsam hinzufließen. Die Natronlauge wird durch die Saugwirkung der Luftpumpe hineingetrieben. Man muß die Natronlauge langsam zufließen lassen, damit nicht etwa durch die bei ihrem Zusammentreffen mit der Schwefelsäure entstehende plötzliche starke Erwärmung die Flüssigkeit aus dem Kölbchen geschleudert wird. Sobald die gesamten 5 ccm Natronlauge zugefügt sind, verbindet man rasch das Rohr b mit der vorgelegten Waschflasche W. Diese hat den folgenden Zweck. Es könnte sein, daß in der Luft des Raumes, in dem man die Destillation des Ammoniaks vornimmt, solches enthalten ist. Es würde dann beim Durchsaugen der Luft auch in der Schwefelsäure der Flasche a gebunden. Dadurch würde natürlich das Ergebnis der Untersuchung beeinflußt und gestört. Da es sich bei diesen Versuchen um sehr geringe Mengen von Ammoniak handelt, so muß selbstverständlich jede Möglichkeit einer Zufuhr von solchem von außen ausgeschlossen bleiben. Es würde schon genügen, um das Resultat zu stören, wenn in der Nähe des Apparates eine Flasche mit Ammoniak rasch geöffnet und wieder geschlossen würde. Die vorgelegte Schwefelsäure befreit die durchgesaugte Luft von jeder Spur von Ammoniak.

Durch die Zugabe der Natronlauge ist aus dem schwefelsauren Ammon das Ammoniak in Freiheit gesetzt worden. Es wird mit dem Luftstrom in die Flasche a übergeführt und von der in dieser enthaltenen Schwefelsäure absorbiert. Man reguliert die Luftzufuhr so, daß zunächst die Luftblasen in einem recht lebhaften Tempo durch die Flüssigkeit streichen. Gegen Schluß der Destillation wird das Tempo noch mehr erhöht. In etwa 20 Minuten ist die Destillation beendet.

Nunmehr wird der Glasschliffeinsatz d des Gefäßes a gelüftet, nachdem man vorher die Verbindung mit dem Gefäß V und der Luftpumpe gelöst hat. Jetzt spült man mit destilliertem Wasser das Rohr e gründlich innen und außen ab und zwar so, daß die Spülflüssigkeit zu dem Inhalt der Flasche a quantitativ zufließt.

Es beginnt nun das Zurücktitrieren der nicht durch Ammoniak gebundenen Säure. Man gibt zu der Flüssigkeit in der Flasche a einen Indikator — am besten alizarinsulfosaures Natrium — und läßt aus einer Bürette (Figur 40) $^{1}/_{100}$-normal Natronlauge zufließen, bis der Farbenumschlag eintritt.

Die Berechnung des Stickstoffgehaltes des verwendeten Dialysates sei an einem Beispiel erläutert. Vorgelegt wurden 10 ccm $^{1}/_{100}$-normal Schwefelsäure. Zur

Zurücktitration der nicht durch Ammoniak gebundenen Säure seien 2,5 ccm $^1/_{100}$-normal Natronlauge gebraucht worden. Somit sind 10—2,5 ccm $^1/_{100}$-n-Schwefelsäure durch überdestilliertes Ammoniak gebunden worden. 1 ccm $^1/_{100}$-n-Schwefelsäure entspricht 0,0001402 g Stickstoff, 7,5 ccm entsprechen $7,5 \times 0,0001402 = 0,00105150$ g N.
Mit Hilfe dieser Methode sind von Fodor und mir Sera von Schwangeren und Nichtschwangeren untersucht worden. Es zeigte sich, daß die Ergebnisse der Ninhydrinprobe sich mit denen der Stickstoffbestimmung des Dialysates decken. Selbstverständlich wird man auch die Resultate der entsprechenden Versuche der übrigen Fragestellungen auf diesem Wege kontrollieren können. Vor allem wird es von Wert sein, die Ergebnisse der Karzinomdiagnose mittels der Stickstoffbestimmungen der

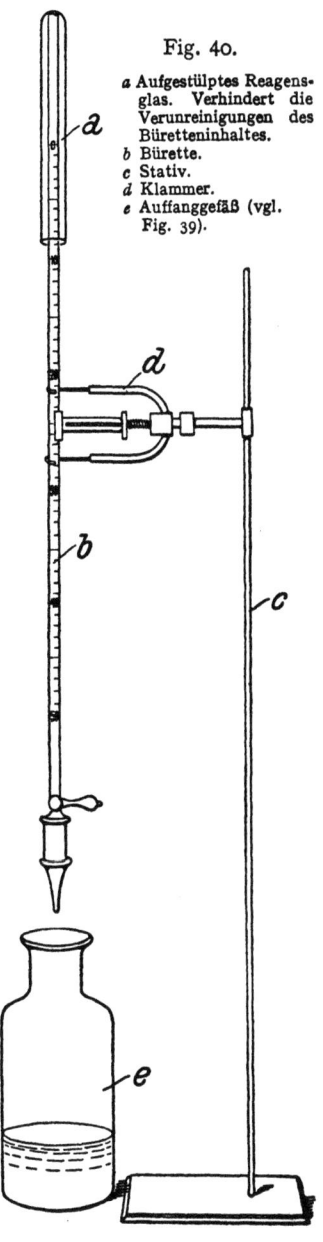

Fig. 40.

a Aufgestülptes Reagensglas. Verhindert die Verunreinigungen des Büretteninhaltes.
b Bürette.
c Stativ.
d Klammer.
e Auffanggefäß (vgl. Fig. 39).

Dialysate zu verschärfen. Die Methode bietet keine besonderen Schwierigkeiten. Die Resultate sind sehr scharfe. Daß auf diesem Wege nicht nur vergleichbare, sondern absolute Werte gewonnen werden, lehrt der direkte Versuch mit Lösungen von bekanntem Gehalt an Aminosäuren. Somit wird man mittels der Stickstoffbestimmung im Dialysat auch quantitative Untersuchungen vornehmen können.

Einige Beispiele mögen zeigen, wie groß die Unterschiede im Stickstoffgehalt des Dialysates sind, je nachdem man Serum von schwangeren oder nicht schwangeren Individuen auf Plazenta einwirken läßt.

Klinische Diagnose	Ergebnis der Ninhydrinreaktion		Ergebnis der Stickstoffbestimmung. 100 ccm Dialysat enthalten N in mg	
	Serum	Serum + Plazenta	Serum	Serum + Plazenta
Gravida	—	+	0,438	1,110
Gravida	—	+	0,771	1,054
Gravida	—	+	1,821	3,643
Nongravida (normal) .	—	—	1,065	1,071
Nongravida (normal) .	—	—	1,132	1,064
Nongravida (Karzinom)	—	—	1,092	1,126
Nongravida (Kystom) .	—	—	1,339	0,969
Nongravida (Karzinom)	—	—	1,233	1,244
Gravida	—	+	0,061	1,070
Gravida	—	++	0,465	1.446

Bemerkt sei noch, daß die von O. Folin angegebene kolorimetrische Methode für diese kleinen Stickstoffwerte nicht zu empfehlen ist. Sie gibt zwar manchmal ganz brauchbare Resultate, oft erlebt man jedoch durch Ausflockungen große Störungen, so daß dann ein Vergleich mit der Standardlösung, die immer wieder frisch bereitet werden muß, unmöglich wird. Aus diesem Grunde muß unter allen Umständen die ganz sichere Stickstoffbestimmung mittels Titration angewendet werden. Sie nimmt nicht viel mehr Zeit in Anspruch als die kolorimetrische Feststellung des Stickstoffgehaltes.

D. Feststellung der Menge der dialysierten, die Aminogruppe tragenden Verbindungen mittels der Mikro-Aminostickstoffbestimmung im Dialysat. Verwendung der optischen Methode zur Untersuchung des Dialysates. Direkte Isolierung der dialysierten, stickstoffhaltigen Produkte.

van Slyke[1]) hat seine Methode der Feststellung des Aminostickstoffgehaltes von Verbindungen und von Lösungen so ausgearbeitet, daß sie auch für ganz geringe Mengen solcher Stickstoffverbindungen verwendbar ist. Einstweilen liegen noch keine größeren Erfahrungen vor, doch hat ein kleiner Vorversuch gezeigt, daß die Menge des Aminostickstoffs mit derjenigen des Stickstoffs im Dialysat ansteigt. Dafür spricht auch der Ausfall der Ninhydrinprobe. Bei speziellen Fragestellungen könnte die Mikro-Amino-

---

[1]) Arnold D. van Slyke u. Gustav M. Meyer: The J. of biol. Chem., 12. 399 (1912).

stickstoffbestimmung von Bedeutung werden. Ferner kann es manchmal erwünscht sein, auch den Ammoniakstickstoffgehalt des Dialysates kennen zu lernen und ev. auch den Gehalt an andern stickstoffhaltigen Produkten.

Man könnte auch Nukleoproteide zum Dialysierversuch als Substrat verwenden und im Dialysat mikroanalytisch die Spaltprodukte der Nukleinsäuren, speziell die Purinbasen feststellen. Auch auf diesem Gebiete fehlt noch die notwendige Erfahrung.

Erwähnt sei noch, daß a priori die Möglichkeit besteht, **die in das Dialysat übergehenden Spaltprodukte optisch festzustellen.** Freilich müßte man dann schon größere Mengen von Dialysat zur Verfügung haben. Diese müßten dann auf ein kleines Volumen eingedampft werden. Dann müßte die Bestimmung des Drehungsvermögens unter genau den gleichen Bedingungen zeigen, ob das Dialysat des Versuches Serum allein anders dreht als dasjenige des Versuches Serum + Organ.

Endlich muß angestrebt werden, **die dialysierten Produkte direkt zu isolieren und zu identifizieren.** Derartige Versuche sind im Gange. Sie erfordern natürlich sehr große Mengen von Dialysaten. Sie könnten von allen Seiten dadurch unterstützt werden, daß die Reste der Dialysate, die bei der Ninhydrinprobe immer übrig bleiben, gesammelt und mir eingesandt würden. Es müßten natürlich die Dialysate der Versuche „Serum allein" und „Serum + Organ" getrennt gesammelt und jeweils aufgekocht und mit Toluol versetzt aufbewahrt werden.

E. Biologische Prüfung des Dialysates.

Eine weitere, sehr aussichtsreiche Methode zur vergleichenden Prüfung des Dialysates des Versuches Serum allein und Serum+Substrat bietet der Tierversuch. Serum eines Kaninchens oder Hundes läßt man z. B. auf Plazenta einwirken und untersucht das Dialysat mittels Ninhydrin, oder man schließt noch die Stickstoffbestimmung an. Ist das Tier nicht schwanger, dann wird regelmäßig kein Abbau von Plazenta gefunden. Nunmehr spritzt man dem Versuchstier z. B. 10 ccm Dialysat unter die Haut oder direkt in die Blutbahn. Nach drei bis vier Tagen wird wieder Blut entnommen, Serum gewonnen und der Versuch Serum allein und Serum + Plazenta wiederholt. Am besten spritzt man nicht nur das Dialysat des Versuches Serum + Organ, sondern auch dasjenige des Versuches Scrum allein je für sich einem Versuchstier ein.

Bis jetzt ist auf diese Weise das Dialysat von Versuchen mit Serum von schwangeren und nichtschwangeren Individuen untersucht worden. Jedesmal wurde zunächst mit dem Dialysat des ursprünglichen Versuches — Serum allein und Serum+Plazenta — die Ninhydrinprobe ausgeführt und der Rest des Dialysates zur Injektion benützt. Die bisherige Erfahrung (Versuche von Frau L. Grigorescu und mir) ergab, daß das Dialysat des Versuches Serum von Nichtschwangeren + Plazenta keine Fermentbildung anzuregen vermochte. Jedenfalls wurde vom Serum derartig behandelter Tiere Plazenta nicht abgebaut. Dagegen trat Abbau dieses Gewebes ein, wenn das Dialysat gespritzt wurde, das von einem Versuche stammte, bei dem Serum von schwangeren Personen auf Plazenta gewirkt hatte. Es stellte sich bei diesen Versuchen heraus, daß man nicht zu wenig Dialysat verwenden darf, wenn die Ninhydrinprobe beim ursprünglichen Versuch schwach positiv ausgefallen ist. Es empfiehlt sich, 20—30 ccm Dialysat zu spritzen.

Versuche mit Dialysat von analogen Versuchen, bei denen Karzinom als Substrat verwendet worden war, ergaben genau den gleichen Befund. Vielleicht wird man auf dem eingeschlagenen Wege beweisen können, daß die proteolytischen Fermente außerordentlich viel spezifischer auf bestimmte Substrate eingestellt sind, als man es bisher ahnte. **Man kann ferner auf diesem Wege den Nachweis führen, ob ein bestimmtes Serum plasmafremde Stoffe besitzt und woher sie stammen.** Vgl. hierzu S. 139.

Verwendung der Ultrafiltration (Bechhold) zur Trennung der kolloiden und nicht kolloiden Bestandteile des Serums.

Das Prinzip des Verfahrens ist kurz folgendes. Bechhold hat gezeigt, daß man Filter herstellen kann, die je nach ihrer Beschaffenheit bestimmte Kolloide durchlassen, andere nicht. Die Filter können auch so beschaffen sein, daß sie nur Kristalloide hindurch lassen, dagegen keine Kolloide. Um eine Trennung der kolloiden Substanzen von den nicht kolloiden herbeizuführen, ist es notwendig, hohe Drucke anzuwenden. Es muß die Flüssigkeit durch das Filtrat gepreßt werden. Theoretisch ergibt sich die Möglichkeit, die Ultrafiltration zur Entscheidung der Frage, ob ein bestimmtes Serum proteolytische Fermente enthält oder nicht, anzuwenden. Ob diese Methode praktisch von Bedeutung werden wird, wage ich noch nicht zu entscheiden. Es liegen noch zu wenig Erfahrungen vor.

Der Versuch gestaltet sich, wie folgt. Es wird Serum — 1—1,5 ccm — für sich in einem kleinen Erlenmeyerkölbchen oder einem Reagensglas + Toluol angesetzt. Ferner fügt man unter den gleichen Bedingungen zu der gleichen Menge Serum Substrat. Nun werden beide Proben 16 Stunden bei 37 Grad gehalten. Jetzt verdünnt man mit der 10—20-fachen Menge physiologischer Kochsalzlösung und mischt gut. Dann schneidet man aus einem Ultrafilter — zu beziehen von Schleicher und Schüll — Nr. 5, 6 oder 7 — je zwei zum Apparat passende Filter. Man muß sie aus ein und demselben Filter herausschneiden, damit man möglichst gleichmäßig durchlässige Filterchen erhält. Da der von Bechhold angegebene Apparat zu groß ist, habe ich für die vorliegenden Zwecke ein kleineres Modell konstruiert. Man filtriert nun unter jedesmaligem Auswechseln des Filters und peinlichster Reinigung und Trocknung des Apparates die verdünnte Lösung und verwendet das Filtrat zur Ninhydrinprobe und zur Stickstoffbestimmung.

Es ist nun kaum möglich, jedesmal die gleiche Menge Filtrat zu erhalten. Auch ist es wohl denkbar, daß nicht jedesmal genau dieselben Mengen stickstoffhaltiger Produkte von den Kolloiden zurückgehalten werden. Man wird daher nicht zu absoluten Werten kommen. Die besten Resultate sind zu erwarten, wenn man Serum verwendet, das der Vordialyse unterworfen worden ist. Ferner muß die Stickstoffbestimmung und nicht die Ninhydrinprobe verwendet werden.

Zurzeit liegen nicht genügend Erfahrungen vor, um aussagen zu können, ob die erwähnte Methode erfolgreich anzuwenden ist. In einigen der in der letzten Zeit untersuchten Fällen |waren die Resultate die gleichen, wie sie mit dem Dialysierverfahren erhalten worden waren. Es ist jedoch vorläufig noch unsicher, ob die Filter immer die gleiche Beschaffenheit haben. Ich versuche diese Methode nur deshalb auszuarbeiten, um noch einen Weg zur Kontrolle der Ergebnisse des Dialysierverfahrens und der optischen Methode zu haben. Sobald die Resultate zuverlässige sind, soll das Verfahren genauer beschrieben und der verwendete Apparat geschildert werden.

Versuch, die nicht koagulierbaren Verbindungen im Serum von den koagulierbaren durch Fällungs- resp. Koagulationsmethoden zu trennen.

Die einfachste Methode zur Feststellung, ob Eiweiß abgebaut worden ist oder nicht, ist ohne Zweifel die quantitative Trennung des ersteren von den Abbauprodukten. Die Dialyse gibt uns immer nur einen Teil von diesen. Würde ein Verfahren bekannt sein, das erstens die restlose Beseitigung von Proteinen gestattet und zweitens bewirkt, daß in der verbleibenden Lösung die Eiweißabkömmlinge quantitativ enthalten sind, dann wäre die einfachste und sicherste Methode zum Nachweis der proteolytischen Fermente im Blutserum geschaffen.

Ein solcher Versuch würde sich, wie folgt, gestalten. Es würde Serum allein in einem passenden Gefäße — Erlenmeyerkölbchen oder Reagenzglas — angesetzt und Serum + Organ. Dann würden beide Gefäße nach erfolgter Überschichtung des Serums mit Toluol in den Brutschrank gebracht. Nach 16 Stunden könnte zur Enteiweißung geschritten werden. Es sind verschiedene Methoden zur Enteiweißung bekannt. Von manchen davon wissen wir ohne weiteres, daß sie für die vorliegende Fragestellung nicht verwendbar sind. Man wird in erster Linie von der Enteiweißungs-Methode verlangen müssen, daß sie zu vergleichbaren Werten führt. Aus diesem Grunde ist z. B. die Fällung mit Phosphorwolframsäure nicht anwendbar. Es könnte sein, daß Abbaustufen aus Eiweiß gebildet werden, die mit ihr fallen. In einem anderen Falle könnten Eiweißabkömmlinge entstehen, die diese Eigenschaft nicht zeigen. Die Ergebnisse würden somit wechselnde sein.

Ein Enteiweißungsverfahren, das eindeutige Resultate liefert, muß den folgenden Ansprüchen gerecht werden:

1. **Die Enteiweißung muß in jedem einzelnen Falle eine absolute sein.** Dieser Forderung entsprechen die wenigsten der bekannten sog. Enteiweißungsmethoden. Es gibt manche, die im einen Falle gute Resultate ergeben, um im anderen zu versagen. In der Hand des auf diesem Gebiete erfahrenen Forschers werden auch solche Methoden brauchbar sein, weil er sofort erkennt, ob im gegebenen Fall die Entweißung eine vollständige ist oder nicht. Es genügen geringe Modifikationen der betreffenden Methoden — z. B. bei der Enteiweißung mit Essigsäure und einem Salz —, um in jedem Falle ein eiweißfreies Filtrat zu erhalten. Selbstverständlich sind derartige Verfahren, die eine sehr reiche Erfahrung voraussetzen, nicht geeignet, um zur allgemeinen Verwendung empfohlen zu werden.

2. **Die Methode der Enteiweißung darf nicht so beschaffen sein, daß durch sie Eiweiß zum Abbau kommt.** Die in wechselnder Menge entstehenden Abbauprodukte würden das Ergebnis der ganzen Untersuchung vieldeutig machen.

3. Es darf das ausfallende Eiweiß nicht wechselnde Mengen von Eiweißabbaustufen absorbieren und mit einschließen. Ist dies der Fall, dann muß das Eiweißkoagulum unbedingt ausgekocht werden.

4. Will man eine Farbreaktion anwenden, dann dürfen durch das Verfahren der Enteiweißung keine Bedingungen geschaffen werden, die diese beeinflussen.

5. Will man im Filtrat des Eiweißkoagulums vergleichende Stickstoffbestimmungen durchführen, dann dürfen durch das Verfahren der Enteiweißung keine unbekannten Mengen stickstoffhaltiger Substanzen zugeführt werden.

Die Erfahrung hat ergeben, daß einzig und allein die Stickstoffbestimmung im Filtrat des Eiweißkoagulums zu brauchbaren Resultaten führt. Die Ninhydrinreaktion ist nicht verwendbar, weil es unmöglich ist, die oft erwähnten Bedingungen zum Vergleich des Versuches „Serum allein" und „Serum und Substrat" innezuhalten. Gute Resultate liefert die Biuretprobe. Am sichersten und eindeutigsten ist jedoch die Mikrostickstoffbestimmung.

Es liegen noch nicht sehr viele Erfahrungen mit Enteiweißungsverfahren vor. Ich selbst habe mit den Herren Dr. Fodor, Dr. Holle, Dr. Paquin und Dr. Strauss bis jetzt zwei Methoden geprüft. Die eine ist von Flatow (vgl. Lit.) vorgeschlagen worden.

Sie beruht auf Hitzekoagulation unter Anwendung von Essigsäure und Kaliumoxalat. Das Verfahren ist in der von Flatow angewandten Form ganz unbrauchbar, weil es zu Filtraten führt, die noch Eiweiß enthalten. Es mußte daher der genannte Autor zu ganz unrichtigen Ergebnissen gelangen.

Viel besser liegen die Verhältnisse bei dem von L. Michaelis und P. Rona ausgearbeiteten Enteiweißungsverfahren. Es beruht auf der Ausfällung von Eiweiß durch ein zweites Kolloid — kolloidales Eisenhydroxyd — unter Anwendung eines Elektrolyten. Michaelis und v. Lagermarck (vgl. Lit.) verdünnen das Serum resp. „Serum + Plazenta" mit Wasser auf 9,5 ccm. Dann geben sie eine fünffach verdünnte Lösung von Liquor ferri oxydati dialysati — 10 ccm — tropfenweise, unter dauerndem lebhaftem Umrühren hinzu. Dann folgt ein Zusatz von 0,5 ccm einer $m/2$-Na_2SO_4-Lösung. Es wird umgeschüttelt und filtriert. Die genannten Autoren untersuchten das Filtrat mit Ninhydrin und erhielten wechselnde Resultate — ein Ergebnis, das vorauszusehen war, weil die Eiweiß-Eisenfällung wechselnde Mengen stickstoffhaltiger Produkte absorbiert und auch rein mechanisch zurückhält und schon aus diesem Grunde ein Vergleich zwischen dem Filtrat des Versuches „Serum allein" und demjenigen des Versuches „Serum und Substrat" unmöglich ist.

Paquin und ich haben im Filtrat Stickstoffbestimmungen ausgeführt. Die Resultate decken sich vollständig mit den Ergebnissen, die beim gleichzeitig ausgeführten Dialysierversuch erhalten wurden.

Das Enteiweißungsverfahren von Michaelis-Rona erfordert große Sorgfalt, soll es stets zu eindeutigen Resultaten führen. Die Enteiweißung ist nur dann eine vollständige, wenn genügende Mengen kolloidales Eisenhydroxyd zugesetzt werden. Die von Michaelis und v. Lagermarck angegebenen Mengen reichen sehr oft nicht aus. Besonders dann, wenn Substrat in feiner Verteilung zugegen ist, müssen größere Mengen des Fällungsmittels angewandt werden.

Man verfährt entweder so, daß man nach dem 16 stündigen Verweilen des Versuches „Serum allein" und „Serum und Substrat", beim letzteren Versuche das Substrat aus dem Serum entfernt und es gut mit Wasser auswäscht und dann mit gleichen Mengen kolloidalem Eisenhydroxyd „Serum allein" und „Serum und Substrat — nach Wegnahme des letzteren — + dem Waschwasser" fällt. Die ungleiche Verdünnung der beiden zu vergleichenden Proben macht nichts aus, wenn man im gesamten Filtrat den Stickstoffgehalt bestimmt. Oder man läßt das Substrat im Serum und stellt ein für allemal fest, wieviel kolloidales Eisenhydroxyd dieses für sich beansprucht. Etwas mehr als diese Menge + der für den Versuch „Serum allein" nötigen Menge gibt man dann vom Eisenhydroxyd zum Versuch „Serum und Substrat".

In jedem einzelnen Falle prüfe man das

Filtrat der Eiweißfällung auf Eiweiß. Die Erfahrung hat gezeigt, daß die Sulfosalicylsäurereaktion negativ ausfallen muß. Ist sie jedoch positiv gewesen, dann kann man durch erneute Zugabe von kolloidalem Eisenhydroxyd die letzten Spuren von Eiweiß entfernen. Man soll jedoch auf alle Fälle dahin streben, gleich bei der ersten Fällung alles Eiweiß zu entfernen. Vgl. eine weitere Methode des Eiweißnachweises am Schluß des Kapitels Methodik.

Die Sulfosalicylsäurereaktion wird wie folgt ausgeführt. Man gibt in ein Reagenzglas 2 ccm einer 30%igen Lösung von Sulfosalicylsäure und überschichtet dann mit etwa 5 ccm der zu prüfenden Lösung. Die beiden Schichten bleiben klar, wenn kein Eiweiß und keine hochmolekularen Peptone zugegen sind. Im andern Falle erhält man einen weißen Ring.

Es unterliegt für mich keinem Zweifel, daß sich noch andere Enteiweißungsverfahren bewähren werden. Untersuchungen nach dieser Richtung sind im Gange. Ich glaube jedoch kaum, daß sich eine Methode finden wird, die allgemein empfohlen werden kann und ohne Stickstoffbestimmung des enteiweißten Filtrates verwertbar ist.

Der Nachweis des Vorhandenseins proteolytischer Fermente im Serum mittels gefärbter Substrate.

Grützner hat zum Nachweis von aktivem Pepsin Fibrin verwandt, das mit Karmin gefärbt war. Trat ein Abbau des Proteins ein, dann färbte sich die Lösung rot, indem der aufgenommene Farbstoff von den

Abbauprodukten nicht mehr festgehalten wurde. Dieses Prinzip läßt sich ohne Zweifel unter geeigneten Bedingungen auch für den Nachweis der Abwehrfermente verwenden. Es liegen zurzeit Beobachtungen über die Benutzung von mit Karmin gefärbter Plazenta vor. Die Ergebnisse sind so ermunternd, daß ich diese Methode — allerdings mit allem Vorbehalt — zur Anwendung neben einer der anderen empfehlen möchte. Bewährt sie sich ganz allgemein, dann würde der Nachweis der Abwehrfermente außerordentlich erleichtert sein.

Das Verfahren der Anwendung gefärbter Gewebe hat die folgenden Vorzüge. Man braucht nur wenig Serum. Im idealsten Falle ist jeder Kontrollversuch überflüssig. Schon nach wenigen Stunden ist das Ergebnis des Versuches bekannt. Die Gewebe müssen selbstverständlich genau so sorgfältig von fremdartigen Bestandteilen befreit werden, wie es bereits geschildert worden ist, dagegen schadet ein Gehalt an Substanzen, die auskochbar sind und mit Ninhydrin reagieren, nichts.

Die Anforderungen, die an die gefärbten Substrate zu stellen sind, sind die folgenden. Der Farbstoff darf die Abbaufähigkeit des Substrates durch Fermente nicht beeinflussen. Ferner darf der Farbstoff vom Substrat ausschließlich nur dann abgegeben werden, wenn ein Abbau der Eiweißstoffe eintritt. Diese Forderung wird sicher erfüllt werden können. Zurzeit sind die Erfahrungen allerdings noch nicht so umfassende und die Versuche noch nicht so weit ausgedehnt worden, als daß man schon jetzt von einer Erfüllung dieser unerläßlichen Forderung sprechen könnte. Das Serum mit seinen Eiweißkörpern bewirkt nämlich, daß z. B. das Karmin allmählich das Eiweiß des Substrates verläßt. Wahrscheinlich werden sich Bedingungen finden lassen, die diesen Übelstand beseitigen. Außer Karmin sollen auch andere Farbstoffe geprüft werden. Zurzeit ist die Erkennung von Serum von Schwangeren und Nichtschwangeren in der Weise herbeigeführt worden, daß nach 6—12 Stunden die Ablesung erfolgte. Es war dann das Serum von Schwangeren rot gefärbt, während das von Nichtschwangeren gelb blieb. Es ist auf alle Fälle gut, zur Kontrolle vorläufig inaktiviertes Serum und ferner ein solches, das sicher keine abbauende Eigenschaften besitzt, mitzuführen. Man kann auch Tiersera für die letztere Kontrolle benutzen.

Der Versuch gestaltet sich, wie folgt. Es wird das Substrat zunächst in feiner Verteilung in eine möglichst konzentrierte Lösung von Karmin in wenig Ammoniak gelegt. Nach 24 oder besser 48 stündigem Verweilen in dieser Farblösung wird abfiltriert. Dem gefärbten Substrat wird nunmehr durch Waschen mit Wasser derjenige Anteil des aufgenommenen Farbstoffs entzogen, der nur mechanisch zurückgehalten ist. Zu diesem Zwecke bringt man das Substrat in eine Flasche — ev. in ein kleines Säckchen aus Filtriertuch — und spült es nun mit fließendem Wasser aus. Vgl. eine solche Vorrichtung S. 220, 238, Fig. 15, 25. Sobald das Waschwasser farblos bleibt, wird das Substrat, das noch

Abderhalden, Abwehrfermente. 4. Aufl.   Tafel III.

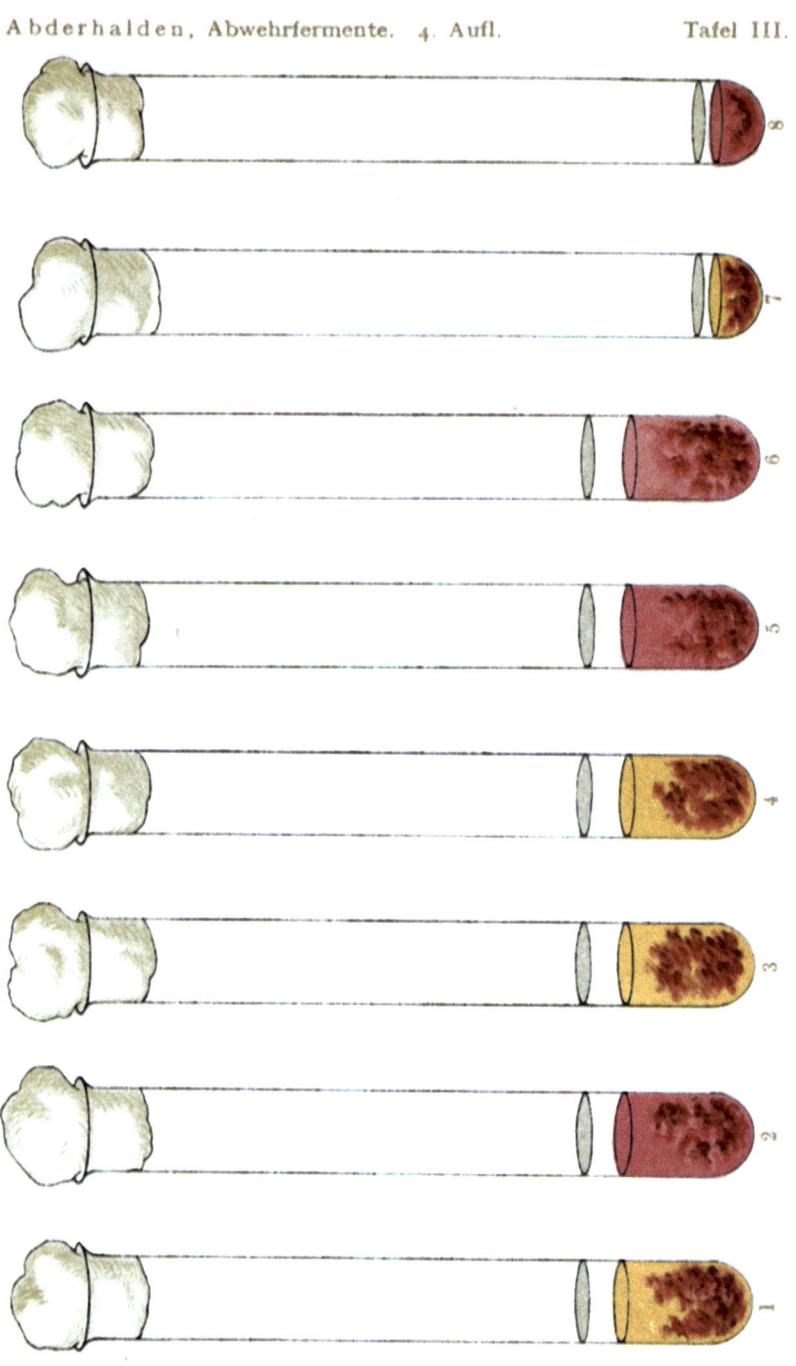

Verlag von Julius Springer in Berlin.   Königl. Universitätsdruckerei H. Stürtz A. G., Würzburg

dunkelrot gefärbt sein muß — je mehr Farbstoff es enthält, um so deutlicher wird das Ergebnis des Versuches —, mehrmals mit destilliertem Wasser gekocht. Erst, wenn das Kochwasser keine Spur von Farbstoff mehr zeigt, ist das Gewebe zum Gebrauch geeignet. Es wird in sterilisiertem destillierten Wasser unter Toluol aufbewahrt. Vgl. hierzu S. 245, Fig. 28.

Nun gibt man $1/4$ g von dem Gewebe zu 1—2 ccm Serum. Dieses muß natürlich allen auf S. 250 und 263 ff. gestellten Anforderungen entsprechen. Man verwendet kleine Reagenzgläser. Nun überschichtet man mit Toluol und stellt die Proben in den Brutschrank. Schon nach 4—8 Stunden ist oft feststellbar, ob ein Abbau eingetreten ist. Man kann zur Beobachtung das Serum filtrieren und dann die vom Substrat befreiten Lösungen betrachten. Tafel III zeigt einige Ergebnisse, die mit dieser Methode erhalten worden sind. Fig. 1 zeigt das Ergebnis der Einwirkung des Serums einer Nichtschwangeren (Myom) auf Planzenta. Zu Versuch 2 wurde das Serum einer Schwangeren benutzt. Zu Versuch 3 und 4 diente Serum von Nichtgraviden, zu Versuch 5 und 6 dasjenige von Graviden. Fig. 7 und 8 stellen den Ausfall der Probe bei Verwendung von Graviden- (8) und Nichtgravidenserum (7) bei Verwendung von 1 ccm Serum dar. Bei Versuch 1 bis 6 waren 2 ccm Serum verwendet worden.

Läßt man die Proben längere Zeit stehen, so färben sie sich alle rot — auch dann, wenn man sie bei Zimmertemperatur oder auf 0° abgekühlt aufbewahrt —, wenigstens gilt dies für die momentane Art der Färbung der Gewebe. Auch das inaktivierte Serum entzieht schließlich Farbstoff. Aus diesem Grunde kann diese sehr aussichtsreiche Methode zurzeit nur als Ergänzung der übrigen Verfahren empfohlen werden. Gelingt es, die Schwierigkeit zu beseitigen, daß schließlich jedes Serum etwas Farbstoff aus dem gefärbten Substrat her auslöst — sicher spielen dabei die Kolloide (die Eiweißstoffe) des Serums eine Rolle —, so ist eine Methode geschaffen, wie sie einfacher gar nicht sein könnte. Es wird ein Leichtes sein, gefärbte Organe an einer Stelle so zuzubereiten, daß jedermann gleichwertige Gewebe zur Verfügung hat.

Vielleicht wird es auch möglich sein, durch Verwendung verschiedener Farbstoffe bestimmte Zellarten zu unterscheiden und damit auch zu isolieren. Man wird so zu reineren Substraten gelangen. Selbstverständlich muß der Farbstoff so beschaffen sein, daß er weder die Fermente als solche beeinflußt, noch darf er die Eiweißstoffe unangreifbar machen. Endlich besteht die Möglichkeit, durch Anwendung von mit verschiedenen Farbstoffen differenzierten Geweben den Nachweis zu führen, welche Zellarten und Zellbestandteile im bestimmten Fall zum Abbau gelangen.

Obwohl die Methode der Verwendung gefärbter Substrate noch nicht so ausgearbeitet ist, daß sie ohne weiteres zur Anwendung empfohlen werden kann, so ist sie dennoch hier geschildert worden, weil jeder einzelne Forscher, der sich mit meinen Methoden beschäftigt, in der Lage ist, Erfahrungen auf den verschiedensten Gebieten zu sammeln. Es wird dann leicht möglich sein, einen Weg zu finden, der in allen Fällen zum Ziele führt. Es liegt unzweifelhaft das Bedürfnis nach einer möglichst einfachen Methode mit möglichst wenigen Fehlermöglichkeiten vor. Einzig das Bestreben, diesem berechtigten Wunsche zu entsprechen, hat mich bewogen, nachdem die Grundlagen der ganzen Forschung sicher gefestigt worden sind, nach Verfahren Umschau zu halten, die praktisch den bisherigen Methoden überlegen sind. Ohne die ganze Vorarbeit würden solche Verfahren ohne wissenschaftlichen Wert sein, weil sie uns nicht erkennen lassen, was für Vorgänge sich abspielen. Sie haben nur Wert im Gefolge der bisherigen Methoden. Zu wissenschaftlichen Fragestellungen werden das Dialysierverfahren und die optische Methode unentbehrlich bleiben.

Nachweis proteo- und peptolytischer Fermente mittels der „optischen Methode".

Prinzip der Methode. Die optische Methode gestattet, Veränderungen optisch aktiver Substrate und von Razemkörpern durch Feststellung von Drehungsänderungen resp. bei Verwendung der letzteren des Auftretens optischer Aktivität mittels eines Polarisationsapparates nachzuweisen.

Wir verfolgen mittels der optischen Methode im Prinzip genau dasselbe, wie mit dem Dialysierverfahren. Bei diesem letzteren stellen wir die Umwandlung eines Kolloids in ein diffundierbares Nichtkolloid fest. Sie erfolgt durch hydrolytischen Abbau. Bei der optischen Methode gehen wir aus rein technischen Gründen nicht von Eiweiß aus, sondern von aus diesem dargestelltem Pepton. Eiweiß können wir nicht verwenden, weil es uns behindern würde, das Drehungsvermögen des Substrat-Serumgemisches festzustellen. Es würde Fällungen erzeugen oder doch das Gemisch so heterogen machen, daß feine Drehungsänderungen nur schwer zu verfolgen wären. Bei der Anwendung der optischen Methode lassen wir den Abbau durch im Serum vorhandene Fermente „später" einsetzen als beim Dialysierversuch. Wir nehmen dem Ferment eine Strecke des Abbaus ab, indem wir das Eiweiß im Reagenzglas in Pepton umwandeln. Es muß unser Bestreben sein, das Peptongemisch möglichst hochmolekular zu erhalten, denn unsere Erfahrung hat gezeigt, daß zu tiefe Abbaustufen von manchem Serum nicht mehr angegriffen werden, das höher molekulare Peptone noch abbaut. Es zeigt sich hier ganz scharf, daß die Zusammenfassung der proteo- und peptolytischen Fermente zu einer Einheit der Wirklichkeit durchaus nicht entspricht. Wir haben ganz sicher für verschiedene Abbaustufen verschiedene Fermente. Die Hauptaufgabe bei der Übertragung der optischen Methode auf biologische Fragestellungen war die Ausarbeitung einer Methode, die zu hochmolekularen Peptonen führt, die dem Eiweiß noch möglichst nahe stehen.

Ausführung der optischen Methode: Die Ausführung der Methode ist sehr einfach. Man gibt in ein Reagenzglas 1,1 ccm (vgl. hierzu S. 348) absolut hämoglobinfreies Serum. Es darf auch keine Formelemente enthalten und muß steril sein. Dazu fügt man 1,1 ccm einer 5—10 %igen aus dem zu prüfenden Organ dargestellten Peptonlösung. Man kann natürlich auch aus Bazillen oder aus bestimmten Proteinen Peptone bereiten. Man mischt Serum und Peptonlösung und gießt das Gemisch in ein 2 ccm fassendes Polarisationsrohr und bestimmt sein Drehungsvermögen, nachdem es 37 Grad angenommen hat. Man verfolgt dann das Drehungsvermögen in bestimmten Zeitabschnitten. Bleibt eine Änderung des Drehungsvermögens aus, dann nehmen wir an, daß ein Abbau nicht stattgefunden hat.[1]) Finden wir nach einiger Zeit eine andere Drehung als am Anfang des Versuches, dann dürfen wir, wie besondere Versuche mit Fermentlösungen ergeben haben, auf einen fermentativen Abbau schließen.

Es sei zunächst die Darstellung des Peptons geschildert.

---

[1]) Dieser Schluß ist nicht absolut zwingend. Es ist der Fall denkbar, daß beim Abbau der Peptone genau gleich viel gleich stark nach rechts und links drehende Produkte entstehen. Es würde sich dann das Drehungsvermögen der sich bildenden Abbaustufe aufheben. Ein solches Vorkommnis ist praktisch wohl ausgeschlossen.

Darstellung von Peptonen zur Anwendung bei der optischen Methode.

Organe werden zunächst genau so entblutet, wie es Seite 237 beschrieben worden ist. Sie können dann direkt zur Hydrolyse angesetzt werden, nachdem man die Gewebsstücke zwischen Filtrierpapier möglichst von Wasser befreit hat. Will man eine größere Menge des gleichen Gewebes — z. B. Hypophyse, Nebennieren usw. — sich ansammeln lassen, dann kocht man das blutfreie Gewebe 10 Minuten lang in Wasser und bewahrt es hierauf in sterilisiertem Wasser unter Toluol auf. Es ist in diesem Falle natürlich nicht notwendig, das Organ so lange zu kochen, bis sein Kochwasser keine mit Ninhydrin reagierenden Stoffe mehr enthält. Das Kochen hat hier nur den Zweck, die etwa noch vorhandenen Zellfermente zu vernichten, es könnte sonst Autolyse eintreten. Gleichzeitig wird das Substrat sterilisiert. Hat man genügend Substrat zusammen, dann wird es ebenfalls vor dem Eintragen in die Schwefelsäure, das unter Eiskühlung zu erfolgen hat, möglichst von Wasser befreit. Nervengewebe muß man zunächst nach erfolgtem Entbluten und Aufkochen mit Tetrachlorkohlenstoff extrahieren, weil sonst der Abbau durch die Lipoidhülle sehr erschwert ist. Auch die Tuberkelbazillen muß man von sog. Lipoiden befreien. Vgl. hierzu S. 236, Fig. 25.

Zur Hydrolyse verwendet man 70 %ige (Gewichtsprozent) Schwefelsäure. Sie muß kalt sein. Man benutzt von ihr die drei- bis fünffache Menge des zu spaltenden Gewebes. Man schüttelt energisch um und verschließt das Gefäß sorgfältig. Von Zeit zu Zeit wird umgeschüttelt. Bald löst sich das Gewebe auf. Die Lösung färbt sich mehr oder weniger stark braun. Nach genau dreitägigem Stehen bei Zimmertemperatur (höchstens 20 Grad) stellt man das das Hydrolysat enthaltende Gefäß in Eiswasser und verdünnt mit der zehn- bis zwanzigfachen Menge destillierten Wassers. Der Zusatz muß ganz allmählich erfolgen. Man kontrolliere mittels eines Thermometers die Temperatur der Lösung. Sie darf nie mehr als 20 Grad warm werden. Ist das Gefäß zu klein, dann führt man die Lösung in ein größeres über und benützt das Verdünnungswasser zum Ausspülen des ersten Gefäßes.

Nunmehr beginnt man mit dem Ausfällen der Schwefelsäure mit Bariumhydroxyd. Man verwendet dazu reines, kristallisiertes Bariumhydroxyd und gibt von ihm so viel zu, bis die Lösung weder mit Bariumhydroxydlösung noch mit Schwefelsäure einen Niederschlag gibt. Bei der Prüfung mit Bariumhydroxyd kann es vorkommen, daß ein Niederschlag entsteht, trotzdem keine Schwefelsäure mehr zugegen ist. Es sind Bariumsalze von Peptonen, die ausfallen. Sie sind in Salpetersäure löslich, während schwefelsaures Barium darin unlöslich ist.

Bei der Neutralisation geht man so vor, daß man die Menge des notwendigen Bariumhydroxyds auf Grund der angewandten Schwefelsäuremenge berechnet. Man gibt das Bariumhydroxyd am besten in Substanz zu und rührt so lange durch, bis die Umsetzung vollständig ist. Zunächst verfolgt man die Neutralisation der Schwefelsäure mittels Lackmuspapiers. Schließlich filtriert man kleine Proben durch einen kleinen Trichter mit Filter ab[1]) und prüft eine Probe mit Bariumhydroxyd[2]) und eine andere mit Schwefelsäure. Tritt im ersteren Fall eine Trübung oder Fällung ein, dann versetzt man die Probe mit Salpetersäure und erwärmt eventuell etwas. Bleibt der Niederschlag bestehen, dann ist das ein Zeichen, daß man zur ursprünglichen Lösung noch Bariumhydroxyd zugeben muß. Man arbeite mit ganz verdünnten Lösungen von Schwefelsäure und Bariumhydroxyd, sonst schießt man zu leicht weit über das Ziel hinaus. Ist man der vollständigen Entfernung der Schwefelsäure resp. des Bariums sehr nahe, dann verwende man abgemessene Mengen von $1/100$-n-Lösungen von Schwefelsäure resp. Bariumhydrat.

Bei der Darstellung der Peptone wird sehr oft der Fehler begangen, daß die Entfernung der Schwefelsäure resp. des im Überschuß zugegebenen Bariumhydroxyds zu langsam erfolgt. Bald wird viel zuviel Baryt, bald ein großer Überschuß an Schwefelsäure zugefügt. Es bleibt dann das Peptongemisch stun-

---

[1]) Verfügt man über eine Zentrifuge, dann empfiehlt es sich, Proben des Gemisches abzuzentrifugieren. Man erhält so auf alle Fälle ohne jede Verluste sofort klare Lösungen.

[2]) Man verwendet zur Prüfung zweckmäßig eine wässerige Bariumchloridlösung, weil das Barytwasser sich durch Anziehen von Kohlensäure unter Bildung von Bariumkarbonat trübt. Bei Verwendung der genannten Lösung gebe man nie die angestellte Probe zur ursprünglichen Lösung zurück! Sie wird weggegossen!

denlang mit der Schwefelsäure resp. dem Bariumhydroxyd zusammen. Der Überschuß an H- resp. OH-Ionen kann weiter auf die Peptone einwirken. Sie werden gespalten und schließlich verbleiben nur noch ganz einfach molekulare Produkte übrig. Es ist von größter Wichtigkeit, daß die Lösung in möglichst kurzer Frist von der Schwefelsäure quantitativ befreit wird, uud ebenso muß im Überschuß zugesetztes Bariumhydroxyd sofort entfernt werden. Es soll das Gemisch der Peptonlösung weder längere Zeit mit Säure noch mit Alkali in Berührung bleiben, nachdem die Entfernung der Schwefelsäure in die Wege geleitet ist.

Es sei gleich hier bemerkt, daß die Peptonlösung sich leicht infizieren kann. Dauert die Filtration des Bariumsulfates längere Zeit, dann gebe man zum ganzen Gemisch Toluol. Auch das Filtrat muß mit Toluol überschichtet werden.

Ist die Lösung frei von Schwefelsäure und Baryt, dann beginnt man mit der Filtration des Niederschlages durch ein doppeltes Faltenfilter, oder man nutscht durch ein mit Tierkohle gedichtetes, gehärtetes Filter ab. Endlich kann man auch einfach dekantieren. Am raschesten kommt man zum Ziel, wenn man eine Zentrifuge zur Verfügung hat. Der von der Flüssigkeit abgetrennte Bariumsulfatniederschlag wird mit destilliertem Wasser aufgerührt, im Mörser mit Wasser durchgeknetet und dann wieder filtriert. Es ist im Interesse einer guten Ausbeute an Pepton notwendig, das Auswaschen mit kaltem Wasser mehrmals zuwiederholen.

Man kann dabei die Ninhydrinprobe als Prüfstein für das gute Auswaschen des Niederschlages nehmen. Man gibt zu einer Probe des event. eingeengten Filtrates etwas Ninhydrin, z. B. 1 ccm, und kocht eine Minute lang. Ist die Färbung schwach oder gar negativ, dann hört man mit dem Auswaschen auf. Ist das Bariumsulfatgemisch absolut frei von Bariumhydrat, so kann man zum Schluß den Niederschlag auch in einem Emaille-

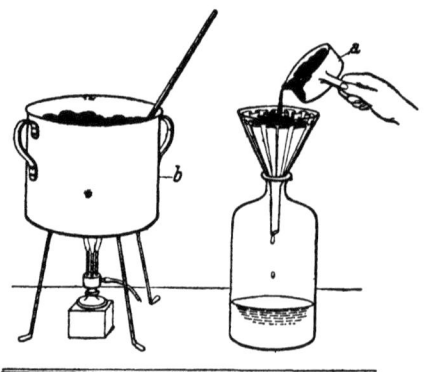

Fig. 41.

topf (Fig. 41, b) auskochen. Man gießt ihn dann heiß mittels eines Schöpfers (Fig. 41, a) mit dem Kochwasser auf das Filter. Vgl. Fig. 41.

Unterdessen hat man schon mit dem Einengen der Filtrate begonnen. Da Peptonlösungen stark schäumen, so benützt man den in der Figur 42 dargestellten Apparat. Er gestattet die Peptonlösung bei ca. 40 Grad unter stark vermindertem Druck zur Trockene einzudampfen. Der Tropftrichter hat den Zweck, dem Destillierkolben die Peptonlösung in Tropfen zu-

zuführen. Diese verdampfen beim Hineinfallen in den Kolben sofort. Es kommt bei genauer Regulation des Zuflusses der Lösung nicht zur Schaumbildung. Sollte

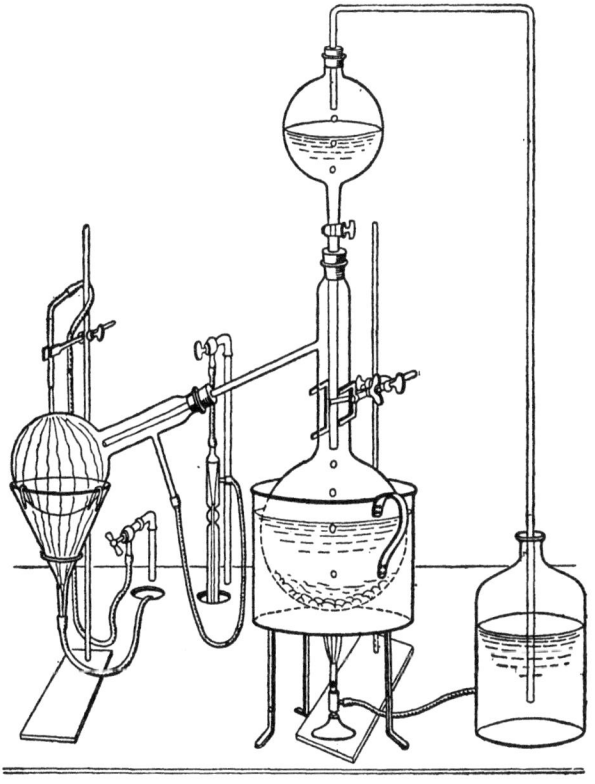

Fig. 42.

versehentlich zuviel Peptonlösung in den Destillationskolben gelangt sein und Schäumen auftreten, so gebe man etwas Äthylalkohol zum Inhalt des Kolbens. Am besten läßt man ihn im Saugrohr herabsteigen (vgl.

Fig. 42) und durch den Tropftrichter in den Destillationskolben gelangen. Man unterlasse nie, wenn die Destillation unterbrochen wird, die Vorlage zu entleeren. Wenn der vorgelegte Destillationskolben mit Destillat erfüllt ist, und infolge einer unvorsichtigen Manipulation etwas von der Peptonlösung überschäumt, dann muß man die gesamte destillierte Flüssigkeit zurückgießen und erneut der Destillation unterwerfen! Versäumt man hingegen nie, bei jeder Gelegenheit die Vorlage zu entleeren, dann bleiben einem solche schlimmen Erfahrungen erspart! Während der Destillation muß die Peptonlösung im Gefäß, aus dem es in den Tropftrichter übergeführt wird, mit Toluol überschichtet sein, damit keine Fäulnis eintritt. Vgl. auch S. 333.

Niemals dampfe man die Peptonlösung stark ein, ohne mehrmals nachgesehen zu haben, ob die Lösung auch wirklich frei von Schwefelsäure und Barium ist. In der großen Verdünnung können Spuren dieser Verbindungen dem Nachweis entgehen. Bei der Konzentration der Lösung nimmt natürlich auch diejenige der Schwefelsäure resp. des Bariumhydroxydes zu. Es könnte so nachträglich zu einer Hydrolyse des Peptongemisches kommen.

Es verbleibt schließlich ein hellgelb gefärbter, sirupöser Rückstand. Er darf nicht zu stark eingedampft werden, weil sonst die Ausbeute an Pepton eine geringe wird. Er wird mit ca. der 100 fachen Menge Methylalkohol übergossen und mit diesem gekocht.

Die siedend heiße Lösung filtriert man durch ein Faltenfilter in etwa die fünffache Menge kalten Äthylalkohols hinein. Man stellt diesen zweckmäßig in Eiswasser. Die Fällung läßt sich durch Zusatz von Äther vervollständigen. Es wird sofort filtriert, sobald der Niederschlag sich zusammenzuflocken beginnt. Man muß bei der Filtration darauf achten, daß während des Filtrierens das Filter nie leer läuft. Am besten benützt man eine Nutsche. Vgl. Fig. 43. Erst zum Schluß läßt man die Mutterlauge ganz ablaufen und bringt das Filter mit dem Niederschlag sofort in einen Vakuum-Exsikkator. Nach ein bis zwei Tagen ist das Pepton ganz trocken und läßt sich zur Wägung

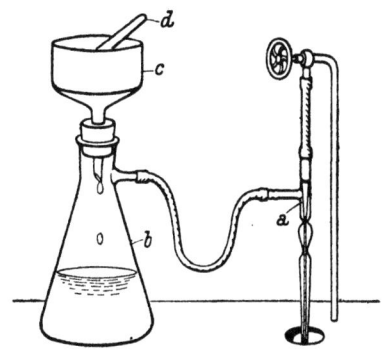

Fig. 43.
a Wasserstrahlpumpe. *b* Saugflasche. *c* Nutsche. *d* Spatel.

bringen. Man bereitet zunächst eine 10 %ige Lösung davon in 0,9 %iger Kochsalzlösung und bestimmt das Drehungsvermögen der Lösung im 2,5 cm-Rohr. Beträgt es mehr als 1 Grad, dann verdünnt man die Lösung, bis sie eine Drehung von ca. 0,75 Grad aufweist. Die höhere Drehung würde nichts schaden. Die Verdünnung erfolgt nur, um das kostbare Material möglichst gut auszunützen.

Oft verbleibt beim Auskochen des Verdampfungsrückstandes mit Methylalkohol ein erheblicher Rückstand. Er enthält noch viel Pepton. Man kann dieses noch gewinnen, indem man zu dem Rückstand ganz wenig Wasser zufügt (10—50 ccm je nach seiner Menge). Dann wird erhitzt. Es geht der Rückstand in Lösung. Nun fügt man Methylalkohol zu, kocht und verfährt, wie oben geschildert. Das so gewonnene Pepton bewahrt man für sich auf und prüft seine Brauchbarkeit ebenfalls für sich. Endlich kann man noch ein drittes, oft sehr brauchbares Pepton gewinnen, indem man das methyl-äthylalkoholische Filtrat des ausgefällten Peptons unter vermindertem Druck zur Trockene verdampft und den verbleibenden Rückstand in soviel $0,9\%$iger Kochsalzlösung löst, daß eine ca. 10%ige Lösung des Peptons entsteht. Sie soll etwa $0,75°$ im 2,5 cm-Rohr drehen. Es wird seine Brauchbarkeit durch besondere Versuche festgestellt. Vgl. den folgenden Abschnitt.

Eichung des Peptons: Wir wollen annehmen, daß wir Plazentapepton dargestellt haben. Dieses wird mit Serum von sicher nicht schwangeren Individuen zusammengebracht. Es darf die Anfangsdrehung sich nicht ändern. Ist dies dennoch der Fall, dann ist das Pepton sicher nicht frei von Schwefelsäure resp. Barium! Mit Serum von Schwangeren muß ein Abbau eintreten. Man liest zunächst alle Stunden ab und prüft mit vielen Sera. Man konstruiert sich aus den einzelnen Ablesungen eine Normalkurve für das Pepton, indem man auf der Abszisse den Drehungswinkel und auf der Ordinate die Zeit einträgt (vgl. die auf S. 61, 62, 63, 75 und 76 mitgeteilten Kurven). Kennt man einmal die Art der „normalen" Änderung der Drehung des Serum-Pepton-Gemisches dann braucht man bei der Diagnosenstellung normaler Fälle nur alle 2 bis 4 Stunden abzulesen. Verfolgt man besondere Zwecke, dann wird man häufiger beobachten. Um der Zuverlässigkeit der Peptonlösung ganz sicher zu sein, fülle man ferner ein Polarisationsrohr mit ihr und beobachte, ob die Anfangsdrehung 48 Stunden bei 37^0 unverändert bleibt.

Die optische Methode ergänzt das Dialysierverfahren nach mancher Richtung. Einmal kann man quantitative Unterschiede in der Raschheit der Spaltung feststellen. Ferner lassen sich qualitative Unterschiede beobachten. Beim Dialysierverfahren dagegen kann man das Dialysat zu Tierversuchen verwenden und es zum Beispiel nach erfolgtem Einengen Tieren einspritzen, um festzustellen, ob die erhaltenen Abbauprodukte toxisch wirken.

Um das Drehungsvermögen zu bestimmen, bedarf man eines vorzüglichen Instrumentes. Allen Anforderungen genügt nur der Polarisationsapparat von Schmidt & Hänsch, Berlin (Fig. 44, S. 340). Er gestattet, Hundertstel-Grade abzulesen. Da jedermann beim Ablesen individuelle Fehler macht, d. h. das Drehungsvermögen ein und derselben Lösung verschieden bestimmt, so mußte festgestellt werden, wie groß diese Fehlergrenze im Durchschnitt ist. Es zeigte sich, daß die meisten Untersucher auf 0,01 Grad genau einstellen können. Um ganz sicher zu gehen, wurde auch ein Unterschied von 0,04 Grad noch als Fehlergrenze bezeichnet. Erst bei einer Drehungsänderung von 0,5 Grad wird eine Spaltung angenommen. Man konnte die Grenze ohne

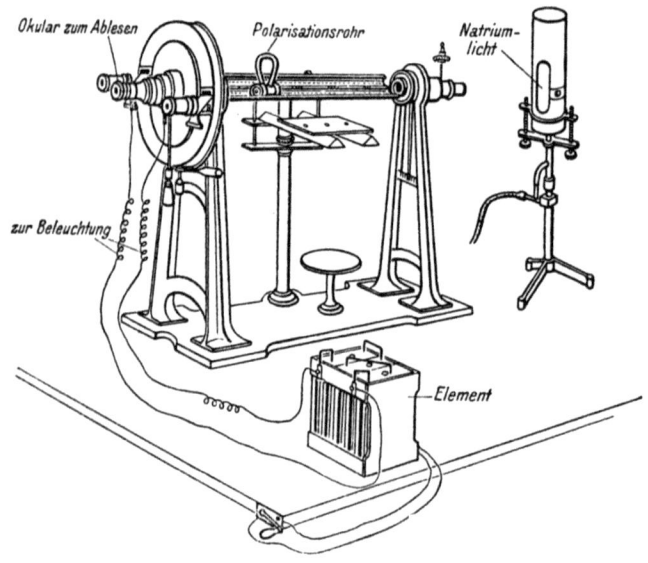

Fig. 44.

Gefahr hinausrücken, weil dann, wenn eine Hydrolyse des Peptons erfolgt, die Drehungsänderung sicher über 0,04 Grad hinausgeht.

Die Methode als solche hat kaum Fehlerquellen. Höchstens könnten Trübungen, Ausflockungen usw. Täuschungen veranlassen. Da jedoch glücklicherweise durch derartige, übrigens bei richtigem Arbeiten höchst seltene Vorkommnisse sofort die Ablesung der Drehung unmöglich wird, schaltet sich diese Fehlerquelle von selbst aus. Es wäre natürlich ganz verfehlt, wollte man versuchen, eine trübe Lösung zu polarisieren.

Eine große Fehlerquelle würde zustandekommen, wenn man das Drehungsvermögen der kalten Lösung als Anfangswert betrachten würde. Man darf die Drehung erst ablesen, nachdem der Rohrinhalt 37 Grad warm geworden ist. Am besten liest man nach einstündigem Verweilen des Rohres im Brutschrank ab und wiederholt die Ablesung nach der zweiten Stunde. Die so gewonnenen Werte dürfen im allgemeinen nicht weit auseinander stehen, weil die Spaltung sich gewöhnlich erst nach etwa vier bis sechs Stunden sicher bemerkbar macht. Länger als 36—48 Stunden soll man im allgemeinen das Drehungsvermögen nicht verfolgen.

Eine weitere Fehlerquelle würde dadurch zustandekommen, wenn man entgegen der Vorschrift, Serum und Peptonlösung direkt nacheinander — ohne beide Lösungen im Reagenzglas gemischt zu haben — in das Polarisationsrohr einfüllen würde. Bis die Mischung eine gleichmäßige wäre, würden die Ablesungen vieldeutig sein.

Man erkennt übrigens Fehler, die bei der Anwendung der optischen Methode begangen werden, bei einiger Erfahrung sofort. Wenn z. B. das Drehungsvermögen sich ganz plötzlich ändert, um dann stehen zu bleiben, dann kann man fast immer sicher sein, daß irgend eine Unregelmäßigkeit vorgekommen ist. **Nie versäume man, am Schluß des Versuches, das Polarisationsrohr mit Inhalt zu schütteln und dann rasch nochmals die Drehung abzulesen.** Es kann sich ereignen, daß im Laufe des Versuches ein Präzipitat sich bildet. Es setzt sich zu Boden und wird, namentlich wenn man selten abliest, nicht beobachtet. Beim Umschütteln des Polarisationsrohres wird ein solcher Fall rasch entdeckt.

Selbstverständlich muß man das Polarisationsrohr peinlich genau sauber halten und es vor dem Gebrauch sterilisieren — Auskochen in Wasser oder eine trockene Sterilisation. Es sind zwei Arten von Polarisationsröhren im Gebrauch. Beide sind so konstruiert, daß eine Luftblase, die etwa eingeschlossen wird, die Ablesung nicht stört. Es ist das aus Glas gefertigte Rohr, das die zu beobachtende Flüssigkeit aufnimmt, konisch. Im weiteren Ende kann sich die Luft ansammeln.

Fig. 45b zeigt die konische Gestalt — punktierte Linie — des Fassungsrohres der zu beobachtenden Flüssigkeit. Das in Fig. 45 abgebildete Rohr besitzt im Gegensatz zu dem in Fig. 46 dargestellten keinen Wassermantel. Dieser hat den Zweck, Abkühlungen beim Ablesen der Drehungen möglichst zu vermeiden. Er wird mit 37° warmem Wasser gefüllt. Die beiden Röhrchen

Tafel IV.

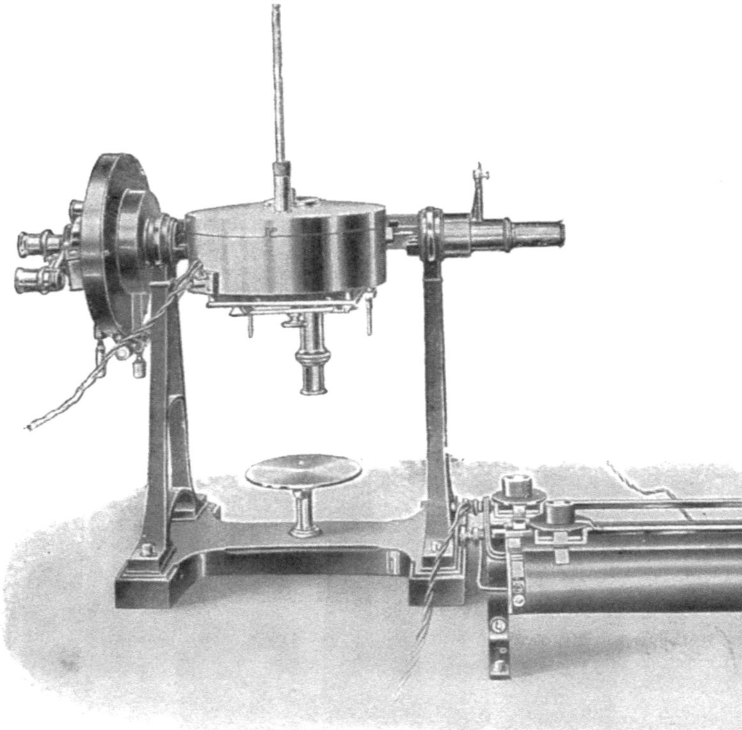

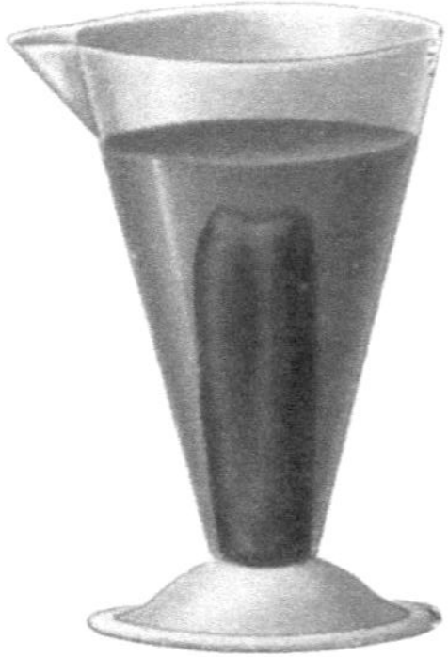

Fig. 30.

Abderhalden, Abwehrfermente. 4. Aufl.

Verlag von Julius Springer in Berlin.

verbindet man dann mittels eines Gummischlauchs, um das Ausfließen des Wassers zu vermeiden.

Das Rohr der Fig. 45 ist für den in Tafel IV abgebildeten, am Polarisationsapparat befestigten, elektrisch heizbaren Brutschrank bestimmt.[1)]

Diese Heizvorrichtung besteht aus einem elektrisch heizbaren Metallgefäß A (Fig. 47 und 48), das sich mit einem mit Bajonettverschluß versehenen Deckel dicht abschließen läßt. Der Deckel enthält eine Öffnung zur

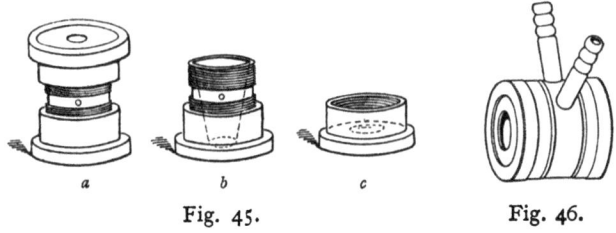

Fig. 45. Fig. 46.

Durchführung und Befestigung eines Thermometers T. Ferner besitzt er eine größere, durch einen besonderen Deckel D verschließbare Öffnung. Durch diese kann man, ohne den großen Deckel abzunehmen, Polarisationsrohre in den geheizten Raum bringen oder solche daraus entfernen. In Figur 47 sind der besseren Übersichtlichkeit wegen diese Öffnung D und die Öffnung für den Thermometer T vertauscht. Es ist vorteilhafter, den Hauptdeckel so auf den Apparat aufzusetzen, daß

[1)] Emil Abderhalden, Über eine mit dem Polarisationsapparat kombinierte elektrisch heizbare Vorrichtung zur Ablesung und Beobachtung des Drehungsvermögens bei konstanter Temperatur. Zeitschr. f. physiol. Chemie. 84. 300 (1913).

die große Öffnung sich über demjenigen Polarisationsrohr befindet, das sich in der zur Ablesung der Drehung richtigen Stellung befindet (Rohr R_1 in Fig. 47). Man

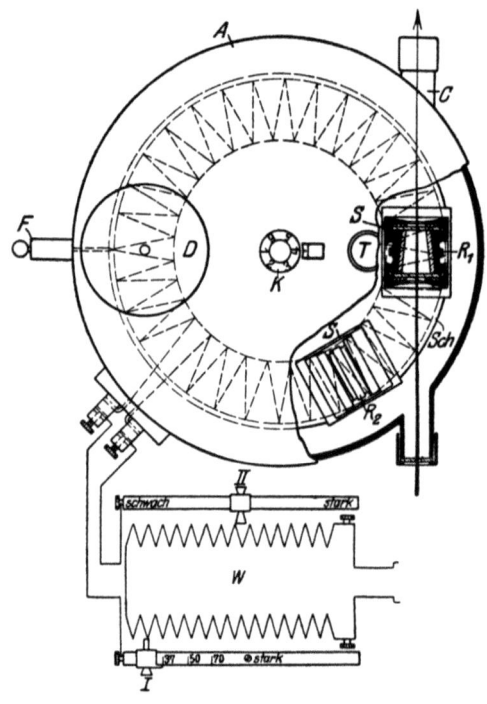

Fig. 47.

W Widerstand.
R_1 und R_2 Polarisationsrohre.
T Thermometer.
D Kleiner Deckel.
A Geheizter Raum.

F Stift.
K Knopf zum Drehen der Achse der Scheibe *Sch*, auf dem die Schlitten S sich befinden.
C Rohr, durch das man beobachtet.

kann in diesem Falle das soeben eingesetzte Rohr sofort beobachten oder, falls sich z. B. Trübungen zeigen, das Rohr ohne weiteres aus dem Raum entfernen, um nachzusehen, worauf die Trübung beruht.

Die Einrichtung der elektrischen Heizung erfordert keine besondere Beschreibung. Sie ergibt sich aus den Figuren 47 und 48. Der eingeschaltete Widerstand W gestattet eine genaue Regulation und Abstufung der Temperatur. Im Inneren des Raumes sind sechs kleine

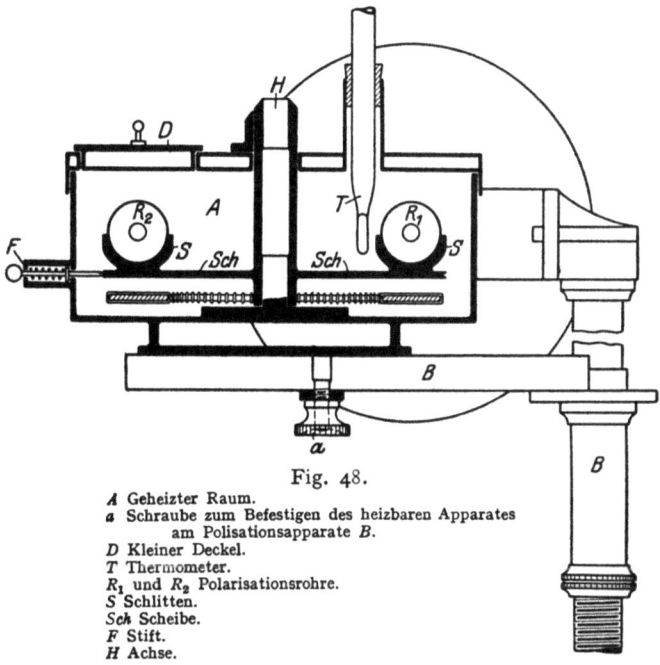

Fig. 48.

A Geheizter Raum.
a Schraube zum Befestigen des heizbaren Apparates am Polisationsapparate *B*.
D Kleiner Deckel.
T Thermometer.
R_1 und R_2 Polarisationsrohre.
S Schlitten.
Sch Scheibe.
F Stift.
H Achse.

Schlitten S angebracht. Sie dienen zur Aufnahme der Polarisationsrohre. Die Schlitten ruhen auf einer drehbaren Scheibe Sch. Die Axe der Scheibe trägt einen aus dem großen Deckel in der Mitte herausragenden Knopf K, der zum Drehen der Scheibe bei geschlossenem

Raum dient. Er enthält auf seiner oberen Seite Zahlen (1—6), die den Nummern entsprechen, die die Polarisationsrohre tragen.

Hat man die gewünschte Temperatur hergestellt, dann beschickt man nun, ohne den großen Deckel abzunehmen, die einzelnen Schlitten mit den zu beobachtenden Polarisationsrohren. Zu diesem Zwecke nimmt man den kleinen Deckel ab und setzt durch die Öffnung dasjenige Rohr in den Schlitten, das die der Stellung des oben erwähnten Knopfes entsprechende Nummer trägt — in Figur 47 Nr. 4. Nun zieht man den Stift F — vgl. Figur 47 und 48 — nach außen und dreht den Knopf und damit die Scheibe mit den Schlitten um eine Nummer weiter und setzt wieder das der Stellung des Knopfes entsprechende Rohr ein. Hat die Scheibe die richtige Stellung erreicht, dann schnappt der mit einer Feder versehene Stift in eine Vertiefung der Scheibe ein. Dadurch wird erreicht, daß das einzelne Rohr immer mit seiner Axe ganz genau in die Axe des Polarisationsapparates resp. des Rohres (R_1 und C in Fig. 47) zu liegen kommt, durch das man beobachtet.

Hat man die zu beobachtenden Rohre alle eingelegt, dann verschließt man den Deckel und beginnt nun, nachdem ihr Inhalt die Temperatur von 37^0 angenommen hat, in der gewohnten Weise mit der Bestimmung des Drehungsvermögens der Lösung jenes Rohres, das sich im Gesichtsfeld befindet. Man notiert sich den abgelesenen Winkel und sieht dann am Knopf der Axe der Scheibe nach, welches Rohr eingestellt war. Nun zieht man den

Stift F nach außen, dreht die Scheibe mittels des Knopfes etwas, läßt den Stift wieder los und dreht nun so lange, bis der Stift einschnappt. Es ist dies das Zeichen, daß das zweite Rohr richtig eingestellt ist. So beobachtet man ein Rohr nach dem anderen. Bemerkt sei noch, daß die Scheibe beliebig rechts und links herum gedreht werden kann. Die leeren Rohre bewahrt man bis zum Gebrauch am besten im geheizten Raum auf, damit die beim Versuche in gefüllte Lösung möglichst rasch die Temperatur annimmt, bei der man beobachten will.

Bei der Verwendung der beschriebenen Einrichtung zu Fermentversuchen ist die folgende Vorsicht notwendig. Es kann der Fall eintreten, daß sich eine Drehungsänderung bemerkbar macht, ohne daß eine Fermentwirkung vorliegt. Es kann z. B. optisch-aktives Substrat ausfallen. Die Fällung kann zu Boden sinken und so der Beobachtung entgehen. Man schützt sich vor Täuschungen dieser Art dadurch, daß man nach beendetem Versuch oder auch während desselben das Polarisationsrohr rasch aus dem geheizten Raum entfernt, es umgekippt, wieder in den Heizraum bringt und dann sofort wieder die Drehung der Lösung bestimmt. Etwa eingetretene Ausflockungen erkennt man dabei ohne weiteres an der Unmöglichkeit einer genauen Einstellung.

Vorläufig können sechs Rohre untergebracht werden. Sie sind 2,5 cm lang und haben einen Inhalt von 2 ccm. Selbstverständlich kann man auch Einsätze für längere Rohre haben. Ferner ist für besondere Zwecke ein Apparat konstruiert, bei dem die Rohre nach Art einer russischen Schaukel in einem senkrecht angebrachten Rade untergebracht sind. Man kann die Zahl der Rohre in diesem Falle vermehren und jede beliebige Rohrlänge verwenden.

Jeder Apparat muß geaicht werden, weil der Innenraum nicht an allen Stellen gleichmäßig erwärmt wird — wenigstens zeigen die jetzt im Gebrauch befindlichen Apparate dieses Verhalten. Es wird festgestellt, welche Temperatur das am Apparat in bestimmter Stellung angebrachte Thermometer anzeigen muß, damit der Rohrinhalt $37,5^0$ aufweist. Die Firma Schmidt & Haensch eicht die Apparate und liefert die entsprechenden Angaben.

Einen großen Fortschritt würde es bedeuten, wenn es gelingen würde, die Ablesung des Drehungsvermögens durch eine automatische Registrierung zu ersetzen. Man würde so objektive Werte erhalten und könnte Einzelheiten verfolgen, die in den großen Zeitintervallen, in denen abgelesen wird, jetzt der Beobachtung entgehen. Versuche nach dieser Richtung sind gemeinsam mit Herrn Dr. Wildermuth im Gange und zum Teil bereits abgeschlossen.

Ausführung eines Versuches bei der Anwendung der optischen Methode.

Man gibt aus einer Pipette 1,1 ccm Serum in ein kleines Reagenzglas und fügt dazu aus einer solchen 1,1 ccm der Peptonlösung, die man durch Kochen vor dem Gebrauch sterilisiert hat. Man nimmt je 1,1 ccm, weil das Polarisationsrohr 2,0 ccm faßt und beim Überführen der Mischung immer etwas von der Lösung an der Reagenzglaswand hängen bleibt. Man mischt durch Schütteln die beiden Lösungen und beobachtet scharf, ob das Gemisch absolut klar bleibt. Jetzt nimmt man ein Polarisationsrohr, das vollständig auseinander genommen, gereinigt und sterilisiert worden ist. Man muß zur Reinigung des Rohres zunächst beide Kappen abschrauben. Fig. 45 c (S. 343) zeigt eine solche Kappe. Aus dieser entfernt man die runde Glasplatte (das Deckglas) und ferner den Gummiring. Jeder einzelne Teil muß sorgfältig gereinigt werden.

Nunmehr wird die eine Kappe aufgeschraubt, nachdem man Gummiring und Glasplatte in sie eingefügt hat. Die Verschraubung muß eine gute sein, damit nicht Flüssigkeit ausfließen kann, sie darf aber nicht so fest sein, daß das Deckglas in Spannung versetzt wird. Fig. 45 b (S. 343) zeigt das zum Einfüllen des Serum-Peptongemisches fertige Polarisationsrohr. Man gießt das Gemisch aus dem Reagenzglas in das auf der aufgeschraubten Kappe ruhende Rohr, bis die Flüssigkeit die Öffnung des Rohres etwas überragt. Nun wird von der Seite her ganz horizontal die runde Deckplatte über die Öffnung des Rohres geschoben. Ereignet es sich hierbei, daß eine Luftblase eingeschlossen wird, so ist das, wie schon erwähnt, ohne Belang (vgl. S. 342). Jetzt wird die mit einem Gummiring versehene Kappe aufgeschraubt. Das Rohr ist nun zur Beobachtung fertig. Man hält es gegen Licht und stellt fest, ob die Lösung klar und durchsichtig ist und keine Schlieren zeigt.

Sollte es sich ereignen, daß der Inhalt des Reagenzglases nicht ausreicht, um das Rohr zu füllen — es kann vorkommen, daß ein Rohr etwas mehr als 2 ccm faßt —, dann gibt man mit der Pipette etwas Serum oder Peptonlösung nach, nachdem man das Gemisch aus dem Polarisationsrohr in ein Reagenzglas zurückgebracht hat. Es kommt sehr viel darauf an, daß die zu beobachtende Lösung von Anfang an ganz homogen ist.

Als Kontrolle läßt man einen Versuch mitlaufen, bei dem in genau der gleichen Weise, wie eben beschrieben, 1,1 ccm $0,9^0/_0$ige sterilisierte Kochsalzlösung mit 1,1 ccm Serum gemischt wird. Endlich kann man auch 1,1 ccm $0,9^0/_0$ige Kochsalzlösung mit 1,1 ccm Peptonlösung mischen und das Drehungsvermögen des Gemisches verfolgen. Dieser Versuch ist zur Prüfung der Zuverlässigkeit der Peptonlösung wenigstens einmal auszuführen (vgl. auch S. 339).

Das Rohr wird jetzt in den Brutschrank gebracht. Nach einer Stunde hat sein Inhalt gewöhnlich 37^0 angenommen. Es beginnt die erste Ablesung. Da von ihr alles abhängt, muß sie natürlich mit absoluter Sicherheit ausgeführt werden. Mit einiger Übung wird man auf $0,01^0$ genau ablesen können. Die Hauptfehlerquelle beim Ablesen des Drehungsvermögens liegt im Auge des Beobachters. Man darf nicht sofort ablesen, wenn man aus dem Hellen in das Dunkel des Zimmers tritt, in dem der Polarisationsapparat sich befindet. Das Auge muß zuerst etwas ruhen und sich adaptieren. Man vermeide das Hineinblicken in Flammen u. dgl. Am besten ist das Licht — z. B. eine Nernstlampe oder ein Gasglühlicht — durch einen Schirm vollständig verdeckt, so daß der Beobachter ganz im Dunkeln sitzt. Es ist außerordentlich wichtig, daß die Ablesungen rasch ausgeführt werden. Man blickt, nachdem man die zu beobachtende Lösung mit dem Rohr in das Gesichtsfeld gebracht hat, durch diese und stellt fest, ob die Felder des Halbschatten- oder Dreifeldapparates genau gleich hell sind. Es wird dies nicht der Fall sein. Man benutzt zuerst die grobe Einstellung und dann die feine — die Mikrometerschraube —, bis kein Unterschied in der Helligkeit der Felder mehr zu sehen ist. Dann folgt die Ablesung des Drehungswinkels an der Skala. Nachdem man sich den gefundenen Wert notiert hat, stellt man durch Veränderung der Stellung der Mikrometerschraube wieder Ungleichheit der Felder her und bewirkt dann wieder, daß alle Felder gleich hell aussehen. Man liest etwa sechs mal ab und nimmt dann das Mittel aus diesen Ablesungen. Je rascher man abliest, um so zuverlässiger werden die Ergebnisse. Das Auge ermüdet ziemlich rasch. Es stellen sich auch Nachbilder ein. Beobachtet man zu lange, dann wird man seiner Sache schließlich ganz unsicher.

Hat man mehrere Röhrchen abzulesen, und verfügt man über den oben beschriebenen Heizapparat, dann ist es am vorteilhaftesten, ein Rohr nach dem anderen in das Gesichtsfeld zu bringen und die Drehung seines Inhaltes zu bestimmen und dann, wenn alle Bestimmungen durchgeführt sind, von vorne zu beginnen. Sehr zu empfehlen ist auch das folgende Verfahren. Man entfernt den oben beschriebenen Stift F (Fig. 47 und 48, S. 344 und 345) und läßt die Scheibe durch Drehen des Knopfes rotieren. Dann hält man sie an und läßt den Stift einschnappen. Man bestimmt das Drehungsvermögen der gerade vorliegenden Lösung und sieht erst nachher nach, um welches Rohr es sich handelt. Obwohl es ganz ausgeschlossen ist, daß man sich bei der Bestimmung des Drehungsvermögens selbst in der Ablesung beeinflussen kann, so sind solche Stichproben doch ganz wertvoll. Sie zeigen oft Ermüdung des Auges an. Es empfiehlt sich ferner, niemals das Protokollbuch in den Beobachtungsraum mitzunehmen. Die Beobachtungen werden auf Zettel notiert und dann nach Verlassen des Beobachtungsraumes sofort in das Protokollbuch eingetragen.

Was die Ablesungen des Drehungswinkels anbetrifft, so hat es sich herausgestellt, daß ein **Zweifeldapparat** — ein **Halbschattenapparat** — **einem Dreifeldapparat unbedingt vorzuziehen ist**. Sehr streng muß darauf geachtet werden, daß niemand den Apparat verstellt oder gar die Stellung der Nicols, während ein Versuch läuft, verändert. Schon die Veränderung der Entfernung des Lichtes vom Apparat kann zu ganz groben Täuschungen Veranlassung geben. Eine genaue Kenntnis des Apparates ist unbedingt erforderlich, denn sonst wird es vorkommen, daß irgend eine Kleinigkeit die Weiterführung der Versuche vereitelt.

In Figur 49 ist die Skala dargestellt. Die beiden Lupen sind so verschoben, daß man auf beiden Seiten die Skala nebst dem Nonius erblickt. Die Beleuchtung der während der Einstellung der Felder dunklen Skala erfolgt bei der Ablesung des Drehungswinkels entweder mit einer Taschenlampe, oder man läßt das Licht der Lichtquelle des Polarisationsapparates durch geeignet angebrachte Spiegel auf die Skala fallen.

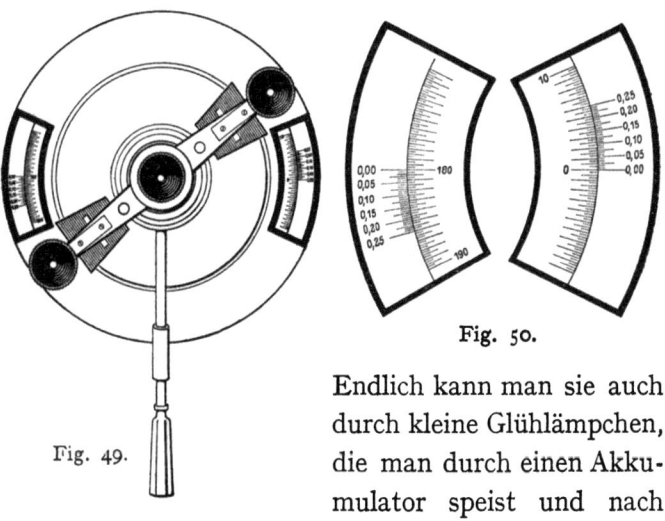

Fig. 49.

Fig. 50.

Endlich kann man sie auch durch kleine Glühlämpchen, die man durch einen Akkumulator speist und nach Belieben einschalten kann, beleuchten. Figur 50 zeigt die linke und rechte Skala. Das es sich bei der Feststellung, ob ein bestimmtes Serum spaltende Eigenschaften hat, ausschließlich darum handelt, Unterschiede im Drehungsvermögen während einer bestimmten Zeit festzustellen, so ist es überflüssig, an beiden Skalen Ablesungen vorzunehmen. Es handelt sich ja nur um die Feststellung von Differenzen zwischen den einzelnen Ablesungen. Gewöhnlich benutzt man die rechte Skala (von vorne gesehen).

Bei den Apparaten von Schmidt & Haensch ist jeder Grad in hundert Teile eingeteilt. Fig. 51, S. 355, zeigt zwei solcher Grade. Jeder zeigt eine Einteilung in vier Teile. Jeder Teil umfaßt 0,25 Gradteile. Die genauere Ablesung erfolgt mit Hilfe des Nonius. Fig. 52—55, S. 355, zeigen vier verschiedene Einstellungen. Es wird zunächst festgestellt, an welcher Stelle der Strich 0,00 des Nonius steht. Er kann über oder unter dem 0°-Strich der Skala stehen. Im ersteren Fall bedeutet das, daß die Lösung nach rechts $= +$ dreht. Im anderen Fall liegt eine nach links $= -$ drehende Substanz vor. Weiterhin stellt man fest, welche Stellung der Noniusstrich 0,00 zu den Strichen der Hauptskala (links in der Figur, der Nonius befindet sich rechts) hat. Man notiert sich die gefundene Stelle. Die in Fig. 51—54 dargestellten vier Beispiele mögen zeigen, wie diese erste Ablesung ausgeführt wird.

Bei Fig. 52 steht der Strich 0,00 ganz genau auf $+0,50°$ (vgl. dazu auch Fig. 51). In diesem Falle ist die Ablesung bereits vollendet. Die Lösung dreht $+0,50°$.

Bei Fig. 53 steht der Noniusstrich 0,00 zwischen $+0,25$ und $+0,50°$. Wir notieren $+0,25°$. Nun beobachten wir, an welcher Stelle ein Strich des Nonius sich mit einem Teilstrich der Hauptskala deckt. Es ist dies beim Strich 0,03 des Nonius der Fall. Dieser Wert wird zu 0,25 hinzuaddiert: $0,25 + 0,03 = +0,28°$.

Fig. 54 zeigt eine Linksdrehung. Der Noniusstrich 0,00 steht zwischen 0,50 und 0,75°. Wir notieren in

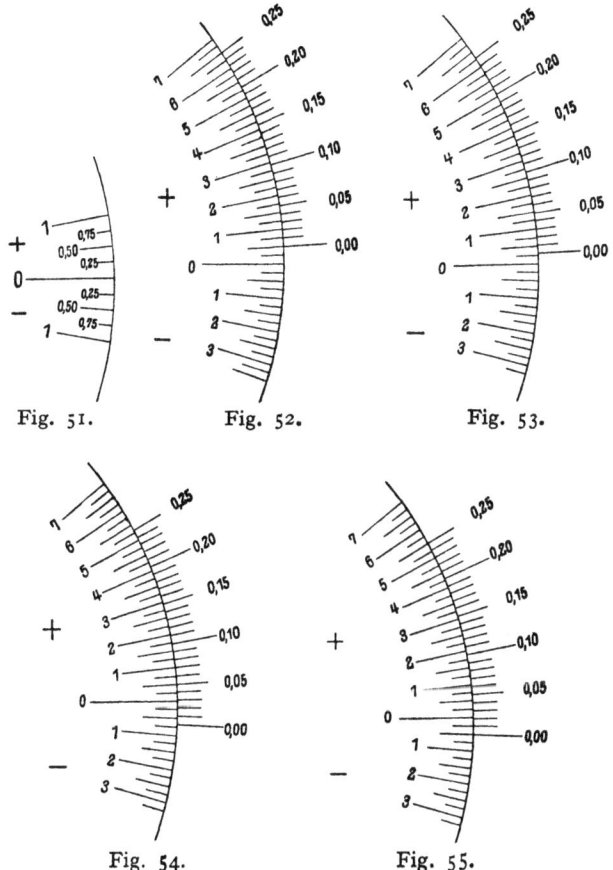

Fig. 51.   Fig. 52.   Fig. 53.

Fig. 54.   Fig. 55.

diesem Falle 0,75°. Der 0,07 Teilstrich des Nonius deckt sich mit einem Teilstrich der Hauptskala. Der Drehungswinkel beträgt somit 0,75 — 0,07 = — 0,68°.

Fig. 55 stellt die Stellung des Nonius zur Skala dar, wenn die Drehung $= - 0,50°$ beträgt.

Es ist ein sehr gefährliches Beginnen, ohne jede Anleitung und ohne vorausgehende Übung die optische Methode anwenden zu wollen. Sie liefert ganz vorzügliche Ergebnisse, sie ist leicht zu handhaben und eigentlich frei von Fehlerquellen, doch erfordert sie Übung und Ergebnis große Sorgfalt.

Eine besondere Bemerkung erfordert noch die Berechnung des Ergebnisses der Ablesungen. Es soll im positiven Falle, d. h. dann, wenn ein Abbau eingetreten ist, die Drehungsänderung mehr als $0,04°$ betragen. Man darf nun nicht einfach die nach 36 bis 48 Stunden erhaltene Schlußdrehung von der Anfangsdrehung abziehen, sondern man muß feststellen, wann im Verlauf der Beobachtung das höchste und das niedrigste Drehungsvermögen aufgetreten ist. Einige Beispiele in nebenstehender Tabelle (S. 357) mögen zeigen, wie das schließliche festgestellt wird.

Bei Versuch 1 ist die Differenz zwischen Anfangs- und Schlußdrehung gleich Null. Diejenige zwischen höchster und niedrigster Drehung ist gleich $0,2°$, denn die erstere war $0,45°$ und die letztere $0,43°$. Somit ist ein Abbau nicht erfolgt, denn erst eine Drehungsänderung von $0,05°$ an wird als solcher gedeutet. Bei Versuch 2 änderte sich das Drehungsvermögen des Gemisches kontinuirlich in der gleichen Richtung. Die Anfangsdrehung ergibt die höchste Drehung mit $0,51°$ und

Drehungsvermögen abgelesen nach Stunden	Abgelesene Drehungswinkel in			
	Versuch 1	Versuch 2	Versuch 3	Versuch 4
0[1])	—0,45°	—0,51°	—0,60°	—0,38°
1	—0,45°	—0,50°	—0,60°	—0,39°
2	—0,44°	—0,50°	—0,58°	—0,40°
3	—0,44°	—0,48°	—0,57°	—0,42°
4	—0,45°	—0,47°	—0,55°	—0,43°
6	—0,44°	—0,47°	—0,53°	—0,44°
8	—0,43°	—0,46°	—0,55°	—0,45°
12	—0,44°	—0,42°	—0,58°	—0,48°
22	—0,44°	—0,38°	—0,62°	—0,42°
24	—0,44°	—0,37°	—0,63°	—0,40°
28	—0,44°	—0,38°	—0,62°	—0,39°
32	—0,44°	—0,36°	—0,61°	—0,38°
36	—0,45°	—0,34°	—0,60°	—0,37°

die Schlußdrehung mit 0,34° die niedrigste Drehung. Die Differenz zwischen diesen beiden Werten beträgt 0,17°. Somit ist eine Spaltung des Peptons erfolgt. Bei Versuch 3 und 4 ist die Differenz zwischen Anfangs- und Schlußdrehung gleich Null resp. gleich 0,01°. Der Schluß, daß in diesen beiden Fällen keine Drehungsänderung eingetreten sei, wäre selbstverständlich unrichtig! Bei Versuch 3 ist die höchste Drehung 0,63° und die niedrigste 0,53°. Somit beträgt die Differenz 0,10°. Bei Versuch 4 muß man 0,48° 0,37° gegenüberstellen. Die Differenz ist somit 0,11°.

Die Fälle 3 und 4 zeigen zugleich, wie wichtig es ist, die Ablesungen in kurzen Intervallen vorzunehmen.

---

[1]) Bedeutet den Beginn der Ablesung, nachdem die Lösung 37 Grad warm geworden ist.

Es könnte sonst leicht der Fall eintreten, daß eine Drehungsänderung übersehen wird. Um auch Kenntnis über das Verhalten des Drehungsvermögens des Serum-Substratgemisches in jenen Stunden zu erhalten, die in die Nacht fallen, bleibt nichts anderes übrig — solange der S. 348 erwähnte Registrierapparat nicht zur allgemeinen Verfügung steht —, als bei einer Wiederholung des Versuches diejenigen Stunden, während derer man bereits beobachtet hat, in die Nacht zu verlegen und dann am Tage die Beobachtungen fortzusetzen.

Welche Wege stehen außer den genannten Methoden noch offen, um die Wirkung der blutfremden Fermente zu studieren?

Es sind noch lange nicht alle Hilfsmittel erschöpft, um die Fermente des Blutserums resp. ihre Wirkung zu erkennen. Gewiß wird gerade unter den noch nicht oder nur wenig verwendeten Methoden sich die eine oder andere finden, die sich als praktisch leicht verwendbar erweist. Ich habe mehrere der im folgenden kurz aufgeführten Methoden bereits zu prüfen begonnen. Sie sind wohl alle nur im Zusammenhange mit der vorliegenden Forschung von Wert, weil sie meistens nur indirekte Schlüsse gestatten und erst im Anschluß an die Feststellungen der Methoden, die direkte Befunde vermitteln, eindeutige Resultate ergeben.

Zunächst ist es möglich, daß man mittels vergleichender Leitfähigkeitsbestimmungen der Dia-

lysate der Versuche „Serum allein" und „Serum +
Substrat" einen Einblick in Abbauvorgänge erhält.
Oder aber man bestimmt das Leitvermögen des Versuches Serum allein und Serum + Substrat direkt
vor und nach erfolgter Bebrütung.

Ferner ist es denkbar, daß die Kapillaranalyse
des „Serums allein" und desjenigen, das auf Substrate
eingewirkt hat, bestimmte Unterschiede ergibt. Auch
das Dialysat muß kapillaranalytisch untersucht werden.
Ebenso wird versucht werden, ob das Stalagmometer
(Traube) brauchbare Resultate ergibt.

Schließlich stehen uns noch eine Reihe optischer
Methoden zur Verfügung. Es wäre die Bestimmung
des Brechungsindexes des Serums vor und nach der
Einwirkung auf ein Substrat zu erwähnen. Pick und
Obermayer haben bereits auf diesem Wege Studien
über den Abbau von Eiweiß gemacht. Auch das Polarisationsmikroskop zeigt vielleicht den Abbauvorgang an. Ferner könnte ev. das Nephelometer
Aufhellungserscheinungen zeigen, wenn Serum staubförmig fein verteiltes Substrat abbaut. Noch bessere
Resultate dürfte bei geeigneten Versuchsbedingungen
das Ultramikroskop geben. Vielleicht gestattet
die einfache mikroskopische Betrachtung eines
geeignet zubereiteten Substrates schon, zu entscheiden,
ob dieses abgebaut wird oder nicht. Noch aussichtsreicher ist die Beobachtung des Abbaus mittels der
Dunkelfeldbeleuchtung. Bei all diesen Verfahren
kommt man mit wenig Serum aus. Papendieck hat

bereits erfolgreiche Versuche mittels des letzteren Verfahrens unabhängig von uns ausgeführt. Nach unseren Erfahrungen wird die Frage der Verwendbarkeit der zuletzt genannten Methoden erst dann spruchreif werden, wenn ein sehr großes Material bearbeitet ist, und vor allem ein einheitliches Substrat zur Verfügung steht.

Man könnte schließlich auch daran denken, eine dem Plattenverfahren von Jochmann ähnliche Methode auszuarbeiten. Für die rein wissenschaftliche Forschung wird das Dialysierverfahren und ferner die optische Methode unentbehrlich bleiben. Diese Verfahren liefern Resultate, die kontrollierbar sind und vor allem klare Verhältnisse schaffen. Wir können den Vorgang genau überblicken und wissen, was im einzelnen Fall geschehen ist. Für die praktische Ausführung des Nachweises der Fermentwirkung wird sich dagegen vielleicht die eine oder andere der erwähnten Methoden ganz gut bewähren.

Schließlich wäre auch noch der S. 141 erwähnten **biologischen Methoden** zu gedenken, die sich von selbst aus den festgestellten Beobachtungen des Auftretens blutfremder Substrate ergeben. Vielleicht wird man mittels der **Präzipitinbildung** unter Verwendung der geeigneten Substrate die vorliegenden Ergebnisse der Forschungen mittels der erwähnten Methoden ergänzen können. Ferner ist die Möglichkeit gegeben, die blutfremden Substrate mittels eines Verfahrens kenntlich zu machen, wie es z. B. der Tuberkulinreaktion zugrunde liegt. In der Tat konnte bei schwangeren Tieren nach subkutaner Injektion von Plazentapepton eine Schwellung und Rötung der Haut der Injektionsstelle festgestellt werden, die bei nichtschwangeren Tieren fehlte. Ferner zeigten sich Änderungen der Körpertemperatur und oft Krämpfe (vergl. S. 141)[1]). Ernst Engelhorn und Hermann Wintz (vgl. Lit.) haben vollständig unabhängig von mir, beim Menschen mit einem aus Plazentagewebe bereiteten Präparat eine Hautreaktion erhalten, die für die Schwangeren ganz charakteristisch sein soll. Es wäre das eine sehr interessante Bestätigung meiner Annahme, daß während der Schwangerschaft plasmafremde Produkte kreisen, die der Plazenta entstammen. Zur Anstellung dieser Reaktion dürfte ohne Zweifel auch beim Menschen Plazentapepton das geeignete Substrat sein.

Wahrscheinlich wird es möglich sein, mittels biologischer Reaktionen in feinster Weise ausfindig zu machen, welcher Art die kreisenden plasmafremden Stoffe sind. Man wird z. B. ein Versuchstier mit ganz bestimmten plasmafremden

---

[1]) Nach Injektion von Serum eines schwangeren Tieres (Kaninchen) unter die Haut eines ebenfalls schwangeren zeigte sich eine typische lokale Reaktion, und ferner traten schwere Allgemeinerscheinungen auf. Auch diese Versuche werden fortgesetzt und erweitert. Endlich konnte durch Übertragung von Serum von schwangeren Tieren auf ein nichtschwangeres bei diesem die gleiche Reaktion ausgelöst werden.

Stoffen vorbehandeln und dann prüfen, wie dieses Serum sich zu solchem verhält, in dem man analoge plasmafremde Produkte vermutet, oder man wird dem vorbehandelten Versuchstier Serum von einem Fall zuführen, bei dem man entsprechende Verbindungen in diesem annimmt, oder es wird umgekehrt das Serum des Versuchstieres dem Patienten parenteral zugeführt und der Erfolg abgewartet. Man wird auf diese Weise durch „gekreuzte" Versuche erfahren können, ob biologisch und damit ohne Zweifel auch chemisch identische oder nahe verwandte Produkte zugegen sind. Dieses Forschungsgebiet, das noch kaum betreten ist — ich habe vorläufig Studien mit Karzinom und Plazenta als Substrat gemacht — verspricht weite Ausblicke auf zahlreiche Probleme des Immunitätsgebietes. Auch hier werden sich neue Wege finden, um in bisher unbekanntes Land erfolgreich vorzudringen.

Nachträge und Ergänzungen.

Zum Nachweis von geringen Spuren von Eiweiß eignet sich, worauf mich Herr Dr. Akop Johannissian brieflich aufmerksam machte, und in meinem Institute ausgeführte Versuche bestätigt haben, die Methode von Spiegler-Pollaci ganz besonders gut. Die Vorschrift ist die folgende:

Das Reagenz besteht aus 1 g Weinsäure, 5 g Sublimat und 10 oder besser 15 g Kochsalz in 100 ccm destilliertem Wasser. Zu dieser Lösung fügt man 5 ccm 40%ige Formaldehydlösung. Von diesem Gemisch gibt man zu der in einem Reagenzglas befindlichen, auf Eiweiß zu prüfenden Lösung je nach ihrer Menge einige Kubikzentimeter. Man unterschichtet. Ist Eiweiß vorhanden, dann erkennt man einen weißen Ring an der Berührungsstelle beider Flüssigkeitsschichten.

Mit dem erwähnten Reagens kann man die Prüfung des Verhaltens der Dialysierschläuche gegen Eiweiß vornehmen. Man beschickt in gewohnter Weise die Hülsen mit Eiweißlösung und dialysiert gegen destilliertes Wasser (vgl. S. 210). Vom Dialysat verwende man 5 ccm und gebe dazu im Reagenzglas 2 ccm des oben genannten Reagenzes. Man warte eine Stunde und betrachte die Grenze beider Flüssigkeitsschichten gegen einen dunklen Hintergrund. Es wird auf alle

Fälle sehr empfehlenswert sein, das Ergebnis der Prüfung auf Eiweißundurchlässigkeit der Hülsen mittels der Biuretreaktion mit dem Befunde zu vergleichen, wenn das erwähnte Reagenz zur Anwendung kommt.

Nach erfolgter Drucklegung sind zwei Arbeiten erschienen, die wichtige, von mir und meinen Schülern auch bearbeitete Probleme des ganzen Forschungsgebietes über Abwehrfermente behandeln. Sie seien hier noch besonders erwähnt. Richard Stephan (vgl. Nachtrag zum Literaturverzeichnis) teilt mit, daß durch Erwärmen inaktiviertes Serum durch Zusatz von normalem Serum aktiviert werden kann (vgl. hierzu S. 150). Ferner beobachtete er, daß Serum, das Abwehrfermente enthält, durch Zusatz von normalem Serum in seiner Wirkung verstärkt werden kann (vgl. hierzu S. 155). Ferner hat Griesbach (vgl. Nachtrag zum Literaturverzeichnis) mittels der Mikrostickstoffbestimmung die mittels der Ninhydrinprobe erhaltenen Ergebnisse bestätigt (vgl. hierzu S. 301). Zu Seite 141 vgl. auch die Arbeit von Ernst Engelhorn und Hermann Wintz (Münchener med. Wochenschr. Jg. 61, S. 689 (1914).

Nachtrag zur Diagnose von Tumoren.

Das ideale Substrat ist bei der Feststellung von plasmafremden, auf einen bestimmten Tumor eingestellten Fermenten ohne Zweifel das Tumorgewebe, das die

Fermente ausgelöst oder vielleicht selbst geliefert hat. Vgl. hierzu Seite 172ff. Handelt es sich um die Diagnose eines bestimmten Tumors, dann wird man darnach zu trachten haben, ein Substrat zu wählen, das dem vermuteten Tumor möglichst nahe kommt oder man benutzt ein „polyvalentes" Substrat, d. h. ein solches, das durch Mischung verschiedener Tumoren gewonnen ist. Im letzteren Falle hat man darauf zu achten, daß von jeder Tumorart genügend abbaufähige Proteine vorhanden sind. Das ganze Verfahren hat nicht nur den Wert, bestimmte Tumoren zu diagnostizieren, sondern eine sehr wesentliche Bedeutung der ganzen Forschung liegt in der Möglichkeit, nach erfolgter Operation resp. Bestrahlung den Erfolg zu kontrollieren. Wird operiert, dann wird man für eine systematische Verfolgung des Effektes des vorgenommenen therapeutischen Eingriffs das exstirpierte Tumormaterial als das beste Substrat für den behandelten Fall verwenden. Henry Schwarz in St. Louis teilt mir mit, daß er das bei der Operation gewonnene Gewebe sorgfältig präpariert (vgl. Seite 234ff.) und dann die Reaktion sofort nach der Operation mit dem Serum an den zugehörigen Patienten ausführt. Der Rest des Tumorgewebes wird steril aufgehoben und dient zu späteren Kontrollversuchen beim gleichen Patienten. Man wird auf diesem Wege die sichersten Beobachtungen über auftretende Rezidive erhalten und vielleicht entscheiden können, in welchem Stadium des Karzinomwachstums die Reaktion positiv wird.

Nachtrag zu Seite 322:

Der Nachweis des Vorhandenseins proteolytischer Fermente im Serum mittels gefärbter Substrate.

Weitere Beobachtungen haben ergeben, daß die Färbung mit Karmin nicht allgemein empfehlenswert ist. Der Farbstoff wird oft leicht auch abgegeben, wenn ein Abbau von Eiweiß ausgeschlossen ist. Man wird andere Farbstoffe ausprobieren müssen. Spritblau und Cochenille scheinen z. B. brauchbar zu sein. Unsere Erfahrungen haben gezeigt, daß man nur auf Grund sehr zahlreicher Untersuchungen zur Empfehlung einer bestimmten Methode kommen kann. Die auf Tafel 3 dargestellten Reaktionen sollen nur die überaus einfache Versuchsanordnung demonstrieren und zeigen, wie das Ergebnis sein muß, falls der angewandte Farbstoff zuverlässige Resultate ergibt. Es ist unbedingt notwendig, jedes gefärbte Substrat auf Abbaufähigkeit durch proteolytische Fermente zu prüfen. Wir verwenden hierzu eine 5%ige Suspension von Pankreatin. Sie wird einmal aktiv angewandt und ferner inaktiv (vorheriges Erhitzen auf $100°$). Bei der Anstellung des Verdauungsversuches muß man soviel einer 1%igen Sodalösung zugeben, daß das Gemisch deutlich schwach alkalisch reagiert. In manchen Fällen ist es vielleicht ratsam, das gefärbte Gewebe vor dem Ansetzen mit Serum mit einer $0,1\%$igen Sodalösung zu behandeln. Es wird dadurch angreifbarer durch die proteolytischen Serumfermente. Ob ein Zusatz von etwas Alkali zum

Serum selbst empfehlenswert ist, können wir noch nicht sagen, weil zurzeit noch zu wenig Erfahrungen vorliegen.

Endlich sei noch erwähnt, daß man die gefärbten Gewebe vor und nach erfolgter Einwirkung der Fermente histologisch untersuchen soll, damit man einen Einblick in die Art jener Zellen erhält, aus denen Bestandteile zum Abbau gekommen sind. Die mikroskopische Betrachtung verdauter Gewebe wird vor allem dann von großer Bedeutung werden, wenn verschiedenartige Gewebsbestandteile durch bestimmte Farbstoffe differenziert worden sind.

Schließlich sei noch hervorgehoben, daß es von größter Bedeutung für die Beurteilung der Verwendbarkeit eines Gewebes zu den Abbauversuchen ist, wenn jedes Substrat vor der Anwendung gefärbt und mikroskopisch geprüft wird. Man wird dann leicht erkennen, ob das anzuwendende Gewebe genügend organeigene Zellen enthält oder gar nur aus Bindegeweben besteht. Je mehr Zeit man auf die Gewinnung des Substrates verwendet, und je mehr man es kennen lernt, bevor man an die eigentlichen Versuche herangeht, um so eindeutiger werden natürlich die Ergebnisse der Untersuchungen sein.

Literatur.[1]

Zusammenfassende Darstellung über den Zellstoffwechsel und den eigenartigen Bau der Zellen bestimmter Arten, Individuen und speziell der einzelnen Organe.

Emil Abderhalden: Die Bedeutung der Verdauung für den Zellstoffwechsel im Lichte neuerer Forschungen auf dem Gebiete der physiologischen Chemie. Zeitschr. des Österreichischen Ingenieur- u. Architekten-Vereins. 1911, Nr. 11 u. 12 und im Verlag Urban u. Schwarzenberg, Berlin-Wien — 1911.

Emil Abderhalden: Neuere Anschauungen über den Bau und den Stoffwechsel der Zelle. Julius Springer, Berlin 1911.

Emil Abderhalden: Les conceptions nouvelles sur la structure et le métabolisme de la cellule. Revue générale des sciences pures et appliquées. 23. Jahrg., Nr. 3, S. 95. Febr. 1912.

Emil Abderhalden: Synthese der Zellbausteine in Pflanze und Tier. Febr. 1912. Julius Springer, Berlin.

Emil Abderhalden: Lehrbuch der physiologischen Chemie. 1. und 2. Aufl. Urban u. Schwarzenberg, Berlin-Wien. 1906 u. 1909. Hier ist in den Schlußkapiteln „Ausblicke" bereits auf die engen Beziehungen zwischen den Stoffwechselprozessen der Körperzellen und denjenigen der parasitären Zellen (Mikroorganismen) hingewiesen.

Vergleichende Untersuchungen über die Zusammensetzung der Milch und des Säuglings.

Emil Abderhalden: Die Beziehungen der Zusammensetzung der Asche des Säuglings zu derjenigen der Asche der Milch. Zeitschr. f. physiol. Chem. **26.** 1899. S. 498.

Emil Abderhalden: Die Beziehungen der Wachstumsgeschwindigkeit des Säuglings zur Zusammensetzung der Milch beim Kaninchen, bei der Katze und beim Hunde. Zeitschr. f. physiol. Chem. **26.** 1899. S. 487.

---

[1] Vgl. die neuesten Arbeiten S. 400.

Emil Abderhalden: Die Beziehungen der Zusammensetzung
der Asche des Säuglings zu derjenigen der Asche der Milch beim
Meerschweinchen. Zeitschr. f. physiol. Chem. 27. 1899. S. 356.

Emil Abderhalden: Die Beziehungen der Wachstumsgeschwindigkeit des Säuglings zur Zusammensetzung der Milch
beim Hunde, beim Schwein, beim Schaf, bei der Ziege und
beim Meerschweinchen. Zeitschr. f. physiol. Chem. 27. 1899.
S. 408 und 594.

Die Verwendung verschiedenartiger Stickstoffquellen durch niedere Organismen.

Emil Abderhalden und Peter Rona: Die Zusammensetzung des „Eiweißes" von Aspergillus niger bei verschiedener
Stickstoffquelle. Zeitschr. f. physiol. Chem. 46. 1905. S. 179.

Emil Abderhalden und Yutaka Teruuchi: Kulturversuche mit Apergillus niger auf einigen Aminosäuren und Polypeptiden. Zeitschr. f. physiol. Chem. 47. 1906. S. 394.

Untersuchung von Tier- und Pflanzengewebe auf das Vorkommen von proteo- und peptolytischen Fermenten.

1. Zur Technik des Nachweises proteo- und peptolytischer Fermente.

Emil Abderhalden und Alfred Schittenhelm: Über
den Nachweis peptolytischer Fermente. Zeitschr. f. physiol.
Chem. 60. 1909. S. 421.

Emil Abderhalden: Notiz zum Nachweis peptolytischer Fermente in Tier- und Pflanzengeweben. Zeitschr. f. physiol. Chem.
66. 1910. S. 137.

Emil Abderhalden und Hans Pringsheim: Beitrag
zur Technik des Nachweises intracellulärer Fermente. Zeitschr.
f. physiol. Chem. 65. 1910. S. 180.

Emil Abderhalden: Die optische Methode und ihre Verwendung bei biologischen Fragestellungen. Handbuch der
biochem. Arbeitsmethoden. 5. 1911. S. 575.

2. Versuche über die Wirkung der peptolytischen Fermente.

Emil Fischer und Emil Abderhalden: Über das Verhalten verschiedener Polypeptide gegen Pankreasferment. Sitzungsberichte der kgl. preußischen Akademie der Wissenschaften
X. 1905.

Emil Fischer und Emil Abderhalden: Über das Verhalten verschiedener Polypeptide gegen Pankreassaft und Magensaft. Zeitschr. f. physiol. Chem. **46.** 1905. S. 52.

Emil Fischer und Emil Abderhalden: Über das Verhalten einiger Polypeptide gegen Pankreassaft. Zeitschr. f. physiol. Chem. **51.** 1907. S. 264.

Emil Abderhalden und A. H. Koelker: Die Verwendung optisch-aktiver Polypeptide zur Prüfung der Wirksamkeit proteolytischer Fermente. Zeitschr. f. physiol. Chem. **51.** 1907. S. 294.

Emil Abderhalden und Leonor Michaelis: Der Verlauf der fermentativen Polypeptidspaltung. Zeitschr. f. physiol. Chem. **52.** 1907. S. 326.

Emil Abderhalden und Alfred Gigon: Weiterer Beitrag zur Kenntnis des Verlaufs der fermentativen Polypeptidspaltung. Zeitschr. f. physiol. Chem. **53.** 1907. S. 251.

Emil Abderhalden und A. H. Koelker: Weitere Beiträge zur Kenntnis der fermentativen Polypeptidspaltung. IV. und V. Mitteilung. Zeitschr. f. physiol. Chem. **54.** 1908. S. 363 und **55.** 1908. S. 416.

Emil Abderhalden und Carl Brahm: Zur Kenntnis des Verlaufs der fermentativen Polypeptidspaltung. VI. Mitteilung. Zeitschr. f. physiol. Chem. **57.** 1908. S. 342.

Emil Abderhalden, G. Caemmerer und L. Pincussohn: Zur Kenntnis des Verlaufs der fermentativen Polypeptidspaltung. VII. Mitteilung. Zeitschr. f. physiol. Chem. **59.** 1909. S. 293.

3. Untersuchungen über das Vorkommen der peptolytischen Fermente.

a) in Tier- und Pflanzengewebe.

Emil Abderhalden und Peter Rona: Das Verhalten des Glycyl-l-tryosins im Organismus des Hundes bei subkutaner Einführung. Zeitschr. f. physiol. Chem. **46.** 1905. S. 176.

Emil Abderhalden und Yutaka Teruuchi: Das Verhalten einiger Polypeptide gegen Organextrakte. Zeitschr. f. physiol. Chem. **47.** 1906. S. 466.

Emil Abderhalden und Alfred Schittenhelm: Die Wirkung der proteolytischen Fermente keimender Samen des Weizens und der Lupinen auf Polypeptide. Zeitschr. f. physiol. Chem. **49.** 1906. S. 26.

Emil Abderhalden und Peter Rona: Das Verhalten von Leucyl-phenylalanin, Leucyl-glycyl-glycin und von Alanyl-glycyl-glycin gegen Preßsaft der Leber vom Rinde. Zeitschr. f. physiol. Chem. 49. 1906. S. 31.

Emil Abderhalden und Andrew Hunter: Weitere Beiträge zur Kenntnis der proteolytischen Fermente der tierischen Organe. Zeitschr. f. physiol. Chem. 48. 1906. S. 537.

Emil Abderhalden und Yutaka Teruuchi: Studien über die proteolytische Wirkung der Preßsäfte einiger tierischer Organe sowie des Darmsaftes. Zeitschr. f. physiol. Chem. 49. 1906. S. 1.

Emil Abderhalden und Yutaka Teruuchi: Vergleichende Untersuchungen über einige proteolytische Fermente pflanzlicher Herkunft. Zeitschr. f. physiol. Chem. 49. 1906. S. 21.

Emil Abderhalden und Filippo Lussana: Weitere Versuche über den Abbau von Polypeptiden durch die Preßsäfte von Zellen und Organen. Zeitschr. f. physiol. Chem. 55. 1908. S. 390.

Emil Abderhalden und Auguste Rilliet: Über die Spaltung einiger Polypeptide durch den Preßsaft von Psalliota campestris (Champignon). Zeitschr. f. physiol. Chem. 55. 1908. S. 395.

Emil Abderhalden und Dammhahn: Über den Gehalt ungekeimter und gekeimter Samen verschiedener Pflanzenarten an peptolytischen Fermenten. Zeitschr. f. physiol. Chem. 57. 1908. S. 332.

Emil Abderhalden und Hans Pringsheim: Studien über die Spezifizität der peptolytischen Fermente bei verschiedenen Pilzen. Zeitschr. f. physiol. Chem. 59. 1909. S. 249.

Emil Abderhalden und Robert Heise: Über das Vorkommen peptolytischer Fermente bei den Wirbellosen. Zeitschr. f. physiol. Chem. 62. 1909. S. 136.

Emil Abderhalden und Eugen Steinbeck: Weitere Untersuchungen über die Verwendbarkeit des Seidenpeptons zum Nachweis peptolytischer Fermente. Zeitschr. f. physiol. Chem. 68. 1910. S. 312.

Emil Abderhalden: Über den Gehalt von Eingeweidewürmern an peptolytischen Fermenten. Zeitschr. f. physiol. Chem. 74. 1911. S. 409.

Emil Abderhalden und Heinrich Geddert: Darstellung optisch-aktiver Polypeptide aus Racemkörpern. Zeitschr. f. physiol. Chem. **74.** 1911. S. 394.

b) im Blut.

Emil Abderhalden und H. Deetjen: Über den Abbau einiger Polypeptide durch die Blutkörperchen des Pferdes. Zeitschr. f. physiol. Chem. **51.** 1907. S. 334.

Emil Abderhalden und Berthold Oppler: Über das Verhalten einiger Polypeptide gegen Blutplasma und -serum vom Pferde. Zeitschr. f. physiol. Chem. **53.** 1907. S. 294.

Emil Abderhalden und H. Deetjen: Weitere Studien über den Abbau einiger Polypeptide durch die roten Blutkörperchen und die Blutplättchen des Pferdeblutes. Zeitschr. f. physiol. Chem. **53.** 1907. S. 280.

Emil Abderhalden und Peter Rona: Das Verhalten von Blutserum und Harn gegen Glycyl-l-tryosin unter verschiedenen Bedingungen. Zeitschr. f. physiol. Chem. **53.** 1907. S. 308.

Emil Abderhalden und Wilfred Manwaring: Über den Abbau einiger Polypeptide durch die roten Blutkörperchen und die Blutplättchen des Rinderblutes. Zeitschr. f. physiol. Chem. **55.** 1908. S. 377.

Emil Abderhalden und James Mc. Lester: Über das Verhalten einiger Polypeptide gegen das Plasma des Rinderblutes. Zeitschr. f. physiol. Chem. **55.** 1908. S. 371.

c) im Sputum während der Lösung bei Pneumonie.

Emil Abderhalden: Zur Kenntnis des Vorkommens der peptolytischen Fermente. Zeitschr. f. physiol. Chem. **78.** 1912. S. 344.

4. Prüfung der Wirkungsart der proteo- und peptolytischen Fermente von Tumorzellen und Bakterien.

Emil Abderhalden: Neue Forschungsrichtungen auf dem Gebiete der Störungen des Zellstoffwechsels. Arch. f. wissenschaftl. und praktische Tierheilkunde. **36.** 1910. S. 1.

Emil Abderhalden: Studium über den Stoffwechsel von Geschwulstzellen. Zeitschr. f. Krebsforschung. **9.** 1910. 2. H.

Emil Abderhalden und Peter Rona: Zur Kenntnis der peptolytischen Fermente verschiedenartiger Krebse. Zeitschr. f. physiol. Chem. **60.** 1909. S. 411.

Emil Abderhalden, A. H. Koelker und Florentin Medigreceanu: Zur Kenntnis der peptolytischen Fermente verschiedenartiger Krebse und anderer Tumorarten. II. Mitteilung. Zeitschr. f. physiol. Chem. **62.** 1909. S. 145.

Emil Abderhalden und Florentin Medigreceanu: Zur Kenntnis der peptolytischen Fermente verschiedenartiger Krebse und anderer Tumorarten. Zeitschr. f. physiol. Chem. **66.** 1910. S. 265.

Emil Abderhalden und Ludwig Pincussohn: Zur Kenntnis der peptolytischen Fermente verschiedenartiger Krebse und anderer Tumorarten. Zeitschr. f. physiol. Chem. **66.** 1910. S. 277.

Emil Abderhalden, Ludwig Pincussohn und Adolf Walther: Untersuchungen über die Fermente verschiedener Bakterienarten. Zeitschr. f. physiol. Chem. **68.** 1910. S. 471.

Über die Verwendbarkeit der optischen Methode bei biologischen Fragestellungen.

Technik der Methode.

Emil Abderhalden: Die Anwendung der „optischen Methode" auf dem Gebiete der Immunitätsforschung. Med. Klinik. Jahrg. 1909. Nr. 41.

Emil Abderhalden: Die Anwendung der optischen Methode auf dem Gebiete der Physiologie und Pathologie. Zentralbl. f. Physiol. XXIII. Nr. 25.

Emil Abderhalden: Die optische Methode und ihre Verwendung bei biologischen Fragestellungen. Handbuch der biochemischen Arbeitsmethoden. **5.** 1911. S. 575.

Schutzfermente nach Zufuhr körperfremder Eiweißstoffe und Peptone.

Emil Abderhalden und Ludwig Pincussohn: Über den Gehalt des Kaninchen- und Hundeplasmas an peptolytischen Fermenten unter verschiedenen Bedingungen. I. Mitt. Zeitschr. f. physiol. Chem. **61.** 1909. S. 200.

Emil Abderhalden und Wolfgang Weichardt: Über den Gehalt des Kaninchenserums an peptolytischen Fermenten unter verschiedenen Bedingungen. II. Mitteilung. Zeitschr. f. physiol. Chem. **62.** 1909. S. 120.

Emil Abderhalden und Ludwig Pincussohn: Über den Gehalt des Hundeblutserums an peptolytischen Fermenten unter verschiedenen Bedingungen. III. Mitteilung. Zeitschr. f. physiol. Chem. 62. 1909. S. 243.

Emil Abderhalden und Ludwig Pincussohn: Serologische Studien mit Hilfe der „optischen Methode". IV. Mitteilung. Zeitschr. f. physiol. Chem. 64. 1910. S. 100.

Emil Abderhalden und K. B. Immisch: Serologische Studien mit Hilfe der „optischen Methode". V. Mitteilung. Zeitschr. f. physiol. Chem. 64. 1910. S. 423.

Emil Abderhalden und A. Israel: Serologische Studien mit Hilfe der „optischen Methode". VI. Mitteilung. Zeitschr. f. physiol. Chem. 64. 1910. S. 426.

Emil Abderhalden und J. G. Sleeswyk: Serologische Studien mit Hilfe der „optischen Methode". VII. Mitteilung. Zeitschr. f. physiol. Chem. 64. 1910. S. 427.

Emil Abderhalden und Ludwig Pincussohn: Serologische Studien mit Hilfe der „optischen Methode". IX. Mitteilung. Zeitschr. f. physiol. Chem. 64. 1910. S. 433.

Emil Abderhalden und Ludwig Pincussohn: Serologische Studien mit Hilfe der „optischen Methode". X. Mitteilung. Zeitschr. f. physiol. Chem. 66. 1910. S. 88.

Emil Abderhalden und Ludwig Pincussohn: Serologische Studien mit Hilfe der „optischen Methode". XIII. Mitteilung. Zeitschr. f. physiol. Chem. 71. 1911. S. 110.

Emil Abderhalden und E. Rathsmann: Serologische Studien mit Hilfe der „optischen Methode". XIV. Mitteilung. Zeitschr. f. physiol. Chem. 71. 1911. S. 367.

Emil Abderhalden und Benomar Schilling: Serologische Studien mit Hilfe der „optischen Methode". XV. Mitteilung. Zeitschr. f. physiol. Chem. 71. 1911. S. 385.

Emil Abderhalden und Ernst Kämpf: Serologische Studien mit Hilfe der „optischen Methode". XVI. Mitteilung. Zeitschr. f. physiol. Chem. 71. 1911. S. 421.

Schutzfermente nach Zufuhr körper- und blutfremder Kohlehydrate.

Emil Abderhalden und Carl Brahm: Serologische Studien mit Hilfe der „optischen Methode". VIII. Mitteilung. Zeitschr. f. physiol. Chem. 64. 1910. S. 429.

Emil Abderhalden und Georg Kapfberger: Serologische Studien mit Hilfe der „optischen Methode". XI. Mitteilung. Parenterale Zufuhr von Kohlehydraten. Zeitschr. f. physiol. Chem. **69.** 1910. S. 23.

Anhang.

Emil Abderhalden und Julius Schmid: Bestimmung der Blutmenge mit Hilfe der „optischen Methode". Zeitschr. f. physiol. Chem. **66.** 1910. S. 120.

Emil Abderhalden und Arthur Weil: Beobachtungen über das Drehungsvermögen des Blutplasmas und -serums verschiedener Tierarten verschiedenen Alters und Geschlechts. Zeitschr. f. physiol. Chem. **81.** 1912. S. 233.

Emil Abderhalden und T. Kashiwado: Studien über die Kerne der Thymusdrüse und Anaphylaxieversuche mit Kernsubstanzen. Zeitschr. f. physiol. Chem. **81.** 1912. S. 285.

Emil Abderhalden: Weitere Studien über Anaphylaxie. Zeitschr. f. physiol. Chem. **82.** 1912. S. 109.

Schutzfermente nach Zufuhr von Fetten.

Emil Abderhalden und Peter Rona: Studien über das Fettspaltungsvermögen des Blutes und Serums des Hundes unter verschiedenen Bedingungen. Zeitschr. f. physiol. Chem. **75.** 1911. S. 30.

Emil Abderhalden und Arno Ed. Lampé: Weitere Versuche über das Fettspaltungsvermögen des Blutes und des Plasmas unter verschiedenartigen Bedingungen. Zeitschr. f. physiol. Chem. **78.** 1912. S. 396.

Schutzfermente nach Zufuhr körpereigener, jedoch blutfremder Stoffe.

Nachweis von proteolytischen Fermenten im Blute während der Schwangerschaft.

Emil Abderhalden, R. Freund und Ludwig Pincussohn: Serologische Untersuchungen mit Hilfe der „optischen Methode" während der Schwangerschaft und speziell bei Eklampsie. Praktische Ergebnisse der Geburtshilfe und Gynäkologie. II. Jahrg., II. Abt. 1910. S. 367.

Emil Abderhalden und Miki Kiutsi: Biologische Untersuchungen über Schwangerschaft. Die Diagnose der Schwangerschaft mittels der „optischen Methode" und dem Dialysierverfahren. Zeitschr. f. physiol. Chem. **77.** 1912. S. 249.

Übersichten über Probleme der Immunitätsforschung und speziell über Anaphylaxie.

E. Friedberger und Mitarbeiter: Zahlreiche Arbeiten über Anaphylaxie in der Zeitschr. f. Immunitätsforschung und experimentelle Medizin.

E. Friedberger: Die Anaphylaxie mit besonderer Berücksichtigung ihrer Bedeutung für Infektion und Immunität. Deutsche med. Wochenschr. 1911. Nr. 11.

E. Friedberger: Die Anaphylaxie. Fortschritte der Deutsch. Klinik. **2.** 1911. S. 619.

E. Friedberger: Über das Wesen und die Bedeutung der Anaphylaxie. Münchener med. Wochenschr. 1910. Nr. 50 und 51.

Ernst Moro: Experimentelle und klinische Überempfindlichkeit (Anaphylaxie). J. F. Bergmann, Wiesbaden. 1910.

Victor C. Vaughan, Victor C. Vaughan and B. Walter Vaughan: Protein split products in relation to immunity and disease. Lea Fiebiger, Philadelphia and New York. 1913.

Hermann Pfeiffer: Das Problem der Eiweißanaphylaxie. Gustav Fischer, Jena. 1910.

Clemens von Pirquet: Allergie. Julius Springer, Berlin 1910.

Robert Rössle: Fortschritte der Cytotoxinforschung. J. F. Bergmann, Wiesbaden. 1910.

Wolfgang Weichardt: Jahresbericht über die Ergebnisse der Immunitätsforschung. Seit 1906 erscheinend. Ferdinand Enke, Stuttgart. Enthält neben Übersichtsberichten Einzelreferate über alle das Immunitätsgebiet berührenden Arbeiten.

Alfred Schittenhelm: Über Anaphylaxie vom Standpunkt der pathologischen Physiologie und der Klinik. Jahresbericht über die Ergebnisse der Immunitätsforschung. 1910. Ferdinand Enke, Stuttgart.

Edgar Zunz: A propos de l'Anaphylaxie. Bruxelles. 1911.

1. Bruno Bloch und Rudolf Massini: Studien über Immunität und Überempfindlichkeit bei Hyphomyzetenerkrankungen. Zeitschr. f. Hygiene. **63.** 1909. S. 68.

2. Gustav von Bunge: Der Kali-, Natron- und Chlorgehalt der Milch, verglichen mit dem anderer Nahrungsmittel und des Gesamtorganismus der Säugetiere. Zeitschr. f. Biol. 10. 1874. S. 295 und 323.
3. Gustav von Bunge: Lehrbuch der Physiologie des Menschen. 2. 1901. S. 103.
4. W. Cramer: On the assimilation of protein introduced parenteraly. Journ. of physiol. 37. 1908. S. 146.
5. Ernst Engelhorn und Hermann Wintz: Über eine neue Hautreaktion in der Schwangerschaft. Münchener med. Wochenschr. 1914. Nr. 13. S. 689.
6. P. Esch: Über Harn- und Serumtoxizität bei Eklampsie. Münchener med. Wochenschr. 59. 1912. S. 461.
7. Emil Fischer: Bedeutung der Stereochemie für die Physiologie. Zeitschr. f. physiol. Chem. 26. 1898-99. S. 60.
8. Rupert Franz: Über das Verhalten der Harntoxizität in der Schwangerschaft, Geburt und im Wochenbett. Arch. f. Gynäkol. 96. 1911. Heft 2.
9. U. Friedemann und S. Isaac: Über Eiweißimmunität und Eiweißstoffwechsel. Zeitschr. f. exper. Path. u. Therap. 1. 1905. S. 513; 3. 1906. S. 209 und 4. 1907. S. 830.
10. G. B. Gruber: Peptolytische Stoffe und Immunstoffe im Blut. Zeitschr. f. Immunitätsforschung und exper. Therap. 7. 1910. S. 762.
11. Hans Guggenheimer: Über Förderung autolytischer Enzymwirkung durch pathologisches Schwangerschaftsserum. Deutsches Archiv f. klin. Medizin. 112. 1914. S. 248.
12. Ernst Heilner: Über die Wirkung großer Mengen artfremden Blutserums im Tierkörper nach Zufuhr per os und subkutan. Zeitschr. f. Biol. 50. 1907. S. 26.
13. Ernst Heilner: Versuch eines indirekten Fermentnachweises (durch Alkoholzufuhr); zugleich ein Beitrag zur Frage der Überempfindlichkeit. Münchner med. Wochenschr. 1908. Nr. 49.
14. Ernst Heilner: Über das Schicksal des subkutan eingeführten Rohrzuckers im Tierkörper und seine Wirkung auf Eiweiß- und Fettstoffwechsel. Zeitschr. f. Biol. 61. 1911. S. 75.
15. Ernst Heilner: Über die Wirkung künstlich erzeugter physikalischer (osmotischer) Vorgänge im Tierkörper auf den Gesamtstoffumsatz mit Berücksichtigung der Frage von der „Überempfindlichkeit". Zeitschr. f. Biol. 50. 1908. S. 476.

16. Hertle und Hermann Pfeiffer: Über Anaphylaxie gegen artgleiches blutfremdes Eiweiß. Zeitschr. f. Immunitätsforschung und exper. Therap. 10. 1911. S. 541.
17. Th. Heynemann: Eine „Reaktion" im Serum Schwangerer, Kreißender und Wöchnerinnen. Arch. f. Gynäk. 90. 1910. Heft 2.
18. G. Kapsenberg: Studien über Immunität und Zellzerfall. Zeitschr. f. Immunitätsforschung. 12. 1912. S. 477.
19. Kornel von Körösy: Über parenterale Eiweißzufuhr. Zeitschr. f. physiol. Chem. 62. 1909. S. 76. 69. 1909. S. 313.
20. L. Lommel: Über die Zersetzung parenteral eingeführten Eiweißes im Tierkörper. Verhandl. des Kongresses für innere Medizin. 24. 1907. S. 290 und Arch. f. exper. Path. u. Pharm. 58. 1908. S. 50.
21. Leonor Michaelis und Peter Rona: Untersuchungen über den parenteralen Eiweißstoffwechsel. Pflügers Arch. für die gesamte Physiologie. 71. 1908. S. 163; 73. 1908. S. 406; 74. 1908. S. 578.
22. Carl Oppenheimer: Über das Schicksal der mit Umgehung des Darmkanals eingeführten Eiweißstoffe im Tierkörper. Hofmeisters Beiträge. 4. 1903. S. 263.
23. H. Pfeiffer und S. Mita: Experimentelle Beiträge zur Kenntnis der Eiweiß-Antieiweißreaktion. Zeitschr. f. Immunitätsforschung und exper. Therap. 6. 1910. S. 18.
24. Hermann Pfeiffer und A. Jarisch: Zur Kenntnis der Eiweißzerfallstoxikosen. Zeitschr. f. Immunitätsforschung und exper. Therap. 16. 1912. S. 38.
25. H. Pfeiffer: Neue Gesichtspunkte zum Nachweis von Eiweißzerfallstoxikosen. Mitteil. des Vereins der Ärzte in Steiermark. Nr. 8. 1912.
26. Giacomo Pighini: Über die Bestimmung der enzymatischen Wirkung der Nuclease mittels „optischer Methode". Zeitschr. f. physiol. Chem. 70. 1910-11. S. 85.
27. Gottlieb Salus: Versuche über Serumgiftigkeit und Anaphylaxie. Med. Klinik. Jahrg. 1909. Nr. 14.
28. Heinrich Schlecht: Über experimentelle Eosinophylie nach parenteraler Zufuhr artfremden Eiweißes und über die Beziehungen der Eosinophylie zur Anaphylaxie. Habilitationsschrift F. C. W. Vogel, Leipzig. 1912.
29. Wolfgang Weichardt: Über Syncytiolysine. Hygien. Rundschau. 1903. Nr. 10. Vgl. auch Münchner med. Wochenschr. 1901. Nr. 52, und Deutsche med. Wochenschr. 1902. Nr. 35.

30. Wolfgang Weichardt: Studien über das Wachstum und den Stoffwechsel von Typhus- und Colibacillus und über die Tätigkeit ihrer Fermente. Zentralbl. f. die gesamte Physiol. und Path. des Stoffwechsels. N. F. Jahrg. 5. 1910. S. 131.
31. E. Weinland: Über das Auftreten von Invertin im Blut. Zeitschr. f. Biol. 47. 1907. S. 279.

Im Jahre 1912 bis 1. April 1914 erschienene Untersuchungen, bei denen das Dialysierverfahren resp. die optische Methode Verwendung gefunden hat.

1. Ahrens, Heinrich: Über Abderhaldenreaktion bei Nervenerkrankungen. Münchener med. Wochenschr. 1913. S. 1857.
2. Ahrens, Heinrich: Experimentelle Untersuchungen in der Neurologie mit besonderer Berücksichtigung der Abderhalden-Reaktion. Zeitschr. f. exper. Med. 2. 1914. S. 397.
3. Akimoto, R.: Über die Abderhaldensche Reaktion und ihre Anwendungen. Zentralbl. f. Gynäk. Jg. 38. 1914. Nr. 2. S. 81.
4. Alfieri, Emilio: Alcune osservazioni sul metodo dialittico dell' Abderhalden per la diagnosi della gravidanza. Fol. gynaecol. 8. 1913. Nr. 3. S. 479.
5. Allmann: Zur Serodiagnostik nach Abderhalden. Deutsche med. Wochenschr. Jg. 40. 1914. Nr. 6. S. 271.
6. Aschner, Bernhard: Untersuchungen über die Serumfermentreaktion nach Abderhalden. Berliner klin. Wochenschrift 1913.
7. Babes, V., et Pitulescu: La séroréaction d'Abderhalden et le traitement antirabique. C. r. hebd. des séances de la société de biologie. 76. 1914. Nr. 5. S. 207.
8. Ball, C. F.: A new Sero-Diagnostic Test for Pregnancy (Abderhalden's). Vermont Medical Monthly. August 1913.
9. Ball, C. F.: Serodiagnosis (Abderhalden) of cancer and pregnancy. New York Medical J. 98. Dez. 27. 1913. Nr. 26. S. 1249.
10. Ball, Clarence F.: Abderhalden Serodiagnosis of Cancer with a tabulation of results obtained in fifty examinations. J. of the American Medical Association. 62. Febr. 21. S. 599. 1914.
11. Bauer, Julius: Die Bedeutung des Abderhaldenschen Verfahrens für die innere Medizin. Med. Klin. 1913. Nr. 44.

12. Bauer, Julius: Über organabbauende Fermente im Serum bei endemischem Kropf. Wiener klin. Wochenschr. **26.** 1913. Nr. 16.
13. Bauer, Julius: Über den Nachweis organabbauender Fermente im Serum mittels des Abderhaldenschen Dialysierverfahrens. Wiener klin. Wochenschr. **26.** 1913. Nr. 27.
14. Behne, Kurt: Läßt sich mit Abderhaldens Dialysierverfahren bei Kühen die Trächtigkeit frühzeitig erkennen? Zentralbl. f. Gynäk. 1914. Nr. 1 u. 2.
15. Behne, Kurt: Ergibt das Dialysierverfahren von Abderhalden eine spezifische Schwangerschaftsreaktion? Zentralbl. für Gynäkologie. 1913. Nr. 17.
16. Beyer, Bernh.: Über die Bedeutung des Abderhaldenschen Dialysierverfahrens für die psychiatrische Diagnostik. Münchener med. Wochenschr. 1913. Nr. 44. S. 2450.
17. Binswanger, Otto: Die Abderhaldensche Seroreaktion bei Epileptikern. Münchener med. Wochenschr. **60.** 1913. Nr. 42.
18. Bjelonowsky, G. D.: Bedeutung und Technik der Abderhaldenschen Reaktion. P. Akuscherstwa i shenskich bolesnei. **29.** 1914. S. 36.
19. Bolaffio, Michele: Contributo alla diagnosi di gravidanza col metodo ottico di Abderhalden. Patologica. **5.** 1913. Nr. 111. S. 352.
20. Bornstein, A.: Die Abderhaldensche Abbau-Reaktion. Derm. Wochenschr. **58.** 1914. Nr. 73.
21. Breitmann, M. J.: Über die Diagnose der Leberkrankheiten mit Hilfe der Methode von Prof. Abderhalden, mit spezieller Berücksichtigung der Selbständigkeit der beiden Leberlappen. Zbl. f. innere Medizin. **34.** 1913. Nr. 34.
22. Brockman, R. St. Leger: The diagnostic value of Abderhalden's method in carcinoma. Lancet. **2.** 1913. S. 1385.
23. Bruck, Franz: Über den diagnostischen Wert der Abderhaldenschen Serumreaktion (Fermentreaktion). Münchener med. Wochenschr. 12. Aug. 1913. S. 1775.
24. Bundschuh: Die Methodik des Abderhaldenschen Dialysierverfahrens in der Psychiatrie. Psychiatrisch-neurol. Wschr. **15.** 1914. Nr. 48. S. 580.
25. Bundschuh, Rudolf, und Hans Römer: Über das Abderhaldensche Dialysierverfahren in der Psychiatrie. Deutsche med. Wochenschrift. 1913. Nr. 42.
26. Chaillé, Jamieson, and J. C. Cole: The sero-diagnosis of pregnancy. New Orleans med. and surg. J. **66.** 1913. S. 188.

27. Daunay et Ecalle: De l'examen du sérum de la femme enceinte et du sérum de la femme non enceinte, par la méthode de dialyse d'E. Abderhalden. C. r. hebd. des séances de la Soc. de Biol **74.** 1913. S. 1190.
28. Debaisieux, T.: Rapport de la commission qui a été chargée d'examiner le mémoire manuscript de R. Erpicum intitulé: Contribution à l'étude du séro-diagnostic du cancer. Bull. de l'Acad. Roy. de méd. de Belgique. **27.** 1913. S. 588.
29. Decio, Cesare: Prime ricerche sull' applicazione della reazione di Abderhalden nel campo ostetrico. Annali di ostetr. e ginecol. 1913.
30. Decio, Cesare: Untersuchungen über die Anwendung der Abderhaldenschen Reaktion auf dem Gebiete der Geburtshilfe. Gynäk. Rundschau. 1913.
31. Decio, Cesare: I fermenti protettivi dell' organismo per la diagnosi di gravidanza e per lo studio di alcune questioni collaterali. Annali di ostetr. e ginecol. **35.** 1913. S. 412.
32. Deetjen, H., und E. Fränkel: Untersuchung über die Ninhydrinreaktion des Glukosamins und über Fehlerquellen bei der Ausführung von Abderhaldens Dialysierverfahren. Münchener med. Wschr. **61.** Nr. 9. S. 466 (1914). — Vgl. dazu Emil Abderhalden: Ebenda. 1914. Nr. 10. S. 546.
33. Deheeber, A.: Beitrag zu dem Studium der Vaccination gegen bösartige Neubildungen unter Zuhilfenahme der Abderhaldenschen Reaktion. Geneesk. tijdschr. v. Belgie: Jg. **4.** 1913. S. 298, 317, 336, 386.
34. Deutsch, H.: Erfahrungen mit dem Abderhaldenschen Dialysierverfahren. Wiener klin. Wochenschr. 1913. Nr. 38.
35. Deutsch, H. und R. Köhler: Serologische Untersuchungen mittels des Dialysierverfahrens nach Abderhalden. Wiener klin. Wochenschr. 1913. Nr. 34.
36. Ebeler, F. und R. Lönnberg: Zur serologischen Schwangerschaftsreaktion nach Abderhalden. Berliner klin. Wochenschr. 1913. Nr. 41.
37. Ecalle, G.: De l'examen du sérum de la femme enceinte et du sérum de la femme non enceinte pur la méthode de dialyse d'Abderhalden. Valeur de cet examen au point de vue du diagnostic de la grossesse. Bull. de la soc. d'obstetr. et de gynéc. de Paris. **2.** 1913. S. 622.
38. Ekler, Rudolf: Erfahrungen mit der biologischen Diagnose der Schwangerschaft nach Abderhalden. Wiener klin. Wochenschr. **26.** 1913. Nr. 18. — Vgl. auch Waldstein.

39. Engelhorn, Ernst: Zur biologischen Diagnose der Schwangerschaft. Münchener med. Wochenschr. 1913. Nr. 11.
40. Epstein, Emil: Die Abderhaldensche Serumprobe auf Karzinom. Wiener klin. Wochenschr. 26. 1913. Nr. 17.
41. Erpicum, R.: Le séro-diagnostic du cancer. Presse méd. 22. 1914. Nr. 7. S. 68.
42. Evler: Beiträge zu Abderhaldens Serodiagnostik. Medizin. Klinik. 29. Juni 1913. Nr. 26 u. 27. S. 1043. Vgl. dazu Emil Abderhalden: Ebenda. 1913. Nr. 29. S. 1171.
43. Falk, Hans: Das Dialysierverfahren nach Abderhalden, eine Methode zur Diagnose des Frühmilchendseins der Kühe. Berliner tierärztl. Wochenschr. 1913. Nr. 8.
44. Fasiani, G. M.: Über die Abderhaldensche Fermentreaktion bei Karzinom. Wiener klin. Wochenschr. 61. 1914. Nr. 14.
45. Fauser, A.: Einige Untersuchungsergebnisse und klinische Ausblicke auf Grund der Abderhaldenschen Anschauungen und Methodik. Deutsche med. Wochenschr. 1912. Nr. 52.
46. Fauser, A.: Pathologisch-serologische Befunde bei Geisteskranken auf Grund der Abderhaldenschen Anschauungen und Methodik. Psychiatrisch-neurol. Wochenschr. 31. Mai 1913.
47. Fauser, A.: Weitere Untersuchungen (3. Liste) auf Grund des Abderhaldenschen Dialysierverfahrens. Deutsche med. Wochenschr. 1913. Nr. 7.
48. Fauser, A.: Pathologisch-serologische Befunde bei Geisteskranken auf Grund der Abderhaldenschen Anschauungen und Methodik. Allgemeine Zeitschrift für Psychiatrie. 70. 1913. S. 719.
49. Fauser, A.: Zur Frage des Vorhandenseins spezifischer Schutzfermente im Serum von Geisteskranken. Münchener med. Wochenschr. 1913. Nr. 11.
50. Fauser, A.: Die Serologie in der Psychiatrie. Münchener med. Wochenschr. 1913. Nr. 36. S. 1984.
51. Fauser, A.: Die Serologie in der Psychiatrie. Münchener med. Wochenschr. 61. 1914. Nr. 3. S. 126.
52. Fekete, Alexander, und Felix Gál: Der Nachweis bakterienfeindlicher Schutzfermente mit Hilfe der Abderhaldenschen Dialysiermethode. Monatsschr. f. Geburtshilfe u. Gynäk. 89. 1914. S. 21.
53. Fekete, Sándor, und Felix Gál: Bacterium ellenes védőenzimek kimutatása az Abderhalden féle Dialysises eljárással. Magyar orvosi archivum. Nov. 1913.

54. Fekete, Sándor, und Felix Gál: A techesség diagnosisa az Abderhalden féle Dialysises methodussal. Orvosi hetilap. **57.** 1913. S. 715.
55. Ferrai, Carlo: Sulla specificità dei peptoni placentari nella diagnosi della gravidanza col metodo polarimetrico. Patol. **5.** 1913. S. 449.
56. Ferrai, Carlo: Ricerche sulla diagnosi della gravidanza col metodo polariscopico e col metodo della dialisi. Liguria medica. **7.** 1913. Nr. 5—6.
57. Fiessinger, Noël, et Jean Broussolle: Existence d'un ferment de défense d'Abderhalden dans le sérum d'un ictère grave. Bull. et mém. Soc. méd. des hôpit. **29.** 1913. S. 520.
58. Fischer, Johannes: Gibt es spezifische, mit dem Abderhaldenschen Dialysierverfahren nachweisbare Schutzfermente im Blutserum Geisteskranker? Sitzungsberichte u. Abhandlungen der Naturforschenden Gesellschaft von Rostock. **5.** 3. Mai 1913.
59. Fischer, Johannes: Weitere Untersuchungen mit dem Abderhaldenschen Dialysierverfahren an Geisteskranken. Deutsche med. Wochenschr. 1913. Nr. 44.
60. Flatow, L.: Über die Abderhaldensche Schwangerschaftsdiagnose. Münchener mediz. Wschr. **61.** 1914. Nr. 9. S. 468.
— Vgl. dazu Emil Abderhalden: Ebenda. 1914. Nr. 10. S. 547.
61. Fraenkel, Ernst: Über Spezifität und Wesen der Abderhaldenschen Abwehrfermente. Wiener klin. Rundschau. 1913. Nr. 38.
62. Fraenkel, Ernst, und Friedrich Gumpertz: Anwendung des Dialysierverfahrens (nach Abderhalden) bei der Tuberkulose. Deutsche med. Wochenschr. 14. Aug. 1913. S. 1585.
63. Fraenkel, Ernst: Über die Verwendung der Abderhaldenschen Reaktion bei Karzinom und Tuberkulose. Berliner klin. Wschr. 1914. Nr. 8.
64. Frank, Erich, und Fritz Heimann: Die biologische Schwangerschaftsdiagnose nach Abderhalden und ihre klinische Bedeutung. Berliner klin. Wochenschr. 1912. Nr. 36.
65. Frank, Erich, und Fritz Heimann: Über Erfahrungen mit der Abderhaldenschen Fermentreaktion beim Karzinom. Berliner klin. Wochenschr. 1913. Nr. 14.
66. Frank, Erich, Felix Rosenthal und Hans Biberstein: Experimentelle Untersuchungen über die Spezifizität der pro-

teolytischen Abwehr-(Schutz-)Fermente (Abderhalden). Münchener med. Wochenschr. 1913. Nr. 29. S. 1594.
67. Franz, R., und A. Jarisch: Beiträge zur Kenntnis der serologischen Schwangerschaftsdiagnostik. Wiener klin. Wochenschr. 25. 1912. Nr. 39.
68. Freund, Ernst: Über die Serodiagnose des Karzinoms. Wiener klin. Wochenschr. 26. 1913. Nr. 18. S. 730.
69. Freund, Richard, und Carl Brahm: Die Schwangerschaftsdiagnose mittels der optischen Methode und des Dialysierverfahrens. Münchener med. Wochenschr. 1913. Nr. 13. S. 685.
70. Fried, Carl: Zur Serodiagnostik der malignen Geschwülste. Münchener med. Wochenschr. 1913. Nr. 50. S. 2782.
71. Friedemann, Ulrich, und Alexandra Schönfeld: Zur Theorie der Abderhaldenschen Reaktion. Berliner klin. Wschr. 1914. Nr. 8.
72. Fuchs, Adolf: Tierexperimentelle Untersuchungen über die Organspezifität der proteolytischen Abwehrfermente (Abderhalden). Münchener med. Wochenschr. 1913. Nr. 40. S. 2230.
73. Fuchs, Adolf, und Adalbert Fremd: Über den Nachweis proteolytischer Abwehrfermente im Serum Geisteskranker durch das Abderhaldensche Dialysierverfahren. Münchener med. Wochenschr. 61. 1914. Nr. 6. S. 307.
74. Gaifami, P.: Sulla serodiagnosi della gravidanza col metodo della dialisi secondo Abderhalden. Bolletina della R. Acad. med. di Roma. 39. 1913. Nr. 3—4.
75. von Gambaroff, G.: Die Diagnose der bösartigen Neubildungen und der Schwangerschaft mittels der Abderhaldenschen Methode. Münchener med. Wochenschr. 29. Juli 1913. Nr. 30. S. 1644.
76. Gebb: Die Untersuchungsmethoden nach Abderhalden in der Augenheilkunde. Bericht über die 39. Versammlung der ophthalmol. Gesellschaft zu Heidelberg. 1913.
77. Gorisontoff, N. J.: Zur Frage der Schwangerschaftsdiagnose nach Abderhalden. Verhandl. des 12. Pirogoff-Kongresses. St. Petersburg. 2. 1913. S. 82.
78. Gottschalk, Sigmund: Zur Abderhaldenschen Schwangerschaftsreaktion. Berliner klin. Wochenschr. 23. Juni 1913. S. 1151.
79. Goudsmit, M. E.: De biologische Zwangerschapsreactie volgens Abderhalden. Inaug.-Diss. Rotterdam 1913.

80. Goudsmit, M. E.: Zur Technik des Abderhaldenschen Dialysierverfahrens. Münchener med. Wochenschr. 1913. S. 1775.
81. Grigorescu, L.: Zur Frage der Pathogenese der Epilepsie. Medizinische Klinik. 10. 1914. Nr. 10. S. 418.
82. Grusdjew, W. S.: Zur Frage der Extrauteringravidität. Verhandl. d. 12. Pirogoff-Kongresses. St. Petersburg. 2. 1913. S. 458.
83. Guggenheimer, Hans: Die Abderhaldenschen Methoden des Nachweises proteolytischer Serumfermente in ihrer klinischen Anwendung. Zeitschr. f. phys. u. diät. Therap. 18. 1914.
84. Gumpertz, Friedrich: Erfahrungen mit dem Abderhaldenschen Dialysierverfahren bei der Tuberkulose. Beiträge zur Klinik der Tuberkulose. 30. 1914. S. 201.
85. Gutmann, Jacob, und Samuel J. Druskin: Experiences with the Abderhalden test in the diagnosis of pregnancy. Medical Record. 84. S. 99. 19. Juli 1913.
86. Gutman, Jacob, und Samuel O. Druskin: Experiences with the Abderhalden test in the diagnosis of pregnancy. Medical record. 84. 1913. S. 99.
87. Halpern, J.: Über neuere Methoden der serologischen Geschwulstdiagnostik. Mitt. a. d. Grenzgebiet d. Med. u. Chir. 27. 1913. S. 340.
88. Hegner, C. A.: Zur Anwendung des Dialysierverfahrens nach Abderhalden in der Augenheilkunde. Münchener med. Wochenschr. 1913. S. 1138.
89. Heilner, Ernst, und Th. Petri: Über künstlich herbeigeführte und natürlich vorkommende Bedingungen zur Erzeugung der Abderhaldenschen Reaktion und ihre Deutung. Münchener med. Wochenschr. 1913. Nr. 28. S. 1530.
90. Heilner, E., und F. Poensgen: Über das Auftreten eiweißspaltender Fermente im Blut bei vorgeschrittenem Hunger im Stadium der „Stickstoffsteigerung aus Fettschwund". Münchener med. Wschr. 61. 1914. Nr. 8. S. 402.
91. Heimann, Fritz: Die Abderhaldensche Schwangerschaftsreaktion. Berliner klin. Wochenschr. 1913. S. 1.
92. Heimann, Fritz: Die Abderhaldensche Schwangerschaftsreaktion. Berliner Klinik. Heft 301. Jahrg. 25. Juli 1913.
93. Heimann, Fritz: Zur Bewertung der Abderhaldenschen Schwangerschaftsreaktion. Münchener med. Wochenschr. 1913. Nr. 17.

94. Heimann, Fritz: Die Serodiagnostik der Schwangerschaft. Die Naturwissenschaften. 1. 1913. S. 283.
95. Heimann, Fritz, und Karl Fritsch: Zur Frühdiagnose des Carcinoms vermittels der Abderhaldenschen Fermentreaktion. Archiv f. klin. Chirurgie. 103. 1914. Nr. 3.
96. Henkel, M.: Zur biologischen Diagnose der Schwangerschaft. Archiv f. Gynäk. 99. 1912. S. 1.
97. Hertz, Richard, und Heinrich Brokmann: Über das Vorkommen der das Lebergewebe spaltenden Fermente bei Leberkranken. Wiener klin. Wochenschr. 26. 1913. S. 2033.
98. Hinselmann, Hans: Untersuchungen über das proteo- bzw. peptolytische Vermögen des Serums bei Schwangerschaftsalbuminurie. Zentralbl. f. Gynäk. 1914. Nr. 7.
99. von Hippel: Über sympathische Ophthalmie und juvenilen Katarakt. (Das Abderhaldensche Dialysierverfahren bei diesen beiden Erkrankungen, sowie bei Keratitis parenchymatosa.) Bericht über die 39. Versammlung der ophthalmol. Gesellsch. zu Heidelberg.
100. v. Hippel, E.: Zur Ätiologie des Keratokonus (Untersuchungen mit dem Abderhaldenschen Dialysierverfahren.) Klinische Monatsblätter für Augenheilkunde. 51. 1913. S. 273.
101. Hirsch, Paul: Tierexperimentelle Untersuchungen zur Frage der Spezifizität der Abwehrfermente. Deutsche med. Wochenschrift Jg. 40. 1914. Nr. 6. S. 270.
102. Hirschfeld: Die Schwangerschaftsdiagnose nach Abderhalden und ihre wissenschenschaftliche Grundlage. Schweizerische Rundschau f. Med. 1913. Nr. 13.
103. Hofmann, Otto: Über peptolytische und diastatische Fermente im Blutserum. Inaug.-Diss. Würzburg 1913.
104. Hussels: Über die Anwendung des Abderhaldenschen Dialysierverfahrens in der Psychiatrie. Psychiatrisch-neurologische Wochenschrift. 15. 1913. Nr. 27. S. 329.
105. Hüssy, Paul, und Eugen Kistler: Der diagnostische Wert der Schwangerschaftsdiagnose nach Abderhalten. Korrespondenzbl. f. Schweiz. Ärtzte. 1914. Nr. 1.
106. Jaworski, Kasimir: Klinische Beobachtungen über die Abderhaldensche Reaktion. Przegląd lekarski. 52. 1913. S. 329.
107. Jaworski, Kasimir: Klinische Bemerkungen betreffend die Abderhaldensche Reaktion. Gynäkol. Rundschau. 7. 1913. S. 582.

108. Jaworski, Kasimir, und Z. Szymanowski: Beitrag zur Serodiagnostik der Schwangerschaft. Wiener klin. Wochenschr. 1913. Nr. 23.
109. Jellinghaus, C. F., und J. R. Losee: The sero-diagnosis of pregnancy by the dialysation method. Based on the examination of serum from five hundred and sixty-three different individuals. Bull. of the lying in hosp. of the city of New York. 9. 1913. S. 68.
110. Jellinghaus, C. F., and J. R. Losee: Additional experience with the dialysation method for the serodiagnosis of pregnancy. Americ. J. of obstetr. and diseases of women and children. 69. 1914. S. 155.
111. Jessen, F.: Über Untersuchungen mit dem Abderhaldenschen Dialysierverfahren bei Tuberkulösen. Beitr. z. Klinik d. Tuberkulose. 1913. S. 489.
112. Jessen, F.: Über Untersuchungen mit dem Abderhaldenschen Dialysierverfahren bei Tuberkulösen. Medizin. Klinik. 9. 1913. S. 1760.
113. Jödicke, P.: Zum Nachweis von organabbauenden Fermenten im Blute von Mongolen. Wiener klin. Rundschau. 1913. Nr. 38.
114. Jonas, W.: Beiträge zur klinischen Verwertbarkeit der Abderhaldenschen Schwangerschaftsreaktion (Dialysierverfahren). Deutsche med. Wochenschr. 1913. S. 1099.
115. Judd, Charles C. W.: The serum diagnosis of pregnancy. Bull. of the Americ. med. assoc. 60. 1913. Nr. 25. S. 1947.
116. Kabanow, B. Th.: Beziehungen der Magen-Darmaffektionen zu der perniziösen Anämie nach dem Dialysierverfahren von Prof. E. Abderhalden. Zbl. f. innere Medizin. 34. 1913. Nr. 34.
117. Kabanow, B. Th.: Über die Diagnose der Magendarmaffektionen mit Hilfe des Abderhaldenschen Dialysierverfahrens. Münchener med. Wochenschr. 1913. S. 2164.
118. Kafka, V.: Über den Nachweis von Abwehrfermenten im Blutserum vornehmlich Geisteskranker durch das Dialysierverfahren nach Abderhalden. I. Mitt. Zeitschr. f. d. gesamte Neurologie und Psychiatrie. 18. 1913. S. 341.
119. Kafka, V.: Die Abderhaldensche Dialysiermethode in der Psychiatrie. Med. Klin. Jg. 10. 1914. Nr. 4. S. 153.
120. Kafka, V.: Über den Nachweis von Abwehrfermenten im Harn. Mediz. Klinik. 10. 1914. Nr. 12. S. 502.

121. Kämmerer, H., M. Clausz und K. Dieterich: Über das Abderhaldensche Dialysierverfahren. Münchener med. Wschr. 61. 1914. Nr. 9. S. 469. — Vgl. dazu Emil Abderhalden: Ebenda. 1914. Nr. 10. S. 547.
122. King, Victor L.: Über trockenes Plazentapulver und seine Anwendung bei dem Abderhaldenschen Dialysierverfahren bezüglich der Diagnose der Schwangerschaft. Münchener med. Wochenschr. 1913. S. 1198.
123. Kjaergaard, S.: Zur Frage der Abderhaldenschen Reaktion bei Gravidität und Menstruation. Zbl. f. Gynäkol. 1914. Nr. 7/8.
124. Kolb, Karl: Gelingt es mittels der Abderhaldenschen Fermentreaktion, den Nachweis eines persistierenden oder hypoplastischen Thymus zu führen? Münchener med. Wochenschr. 29. Juli 1913. Nr. 30. S. 1642.
125. Krimm, R.: Die Serodiagnostik der Tuberkulose nach Abderhalden. Russkji Wratsch. 1913. S. 1502.
126. Krym, R.: Die Serodiagnose tuberkulöser Erkrankungen nach Abderhalden. Russkij Wratsch. 1913. Nr. 43.
127. Labbé, Alphonse: La réaction d'Abderhalden. L'oeuf humain et le cancer. Gaz. méd. de Nantes. 31. 1913. S. 461.
128. Labbé, Alphonse, et P. Petridis: Le diagnostic biologique de la grossesse (réaction d'Abderhalden). Rev. prat. d'obstétr. et de gynécol. 21. 1913. S. 358.
129. Labusquiere, R.: Le diagnostic physiologique de la grossesse d'après la méthode d'Abderhalden. Ann. de gynécol. et d'obstétr. 10. 1913. S. 664.
130. Lampé, Arno Ed.: Zur Technik der Bereitung der Organe für das Abderhaldensche Dialysierverfahren. Münchener med. Wochenschr. 60. 1913. S. 2831.
131. Lampé, Arno Ed.: Basedowsche Krankheit und Genitale. Untersuchungen mit Hilfe des Abderhaldenschen Dialysierverfahrens. Monatsschr. f. Geburtshilfe u. Gynäkologie. 38. 1913. S. 45.
132. Lampé, Arno Ed.: Untersuchungen mit Hilfe des Abderhaldenschen Dialysierverfahrens bei Lungentuberkulose. Deutsche med. Wochenschr. 1913. Nr. 37.
133. Lampé, Arno Ed.: Serologische Untersuchungen mit Hilfe des Abderhaldenschen Dialysierverfahrens bei Gesunden und Kranken. Studien über die Spezifität der Abwehrfermente. 4. Mitt. Münchener med. Wschr. 61. 1914. Nr. 9. S. 463.

134. Lampé, Arno Ed., und Robert Fuchs: Serologische Untersuchungen mit Hilfe des Abderhaldenschen Dialysierverfahrens bei Gesunden und Kranken. Studien über die Spezifität der Abwehrfermente. 3. Mitt. Weitere Untersuchungen bei Schilddrüsenerkrankungen: Morbus Basedowii, Basedowoid, Myxödem, endemische Struma. Münchener med. Wochenschr. 1913. Nr. 38 und 39. S. 2112 und 2177.
135. Lampé, Arno Ed.: Gesellschaft für Geburtshilfe u. Gynäkologie. Leipzig. 610. Sitzung 1913. Zentralbl. f. Gynäk. 1913. Nr. 30.
136. Lampé, Arno Ed., und Papazolu: Serologische Untersuchungen mit Hilfe des Abderhaldenschen Dialysierverfahrens bei Gesunden und Kranken. Studien über die Spezifizität der Abwehrfermente. 2. Mitt. Untersuchungen bei Morbus Basedowii, Nephritis und Diabetes melitus. Münchener med. Wochenschr. 1913.
137. Lampé, Arno Ed., und Papazolu: Serologische Untersuchungen mit Hilfe des Abderhaldenschen Dialysierverfahrens bei Gesunden. Münchener med. Wochenschr. 1913.
138. Lampé, Arno Ed., und Gerhard Stroomann: Über den Einfluß des Blutgehaltes der Substrate (Organe) auf den Ausfall der Abderhaldenschen Reaktion. Beitrag zur Prüfung der Fermentbildung bei Gesunden und Kranken. Deutsche med. Wschr. 1914. Nr. 13.
139. Lederer, Otto W.: Bericht über Serodiagnose der Schwangerschaft. Vgl. Wiener klin. Wochenschr. 26. 1913. Nr. 18. S. 728.
140. Léri, André: Les réactions d'Abderhalden dans le Ramollissement et l'Hémorrhagie cérébrale. Compt. rend. de la Soc. de Neurol. de Paris. Séance du 6. Nov. 1913.
141. Léri, André: Les réactions d'Abderhalden dans la Sclérodermie. Compt. rend. de la Soc. de Neurol. de Paris. Séance du 6. Nov. 1913.
142. Léri, André, et Cl. Vurpas: La réaction d'Abderhalden chez les épileptiques. Gaz. de la Société méd. des hôpit. à Paris. Séance du 25. Déc. 1913.
143. Leroy, Arthur: Essai sur le mécanisme probable de la crise dans l'épilepsie et dans l'asthme. Paris Médical. 23. Mai 1913. S. 70.
144. Levy, Johanna: Zum Nachweis der Schwangerschaft durch das Dialysierverfahren nach Abderhalden. Der Frauenarzt. 28. 15. Juli 1913. Heft 7.

145. Lichtenstein: Zur Serumreaktion nach Abderhalden. Münchener med. Wochenschr. 1913.
146. Lindig, P.: Über Serumfermentwirkungen bei Schwangeren u. Tumorkranken. Münchener med. Wochenschr. 1913. Nr. 6. — Vgl. dazu E. Abderhalden: Ebenda. 1913. Nr. 8.
147. Loeb, L.: Die Abderhaldenschen Fermentreaktionen und ihre Bedeutung für die Psychiatrie. Monatsschrift f. Psychiatrie und Neurologie. 35. 1914. S. 382.
148. Lowy, Otto: Eine Serumaktion als Hilfe zur Krebsdiagnose. J. of american medical assoc. 1914. Nr. 6.
149. Lüdke, Hermann: Diagnostic précoce du carcinome au moyen du procédé de dialysation d'après E. Abderhalden. Gazette des Hôpitaux. 86. Année. 10 juin 1913. Nr. 65. S. 1064.
150. Lurrie, R. G.: Abderhaldensche Reaktion. Russkji Wratsch. 12. 1913. S. 697.
151. Maas, S.: Psychiatrische Erfahrungen mit dem Abderhaldenschen Dialysierverfahren. Zentralbl. f. d. ges. Neurol. u. Psych. 20. 1913. S. 561.
152. Maccabruni, Franzesco: Über die Verwendbarkeit der Abderhaldenschen Reaktion bei der Serumdiagnose der Schwangerschaft. Münchener med. Wochenschr. 1913. S. 1259.
153. Manoiloff, E.: Untersuchungen mit dem Abderhaldenschen Dialysierverfahren bei Helminthiasis. Wiener klin. Wochenschrift. 61. 1914. Nr. 14.
154. Marinesco, G., et Mme. Alex. Papazolu: Sur la spécificité des ferments présents dans le sang des Parkinsoniens. C. r. de la Soc. de Biol. 74. 29 Mai 1913. S. 1419.
155. Markus, N.: Untersuchungen über die Verwertbarkeit der Abderhaldenschen Fermentreaktion bei Schwangerschaft und Karzinom. Berliner klin. Wochenschr. 1913. Nr. 17.
156. Mayer, A.: Über das Abderhaldensche Dialysierverfahren. Münchener med. Wochenschr. 61. 1914. S. 67.
157. Mayer, A.: Über das Abderhaldensche Dialysierverfahren und seine klinische Bedeutung. Münchener med. Wochenschr. 1913. S. 1972.
158. Mayer, A.: Über die klinische Bedeutung des Abderhaldenschen Dialysierverfahrens. Zbl. f. Gynäk. 1913. Nr. 32.
159. Mayer, Wilhelm: Über Psychosen bei Störung der inneren Sekretion. Zeitschr. f. d. ges. Neurol. u. Psych. 22. 1914. S. 457.
160. Mayer, Wilhelm: Über die Spezifität der Abderhaldenschen Abwehrfermente. Münchener med. Wochenschr. 60. 1913. S. 2906.

161. Mayer, Wilhelm: Die Bedeutung der Abderhaldenschen Serodiagnostik für die Psychiatrie. Münchener med. Wochenschr. 1913. Nr. 37. S. 2044.
162. Mayer, Wilhelm: Die Bedeutung der Abderhaldenschen Dialysiermethode für psychiatrische und neurologische Fragen. Z. f. d. gesamte Neurologie und Psychiatrie. 23. 1914. H. 4/5. S. 539.
163. Mayer, Wilhelm: Zur Serodiagnose der Epilepsie. Münch. med. Wochenschr. 1914. Nr. 13. S. 713.
164. Michaelis, L., und L. v. Lagermarck: Die Abderhaldensche Schwangerschaftsdiagnose. Deutsche med. Wochenschr. 1914. Nr. 7. S. 316.
165. Miessner, H.: Die Anwendung des Dialysierverfahrens nach Abderhalden zur Diagnose der Trächtigkeit und von Infektionskrankheiten. Deutsche tierärztl. Wochenschr. 1913. Nr. 26.
166. Mironowa, S.: Die Seradiagnostik der Schwangerschaft nach Abderhalden. Wratschebnaja Gazetta. 1913. Nr. 45.
167. Naumann: Experimentelle Beiträge zum Schwangerschaftsnachweis mittels des Dialysierverfahrens nach Abderhalden. Deutsche medizin. Wochenschr. 39. 1913. S. 2086.
168. Neue, Heinrich: Über die Anwendung des Abderhaldenschen Dialysierverfahrens in der Psychiatrie. Monatsschr. f. Psychiatrie u. Neurologie. 34. 1913. S. 95.
169. Obregia, A., et Pitulesco: La séro-réaction d'Abderhalden dans le pellagre. Compt. rend. hebd. des séances de la Soc. Biol. de Bucarest. 75. 1913. S. 587.
170. Obregia, A., et Pitulesco: La séro-réaction d'Abderhalden dans la démence précoce. Compt. rend. hebd. des séances de la Soc. de Biol. 76. 1914. Nr. 1. S. 47.
171. Oeller, Hans, und Richard Stephan: Klinische Studien mit dem Dialysierverfahren nach Abderhalden. Münchener med. Wochenschr. 61. 1914. S. 12, 75.
172. Oeller, Hans, und Richard Stephan: Technische Neuerungen der Dialysiermethode. Deutsche med. Wochenschr. 1913. S. 2505.
173. Oeller, Hans, und Richard Stephan: Klinische Studien mit dem Dialysierverfahren nach Abderhalden. II. Mitteilung. Die serologische Tumordiagnose. Münchener med. Wschr. 61. 1914. Nr. 11. S. 579.
174. Paltauf: Untersuchung eines Falles von Chorionepitheliom. Vgl. Wiener klin. Wochenschr. 26. 1913. Nr. 18. S. 729.

175. Papazolu, Alex.: Sur la production des substances biurétiques dans les centres nerveux malades (épilepsie, démence précoce, paralysie générale) et dans le corps thyroide (goitre), le thymus et l'ovaire des basedowiens, par le sérum des individus atteints de ces mêmes maladies. C. r. de la Soc. de Biol. 74. 3 janv. 1913. S. 302.
176. Pari, G. A.: Sulla sierodiagnosi della gravidanza secondo l'Abderhalden. Acc. Med. di Padova. 28. Febr. 1913.
177. Pari, G. A.: Sulla sierodiagnosi della gravidanza secondo l'Abderhalden. Gazzetta degli Ospedali e delle Cliniche. 1913. Nr. 69. S. 727.
178. Parsamoor, O.: Die biologische Diagnostik der Schwangerschaft nach Abderhalden. Zentralbl f. Gynäkologie. 1913. Nr. 25.
179. Pesker, D.: Zur Frage der Fermenttätigkeit im Blute Geisteskranker und die serodiagnostische Methode von Abderhalden. Psychiatrie d. Gegenwart. 7. 1913. S. 761. (Russisch.)
180. Petri, Th.: Über das Auftreten von Fermenten im Tier- und Menschenkörper nach parenteraler Zufuhr von art- und individuumeigenem Serum. Münchener med. Wochenschr. 1913. S. 1137.
181. Petri, Th.: Über die Spezifizität der gegen Plazenta gerichteten Schutzfermente des Schwangerenserums. Monatsschr. f. Geburtsh. u. Gynäk. 37. 1913. S. 859.
182. Petridis, Paolos Ar.: Ferments protecteurs de l'organisme animal. Diagnostic biochimique de la grossesse par la réaction d'Abderhalden. Procédé du dialyseur. Progrès méd. 44. 1913. S. 451.
183. Pincussohn, Ludwig: Untersuchungen über die fermentativen Eigenschaften des Blutes. Biochemische Zeitschrift 51. 1913. 107.
184. Pincussohn, Ludwig: Blutfermente des gesunden und kranken Organismus und ihre Bedeutung für die Physiologie und Pathologie. Deutsche med. Wschr. 40. 1914. Nr. 9. S. 425.
185. Piorkowski: Zur Sicherung der Karzinomdiagnose. Berliner klin. Wschr. 1914. Nr. 6.
186. Plaut, F.: Über Adsorptionserscheinungen bei dem Abderhaldenschen Dialysierverfahren. Münchener med. Wochenschr. 61. 1914. Nr. 5. S. 238.
187. Plotkin, G.: Zur Frage von der Organspezifität der Schwangerschaftsfermente gegenüber Plazenta. Münchener med. Wochenschr. 1913. S. 1942.

188. Polano: Zur biologischen Schwangerschaftsdiagnose. Monatsschr. f. Geburtsh. u. Gynäk. **37**. 1913. S. 857.
189. Porchownick, J. B.: Die Serodiagnostik der Schwangerschaft. Zbl. f. Gynäk. **37**. 1913. S. 1226.
190. Pratt, Carey, and McCord: The employment of protective enzymes of the blood as a means of extracorporeal diagnosis. Serodiagnosis of pregnancy. Surg. Gynec. and Obstetr. **16**. 1913. Nr. 4. S. 418.
191. Primsar, F.: Beitrag zur Abderhaldenschen Schwangerschaftsreaktion. Zentralbl. f. Gynäkol. 1914. Nr. 12.
192. Puppel: Die biologische Schwangerschaftsreaktion nach Abderhalden und ihre Ergebnisse für die Praxis. Münchener med. Wochenschr. **61**. 1914. Nr. 2. S. 105.
193. Reines, Siegfried: Bericht über Versuche bei Sklerodermie. Vgl. Wiener klin. Wochenscr. **26**. 1913. Nr. 18. S. 729.
194. Reines, Siegfried: Versuche mit dem Abderhaldenschen Dialysierverfahren. Wiener medizin. Wochenschrift. 1914.
195. Reul, Leo: Der Nachweis der Druse mit Hilfe des Dialysierverfahrens nach Abderhalden. In.-Diss. Hannover. 1914.
196. Richter, J., und J. Schwarz: Die Diagnose der Trächtigkeit bei Rind, Schaf und Ziege mittels des Dialysierverfahrens. Zeitschr. f. Tiermedizin. **17**. 1913. S. 417.
197. Robin, Albert, Noël Fiessinger et Jean Broussolle: Le «ferment de défense» contre le foie dans les maladies hépatiques. Bull. et mém. Soc. méd. des hôpit. 23. Jan. 1914.
198. Römer: Über die bisherigen Ergebnisse des Dialysierverfahrens in der Psychiatrie. Psychiatrisch-neurol. Wschr. **15**. 1914. Nr. 48. S. 575.
199. Rubinstein, M., und A. Julien: Examen des sérums des chevaux atteints d'ascaridiose par la méthode d'Abderhalden. C. r. des séances de la Soc. de biol. **75**. 26. Juli 1913. S. 180.
200. Rübsamen, W.: Zur biologischen Diagnose der Schwangerschaft mittels der optischen Methode und des Dialysierverfahrens. Münchener med. Wochenschr. 1913. S. 1139.
201. Sabier, Berthe: De la réaction d'Abderhalden dans le diagnostic de la grossesse. Presse méd. **21**. 1913. S. 1015.
202. Schäfer, P.: Der Abderhaldensche Fermentnachweis im Serum von Schwangeren. Berliner klin. Wochenschr. 1913. Nr. 35.
203. Schattke: Die Anwendung des Abderhaldenschen Dialysierverfahrens zur Diagnose der Trächtigkeit bei Tieren. Zeitschrift f. Veterinärkunde mit besonderer Berücksichtigung der Hygiene. **25**. 1913. S. 425.

204. Scherer, A.: Praktische Erfahrungen mit der biologischen Schwangerschaftsreaktion nach Abderhalden (Dialysierverfahren). Berliner klin. Wochenschr. **50**. 1913. Nr. 47. S. 2183.
205. Schiff, Erwin: Ist das Dialysierverfahren Abderhaldens differentialdiagnostisch verwertbar? Münchener med. Wochenschr. 1913. S. 1197.
206. Schiff, Erwin: Az Abderhalden-féle reactio (dialysis) hibaforrásairól. Gyógyászat. 1914.
207. Schiff, Erwin: Über die Verwertbarkeit der Abderhaldenschen Reaktion in der Diagnose der Schwangerschaft. Münch. med. Wochenschr. **61**. 1914. Nr. 14. S. 768.
208. Schlimpert, Hans, und James Hendry: Erfahrungen mit der Abderhaldenschen Schwangerschaftsreaktion (Dialysierverfahren und Ninhydrinreaktion). Münchner med. Wochenschr. 1913. Nr. 13.
209. Schlimpert, Hans, und Ernst Issel: Die Abderhaldensche Reaktion mit Tierplazenta und mit Tierserum. Münchener med. Wochenschr. 1913. S. 1759.
210. Schmid, Hans Hermann: Serodiagnostik der Schwangerschaft mittels des Abderhaldenschen Dialysierverfahrens. Prager med. Wochenschr. **38**. 1913. S. 541.
211. Schmidt, Hans Hermann: Serodiagnostik der Schwangerschaft mittels des Abderhaldenschen Dialysierverfahrens. Prager mediz. Wochenschr **38**. Nr. 39. 1913.
212. Schottländer, J.: Zur Theorie der Abderhaldenschen Schwangerschaftsreaktion, sowie Anmerkungen über die innere Sekretion des weiblichen Genitales. Zentralbl. f. Gynäkol. 1914. Nr. 12.
213. Schulz, F. N.: Über Auftreten eiweißspaltender Fermente im Blut während der „prämortalen Stickstoffsteigerung". Münchener med. Wochenschr. **60**. 1913. S. 2512.
214. Schultz, W., und L. R. Grote: Untersuchungen mit dem Abderhaldenschen Dialysierverfahren bei Scharlach. Münchner med. Wochenschr. **60**. 1913. S. 2510.
215. Schwarz, Henry: The practical application of Abderhalden's biological test of pregnancy. The interstate med. Journ. **20**. 1913.
216. Schwarz, Henry: Abderhalden's serodiagnosis of pregnancy and its practical application. Interstate med. journ. **20**. 1913. S. 195.

217. Schwarz, Henry: A contribution to the serology of pregnancy and cancer. The american J. of obstetrics and diseases of women and children. 69. 1914. S. 1.
218. Singer, Hugo: Über die Spezifität des Abderhaldenschen Dialysierverfahrens. Münchener med. Wochenschr. 61. 1914. Nr. 7. S 350.
219. Sproat, N. Heaney, and Davis, Carl H.: Abderhaldens test of pregnancy. Amer. Journ. of obstetr. and disease of women and children. 68. 1913. S. 450.
220. Stange, Bruno: Zur biologischen Diagnose der Schwangerschaft. Münchener med. Wochenschr. 1913. Nr. 20. S. 1084.
221. Stange, Bruno: Zur Eklampsiefrage. Zentralbl. f. Gynäk. 137. 1913.
222. Steising, Zdzislaw: Über die Natur des bei der Abderhaldenschen Reaktion wirksamen Ferments. Münchener med. Wochenschr. 1913. Nr. 28. S. 1535.
223. Sunde, Anton: Die Abderhaldensche serologische Reaktion der Schwangerschaft. Norsk Magaz. for Lægewidenskaben. 74. 1913. S. 1234.
224. Swart, S. P., und A. J. L. Terwen: Notiz zur Technik der Serumreaktion nach Abderhalden. Münchener med. Wschr. 61. 1914. Nr. 11. S. 603.
225. Theobald, Max: Zur Abwehrfermentreaktion bei der progressiven Paralyse. Med. Klin. 1913. Nr. 45. S. 1850.
226. Theobald, Max: Zur Abderhaldenschen Serodiagnostik in der Psychiatrie. Berliner klin. Wochenschr. 50. 1913. Nr. 47. S. 2180.
227. Tschudnowsky: Zur Frage über den Nachweis der Abwehrfermente mittels der optischen Methode und des Dialysierverfahrens nach Abderhalden im Blutserum bei Schwangerschaft und gynäkologischen Erkrankungen. Münchener med. Wochenschr. 1913. Nr. 41. S. 2282.
228. Umfrage über die Bedeutung der Abderhaldenschen Untersuchungsmethode für die Geburtshilfe und Gynäkologie. Beantwortet von Zweifel, Leipzig; Veit, Halle; E. Bumm, Berlin; E. Opitz, Gießen; Stoeckel, Kiel; von Herff und Paul Hüssy, Basel; M. Hofmeier und Polano, Würzburg; J. Kroemer, Greifswald; O. Küstner, Breslau; Winter, Königsberg; W. Zangemeister, Marburg; H. Sellheim, Tübingen; Menge, Heidelberg; Henkel, Jena; Hans Guggisberg, Bern, Medizinische Klinik. 1914. Nr. 11 und 12.

229. Urechia, B., und A. Popeia: La méthode d'Abderhalden chez les animaux en état de tétanie expérimentale. Compt. rend. des séances de la soc. de biol. 75. 1913. S. 591.
230. Urstein, M.: Die Bedeutung des Abderhaldenschen Dialysierverfahrens für die Psychiatrie und das korrelative Verhältnis von Geschlechtsdrüsen zu anderen Organen mit innerer Sekretion. Wiener klin. Wochenschr. 26. 1913. Nr. 53. S. 1325.
231. Veit, J.: Bewertung und Verwertung der Serodiagnostik der Schwangerschaft. Zeitschr. f. Geburtshilfe u. Gynäkologie. 72. 1912. S. 463.
232. Veit, J.: Die Serodiagnostik der Gravidität. Berliner klin. Wochenschr. 1913. Nr. 27.
233. Voelkel, Ernst: Zur Serodiagnostik von Infektionskrankheiten mit Hilfe des Abderhaldenschen Dialysierverfahrens. Münchener med. Wochenschr. 61. 1914. Nr. 7. S. 349.
234. Waele, Henri de: Zur Technik des Abderhaldenschen Dialysierverfahrens. Münchener med. Wochenschr. 61. 1914. Nr. 7, S. 364.
235. Waldstein, Edmund, und Rudolf Ekler: Der Nachweis resorbierten Spermas im weiblichen Organismus. Wiener klin. Wochenschr. 26. 1913. Nr. 42.
236. Wallis, R. L. Mackenzie: The serum diagnosis of pregnancy. Proceed. of the royal soc. of med. 7. 1913. S. 28.
237. Wallis, R. L. Mackenzie: The Serum Diagnosis of Pregnancy. Journ. of obstetr. and gynaecol. of the British Empire. Novembre 1913.
238. Warfield, Louis M.: Die Gegenwart von dialysierbaren Substanzen im Urin Schwangerer, welche die Abderhaldensche Ninhydrinreaktion geben. J. of american medical assoc. 1914. Nr. 6.
239. Wegener, Erich: Serodiagnostik nach Abderhalden in der Psychiatrie. Münchener med. Wochenschr. 1913. S. 1197.
240. Wegener, Erich: Weitere Untersuchungsergebnisse mittels des Abderhaldenschen Dialysierverfahrens. Münchener med. Wochenschr. 61. 1914. S. 15.
241. Weiß, Eugen: Beitrag zur Carcinomfrage. Deutsche med. Wochenschr. 1914. Nr. 2.
242. Werner, P., und A. F. v. Winiwarter: Über die Schwangerschaftsreaktion nach Abderhalden. Wiener klin. Wochenschr. 1913. Nr. 45.

243. Williams and Pearce: Abderhalden's Biological Test for pregnancy. Surg., Gynec. and Obstetr. **16.** 1913. Nr. 4. S. 411.
244. Williamson, Herbert: The value of Abderhalden's Test for Pregnancy. Journ. of obstetr. and gynaec. of the British Empire. Oktober 1913.
245. Wolff, Günther: Die biologische Diagnose der Schwangerschaft nach Abderhalden. Monatsschr. f. Geburtsh. u. Gynäkol. **38.** 1913. S. 394.
246. Wolfsohn, Georg: Über Serodiagnostik des Carcinoms. Arch. f. klin, Chir. **102.** 1913. S. 247.
247. Wolter: Die Reaktion nach Abderhalden bei Krebskrankheiten. Russki Wratsch. **12.** 1913. S. 1120.
248. Wolter, B. A.: Zur Frage der Blutenzyme bei Tuberkulose. In.-Diss. St. Petersburg. 1913.
249. Zalla, M.: I metodi sierodiagnostici di Abderhalden. Rivista di Patol. nervosa e mentale. **18.** 1913. Fasc. 9. (Literaturübersicht.)
250. Zalla, M.: I recenti studi sui fermenti disintegrativi („Abwehrfermente"). Rivista di Patol. nervosa e mentale. **19.** fasc. 2. 1914.
251. Zalla, M., e V. M. Buscaino: Sulla specifità dei ferment. proteolitici („Abwehrfermente"). Rivista di Patol. nervosa e mentale. **19.** fasc. 2. 1914.
252. Zimmermann et Bernal: La théorie d'Abderhalden sur les ferments du défense de l'organisme animal. Les applications en médecine et en chirurgie. La „Ferment-Réaction" de la grossesse, des tumeurs, des dysfonctions sécrétoires, des troubles gastro-intestinaux, des affections cérébrales, ophtlamiques etc. Societé de méd. et de climatologie de Nice. Bull. et mém. **36.** 1913. Nr 6. S. 211.
253. Zimmermann et Bernal: Technique de la réaction d'Abderhalden. Ebenda. **37.** 1914. Nr. 1. S. 6.

Nach Abschluß der Korrektur erschienene Arbeiten:

254. Zange, Johannes: Über die Verwertung des Abderhaldenschen Dialysierverfahrens bei intrakraniellen Komplikationen entzündlicher Ohr- und Nasenerkrankungen. Arch. f. Ohrenheilkunde **93.** S. 171. 1914.
255. Stephan, Richard: Die Natur der sogenannten Abwehrfermente. Münchener med. Wochenschr. **61.** Nr. 15. S. 801. (1914.)

256. Berner, Karl: Über Adsorptionserscheinungen bei dem Abderhaldenschen Dialysierverfahren. Münchener med. Wochenschrift. 61. Nr. 15. S. 825. 1914.
257. Rosenthal, F., und Biberstein, H.: Experimentelle Untersuchungen über die Spezifität der proteolytischen Serumfermente (Abderhalden). Münchener med. Wochenschr. Nr. 16. S. 864. 1914.
258. Lampé, A. E., und Fuchs, R.: Über das Verhalten des Blutserums Gesunder und Kranker gegenüber Placentaeiweiß. Deutsche med. Wochenschr. Nr. 15. 1914.
259. Kafka, V.: Die Abderhaldensche Dialysiermethode in der Psychiatrie. Medizin. Klinik. Nr. 15. 1914.
260. Lampé, A. E., und M. Paregger: Zur Organfrage bei der Anstellung der Abderhaldenschen Reaktion. Medizinische Klinik. Nr. 17. 1914.
261. Lampé, A. E.: Die Abderhaldensche Abwehrferment-Reaktion. Eulenburgs Realencyklopädie 15. 1914.
262. Lange, C.: Untersuchungen über das Abderhaldensche Dialysierverfahren. Berliner klin. Wochenschr. Nr. 17. 1914.
263. Lange, C.: Erfahrungen mit dem Abderhaldenschen Dialysierverfahren. Biochem. Zeitschr. 61. Heft 3/4. 1914.
264. Friedberger, E., und Goretti, G.: Wirkt arteigenes Eiweiß in gleichem Sinne „blutfremd" wie artfremdes? (Ein Beitrag zur theoretischen Begründung der Abderhaldenschen Reaktion.) Berliner klin. Wochenschr. Nr. 17. 1914.
265. Lichtenstein, S., und Hage: Über den Nachweis von spezifischen Fermenten mit Hilfe des Dialysierverfahrens. Münchener med. Wochenschr. Nr. 17. S. 915. 1914.
266. Freymuth, F.: Ein Beitrag zur Frage der klinischen Verwertbarkeit des Abderhaldenschen Dialysierverfahrens. Münchener med. Wochenschr. Nr. 17. S. 916. 1914.
267. v. Hippel: Ophthalmologische Erfahrungen mit der Abderhaldenschen Methodik. Verhandlungen des 31. Kongresses für innere Medizin. Wiesbaden 20. bis 23. April 1914.
268. Mohr, L.: Klinisch-experimentelle Untersuchungen zur Pathogenese der Fettsucht. Verhandlungen des 31. Kongresses für innere Medizin. Wiesbaden 20. bis 23. April 1914.
269. Lampé, A. E.: Die Karzinomdiagnose mittels der Abderhaldenschen Reaktion. Verhandlungen des 31. Kongresses für innere Medizin. Wiesbaden 20. bis 23. April 1914.

270. Sowade, H.: Erfahrungen mit dem Abderhaldenschen Dialysierverfahren bei Lues. Verhandlungen des 31. Kongresses für innere Medizin. Wiesbaden 20. bis 23. April 1914.
271. Papendieck: Mikroskopische Beobachtung fermentativer Vorgänge im Blutserum. Verhandlungen des 31. Kongresses für innere Medizin. Wiesbaden 20. bis 23. April 1914.
272. Flatow: Zur Spezifitätsfrage der sogenannten Abwehrfermente. Verhandlungen des 31. Kongresses für innere Medizin. Wiesbaden 20. bis 23. April 1914.
273. Grey, E. G.: Observations on the protective enzymes of the body (Abderhalden). Johns Hopkins Hospital Bulletin. April 1914.
274. Holmes, Bongard: Die Abderhaldensche Reaktion in der Psychiatrie. New York medical Journ. 21. März 1914.
275. Griesbach, Walter: Zur quantitativen Ausführung der Abderhaldenschen Schwangerschaftsreaktion mittels der Stickstoffbestimmung im Dialysate. Münchener med. Wochenschr. Nr. 18. S. 979. 1914.
276. La Torre, Felice: La diagnosi biologica della gravidanza con il metodo di Abderhalden. Clin. ostetr. **16.** Nr. 3. S. 49. 1914.
277. Bloch-Normser: La réaction d'Abderhalden et le diagnostic de la grossesse. Gynécol. **18.** Nr. 1, S. 26. 1914.
278. King, W. W.: The serum reaction in pregnancy and cancer by the coagulation method. J. of obstetr. and gynaecol. of the British Empire. **24.** Nr. 6. S. 296. 1913.
279. Guggisberg, Hans: Die Serodiagnostik der Schwangerschaft. Schweiz. med. Rundschau. **14.** Nr. 12. S. 441. 1914.
280. Riesgo, J. Mouriz: La réaction de Abderhalden en la Clinica. Nr. 7. 15. April 1914.
281. Manoiloff, E.: Untersuchungen mit dem Abderhaldenschen Dialysierverfahren bei Helminthiasis. Wiener klin. Wochenschrift **27.** Nr. 11. 1914.
282. Gamberini, Carlo e Ulisse Massi: La reazione di Abderhalden. Bullettino delle scienze mediche. Anno **85.** Serie IX. Nr. 2⁰. 1914.
283. Hippel, E. v.: Die Abderhaldenschen Methoden bei der Cataracta senilis. v. Graefes Archiv f. Ophthalmologie. **87.** 3. Heft. S. 563. 1914.
284. Gwerder, J., und O. Melikjanz: Das Abderhaldensche Dialisierverfahren bei Lungentuberkulose. Münchener med. Wochenschr. **61.** Nr. 18. S. 980. 1914.

285. Waele, Henri de: La réaction d'Abderhalden est en rapport avec la présence de l'anthithrombine dans le sang. Zeitschr. f. Immunitätsforschung und experim. Therapie. **21.** S. 83. 1914.
286. Zimmermann, Alfred: Die Verwendbarkeit des Dialysierverfahrens nach Abderhalden in der Klinik der otogenen intrakraniellen Komplikationen, zugleich ein Beitrag zur Organspezifität der Abwehrfermente (Abderhalden) auf Grund tierexperimenteller und klinischer Studien. Habilitations-Schrift Halle a. S. J. F. Bergmann, Wiesbaden. 1914.
287. Mayer, August, und Erich Schneider: Über Störung der Eierstocksfunktion bei Uterusmyom und über einige strittige Myomfragen. Münchener med. Wochenschr. Jg. **61.** Nr. 19. S. 1041. 1914.
288. Gaujoux, E., Le diagnostic biologique de la grossesse par la réaction d'Abderhalden. Rev. mens. de gynécol., d'obstétr. et de pédiatr. Jg. **9.** Nr. 1. S. 27. 1914.
289. Le Lorier, N.: La réaction d'Abderhalden et le diagnostic de la grossesse. Bull. de la soc. d'obstétr. et de gynéc. de Paris. Jg. **3.** Nr. 1. S. 20. 1914.

Neue Arbeiten über „Abwehrfermente" aus dem physiologischen Institut der Universität Halle a. S.

Emil Abderhalden: Diagnose der Schwangerschaft mit Hilfe der optischen Methode und des Dialysierverfahrens. Münchener med. Wochenschr. 1912. Nr. 24.

Emil Abderhalden: Weiterer Beitrag zur Diagnose der Schwangerschaft mittels der optischen Methode und des Dialysierverfahrens. Münchener med. Wochenschr. 1912. Nr. 36.

— Weiterer Beitrag zur biolog. Feststellung der Schwangerschaft. Zeitschr. f. physiol. Chem. **81.** 1912. S. 90.

— Die Diagnose der Schwangerschaft mittels der optischen Methode und des Dialysierverfahrens. Berliner tierärztl. Wochenschr. 1912. Nr. 25.

Emil Abderhalden: Nachtrag zu: Weiterer Beitrag zur biologischen Feststellung der Schwangerschaft. Münchener med. Wochenschr. **40.** 1912 und Berliner tierärztl. Wochenschr. 1912. Nr. 42.

Emil Abderhalden und Arthur Weil: Über die Diagnose der Schwangerschaft bei Tieren mittels der optischen Methode und des Dialysierverfahrens. Berliner tierärztl. Wochenschr. 1912. Nr. 36.

Emil Abderhalden: Die optische Methode und das Dialysierverfahren als Methoden zum Studium von Abwehrmaßregeln des tierischen Organismus. Die Diagnose der Schwangerschaft bei Mensch und Tier mittels der genannten Methoden. Handb. der biochemischen Arbeitsmethoden. 6. 1912. S. 223.

Emil Abderhalden: Die Serodiagnostik der Schwangerschaft. Deutsche med. Wochenschr. 1912. Nr. 46.

— Ausblicke über die Verwertbarkeit der Ergebnisse neuerer Forschungen auf dem Gebiete des Zellstoffwechsels zur Lösung von Fragestellungen auf dem Gebiete der Pathologie des Nervensystems. Deutsche med. Wochenschr. 1912. Nr. 88.

— Der Nachweis blutfremder Stoffe mittels des Dialysierverfahrens und der optischen Methode und die Verwendung dieser Methoden mit den ihnen zugrunde liegenden Anschauungen auf dem Gebiete der Pathologie. Beiträge zur Klinik der Infektionskrankheiten und zur Immunitätsforschung. 1. 1913. Heft 2. S. 243.

Emil Abderhalden: Zur Frage der Spezifizität der Schutzfermente. Münchener med. Wochenschr. 1913. Nr. 9.

— Über eine mit dem Polarisationsapparat kombinierte elektrischheizbare Vorrichtung zur Ablesung und Beobachtung des Drehungsvermögens bei konstanter Temperatur. Zeitschr. f. physiol. Chemie. 84. 1913. S. 300.

Emil Abderhalden und Arno Ed. Lampé: Über den Einfluß der Ermüdung auf den Gehalt des Blutserums an dialysierbaren, mit Triketohydrindenhydrat reagierenden Verbindungen. Zeitschr. f. physiol. Chem. 85. 1913. S. 136.

Emil Abderhalden und Hubert Schmidt: Einige Beobachtungen und Versuche mit Triketohydrindenhydrat (Ruhemann). Zeitschr. f. physiol. Chem. 85. 1913. S. 143.

Emil Abderhalden: Die Diagnose der Schwangerschaft mittels des Dialysierverfahrens und der optischen Methode. Monatsschrift f. Geburtshilfe u. Gynäkologie. 38. 1913. S. 24.

Emil Abderhalden und Peter Andryewsky: Über die Verwendbarkeit der optischen Methode und des Dialysierverfahrens bei Infektionskrankheiten. Untersuchungen über Tuberkulose bei Rindern. Münchener med. Wochenschr. 29. Juli 1913. Nr. 30. S. 1641.

Emil Abderhalden: Weitere Beobachtungen über die spezifische Wirkung der sog. Abwehrfermente. Münchener med. Wochenschrift. 61. 1914. Nr. 8. S. 401.

Emil Abderhalden und Arthur Weil: Beitrag zur Kenntnis der Fehlerquellen des Dialysierverfahrens bei serologischen Untersuchungen. Über den Einfluß des Blutgehaltes der Organe. Münchener med. Wochenschr. 1913. S. 1703.

Emil Abderhalden und Andor Fodor: Über Abwehrfermente im Blutserum Schwangerer und von Wöchnerinnen, die auf Milchzucker eingestellt sind. Münchener med. Wochenschr. 1913. Nr. 34. S. 1880.

Emil Abderhalden und Erwin Schiff: Weiterer Beitrag zur Kenntnis der Spezifität der Abwehrfermente. Das Verhalten des Blutserums schwangerer Kaninchen gegenüber verschiedenen Organen. Münchener med. Wochenschr. 1913. S. 1923.

Emil Abderhalden und Andor Fodor: Studien über die Spezifität der Zellfermente mittels der optischen Methode. Zeitschrift f. physiol. Chemie. 87. 1913. S. 220.

Emil Abderhalden und Erwin Schiff: Studien über die Spezifität der Zellfermente mittels der optischen Methode. Zeitschrift f. physiol. Chemie. 87. 1913. S. 231.

— Versuche über die Geschwindigkeit des Auftretens von Abwehrfermenten nach wiederholter Einführung des plasmafremden Substrates. Zeitschr. f. physiol. Chemie. 87. 1913. S. 225.

Emil Abderhalden: Gedanken über den spezifischen Bau der Zellen der einzelnen Organe und ein neues biologisches Gesetz. Münchener medizin. Wochenschr. 60. 1913. S. 2386.

Emil Abderhalden: Serologische Diagnostik von Organveränderungen. (Leyden-Vorlesung.) Deutsche med. Wochenschr. 39. 1913. S. 2391.

Emil Abderhalden: Weiterer Beitrag zur Frage nach dem Einfluß des Blutgehaltes der Substrate auf das Ergebnis der Prüfung auf spezifisch eingestellte Abwehrfermente mittels des Dialysierverfahrens. Münchener med. Wochenschr. Nr. 50. 1913. S. 2774.

Emil Abderhalden: Notizen über die Verwertbarkeit des Dialysierverfahrens bei klinischen und biologischen Fragestellungen. Münchener med. Wochenschr. 61. Nr. 5. 1914. S. 233.

Emil Abderhalden: Die Bedeutung und die Herkunft der sogenannten Abwehrfermente. Deutsche med. Wochenschr. 40. 1914. S. 268.

Emil Abderhalden: Vorläufige Mitteilung über die Beeinflussung von Rattentumoren durch Serum, das Fermente enthält, die auf einzelne ihrer Bestandteile eingestellt sind. Med. Klin. 1914. Nr. 5.

Emil Abderhalden und E. Bassani: Studien über das Verhalten des Blutserums gegenüber Dextrose, Laevulose und Galaktose vor und nach erfolgter parenteraler Zufuhr dieser Zuckerarten. Zeitschr. f. physiol. Chemie. 90. 1914.

Emil Abderhalden und F. Wildermuth: Weitere Untersuchungen über das Verhalten des Blutserums gegenüber Rohrzucker vor und nach erfolgter parenteraler Zufuhr dieses Disaccharids. Versuche an Kaninchen. Zeitschr. f. physiol. Chemie. 90. 1914.

Emil Abderhalden und Andor Fodor: Weitere Untersuchungen über das Auftreten blutfremder proteolytischer Fermente im Blute Schwangerer. Untersuchung des Dialysates mittels Ninhydrin und gleichzeitiger Feststellung seines Stickstoffgehaltes mittels Mikroanalyse. Münchener med. Wochenschr. 61. 1914. Nr. 14. S. 765.

Emil Abderhalden und L. Grigorescu: Biologische Prüfung der Ergebnisse des Dialysierverfahrens. Münchener med. Wochenschr. 61. 1914. Nr. 14. S. 767.

Emil Abderhalden und L. Grigorescu: Weitere Untersuchungen über das Verhalten des Blutserums gegenüber Rohrzucker vor und nach erfolgter parentualer Zufuhr dieses Disaccharids. Versuche an Hunden. Zeitschr. f. physiol. Chemie. 90. 1914.

Emil Abderhalden, Hermann Holle und Hermann Strauß: Über den Nachweis der Wirkung proteolytischer Fermente des Serums mittels Enteiweißungsverfahren und Feststellung der Zunahme der mit Ninhydrin reagierenden Stoffe resp. des Stickstoffgehaltes des Filtrates des abgeschiedenen Eiweißes. 1. Mitteilg. Münchener med. Wochenschr. 61. Nr. 15. 804. 1914.

Emil Abderhalden und Max Paquin: 2. Mitteilg. über Enteiweißungsverfahren. Münchener med. Wochenschr. 61. Nr. 15. 806. 1914.

Emil Abderhalden und Gottfried Ewald: Vermag das Serum von gesunden Tieren Eiweiß resp. aus solchem dargestellte Peptone abzubauen? Zeitschr. f. physiol. Chemie. 80. 1914.

Emil Abderhalden, Gottfried Ewald, Ishiguro und R. Watanabe: Weiterer Beitrag zur Frage der spezifischen Wirkung der Zellfermente. 3. Mitt. Zeitschr. f. physiol. Chemie. 80. 1914.

Emil Abderhalden: Neue Wege zum Studium der Wechselbeziehungen der einzelnen Organe und ihre Störungen. Zeitschr. f. Sexualwissenschaft. 1. Heft 1. 1914.

Emil Abderhalden: Der gegenwärtige Stand der Erforschung der Abwehrfermente. Medizin. Klinik. Jahrg. 10. Nr. 16. 665. 1914.

Emil Abderhalden und L. Grigorescu: Versuche über Inaktivierung und Reaktivierung von plasmafremden Fermenten (Abwehrfermenten) und über ihr physikalisches Verhalten gegenüber dem Substrate. Medizin. Klinik. 10. Nr. 17.

Emil Abderhalden und L. Grigorescu: Versuche über die Übertragung der Abwehrfermente von Tier zu Tier und die Einwirkung von normalem Serum auf solches, das Abwehrfermente enthält. Medizin. Klink. 10. Nr. 17. 1914.

Emil Abderhalden und F. Wildermuth: Die Verwendung der Vordialyse bei der Fahndung auf Abwehrfermente unter Anwendung des Dialysierverfahrens. Münchener med. Wochenschr. 61. Nr. 16. S. 862. 1914.

Emil Abderhalden und Gottfried Ewald: Enhält das Serum von Kaninchen, denen ihr eigenes Blutserum resp. solches der eigenen Art intravenös zugeführt sind, proteolytische Fermente, die vor der Einspritzung nicht vorhanden waren? Münchener med. Wochenschr. 61. Nr. 17. S. 913. 1914.

Emil Abderhalden: Der Nachweis der blutfremden Fermente (Abwehrfermente) mittels gefärbter Substrate. Münchener med. Wochenschr. 61. Nr. 16. S. 861, 1914.

Emil Abderhalden und L. Grigorescu: Das Verhalten von Tieren, die plasmafremde Substrate nebst den zugehörigen Fermenten resp. nur erstere allein im Blute besitzen, gegenüber der parenteralen Zufuhr bestimmter Peptone und Proteine. Münchener med. Wochenschr. 1914.

Verlag von Julius Springer in Berlin.

Im Februar 1912 erschien:

Synthese der Zellbausteine in Pflanze und Tier.
Lösung des Problems der künstlichen Darstellung der Nahrungsstoffe.

Von Prof. Dr. Emil Abderhalden,
Direktor des Physiologischen Instituts der Universität zu Halle a. S.

Preis M. 3,60; in Leinwand gebunden M. 4,40.

Im April 1912 erschien:

Physiologisches Praktikum.
Chemische und physikalische Methoden.
Von Prof. Dr. Emil Abderhalden,
Direktor des Physiologischen Instituts der Universität zu Halle a. S.

Mit 271 Figuren im Text.

Preis M. 10,—; in Leinwand gebunden M. 10,80.

Biochemisches Handlexikon
Unter Mitwirkung hervorragender Fachleute
herausgegeben
von Prof. Dr. Emil Abderhalden,
Direktor des Physiologischen Instituts der Universität zu Halle a. S.

In sieben Bänden. (Abgeschlossen im Frühjahr 1912.)

Preis M. 324,—; in Moleskin gebunden M. 345,—.

Die Bände sind auch einzeln käuflich.

Ende 1913 erschien der 1. Ergänzungsband als VIII. Band des Gesamtwerkes zum Preise v. M. 34.—; in Moleskin gebunden M. 36,50.
Weitere Ergänzungsbände in Vorbereitung.

Zu beziehen durch jede Buchhandlung.

Verlag von Julius Springer in Berlin.

Grundriß der Fermentmethoden. Ein Lehrbuch für Mediziner, Chemiker und Botaniker von Professor Dr. **Julius Wohlgemuth**, Assistent am Königlichen Pathologischen Institut der Universität Berlin. 1913.
Preis M. 10,—; in Leinwand gebunden M. 10,80.

Untersuchungen über Chlorophyll. Methoden und Ergebnisse. Von Professor Dr. Rich. **Willstätter**, Mitglied des Kaiser-Wilhelm-Instituts für Chemie, und Dr. **Arthur Stoll**, Assistent des Kaiser-Wilhelm-Instituts für Chemie (Mitteilung aus dem Kaiser-Wilhelm-Institut für Chemie). Mit 16 Textfiguren und 11 Tafeln. 1913.
Preis M. 18,—; in Halbleder gebunden M. 20,50.

Die einfachen Zuckerarten und die Glucoside. Von E. **Frankland Armstrong**, D. Sc., Ph. D. Autorisierte Übersetzung der 2. englischen Auflage von **Eugen Unna**. Mit einem Vorwort von Emil Fischer. 1913.
Preis M. 5,—; in Leinwand gebunden M. 5,60.

Die äußere Sekretion der Verdauungsdrüsen. Von Dr. **B. P. Babkin**, Professor der Physiologie am Landwirtschaftlichen und Forst-Institut zu Nowo-Alexandria. Mit 29 Textfiguren. 1914.
Preis M. 16,—; in Leinwand gebunden M. 16,80.

Gesammelte Abhandlungen von Max Kassowitz, weil. a. o. Professor an der Universität Wien. In Verbindung mit **August Büttner**, Privatdozent Dr. **Carl Hochsinger**, Dr. **Arnold Holitscher**, Prof. Dr. **Julius Mauthner** zusammengestellt, mit biographischen und erläuternden Anmerkungen versehen und herausgegeben von Dr. **Julie Kassowitz-Schall**. Mit einem vollständigen Verzeichnis der Arbeiten des Verfassers, einem Porträt und 2 Figuren im Text. 1914.
Preis M. 12,—; in Leinwand gebunden M. 14,—.

Zu beziehen durch jede Buchhandlung.

Verlag von Julius Springer in Berlin.

Allgemeine und spezielle Physiologie des Menschenwachstums. Für Anthropologen, Physiologen, Anatomen und Ärzte dargestellt von Privatdozent Dr. **Hans Friedenthal,** Nikolassee. Mit 3 Tafeln und 34 Textabbildungen. 1914.
Preis M. 8,—.

Das Leben. Sein Wesen, sein Ursprung und seine Erhaltung. Präsidialrede, gehalten zur Eröffnung der „British Association for the Advancement of Science" in Dundee, September 1912, von **E. A. Schäfer,** LL. D., D. Sc., M. D., F. R. S., Prof. der Physiologie an der Universität Edinburgh. Autorisierte Übersetzung aus dem Englischen von **Charlotte Fleischmann.** 1913.
Preis M. 2,40.

Energie, Leben und Tod. Vortrag, gehalten in Wien in der „Wiener Urania" am 7. Februar 1914 von **Franz Tangl,** o. ö. Professor an der Universität Budapest. Erscheint im Juni 1914.
Preis ca. M. 2.—

Untersuchungen über Kohlenhydrate und Fermente. 1884—1908. Von Emil Fischer. 1909.
Preis M. 22,—; in Leinwand gebunden M. 24,—.

Untersuchungen in der Puringruppe. 1882—1906. Von **Emil Fischer.** Preis M. 15,— in Leinwand gebunden M. 16,50.

Untersuchungen über Aminosäuren, Polypeptide und Proteine. 1899—1906. Von Emil Fischer. 1906.
Preis M. 16,—; in Leinwand gebunden M. 17,50.

Organische Synthese und Biologie. Von **Emil Fischer.** Zweite, unveränderte Auflage. 1912. Preis M. 1,—.

Zu beziehen durch jede Buchhandlung.

Verlag von Julius Springer in Berlin.

Der Harn sowie die übrigen Ausscheidungen und Körperflüssigkeiten von Mensch und Tier. Ihre Untersuchung und Zusammensetzung in normalem und pathologischem Zustande. Ein Handbuch für Ärzte, Chemiker und Pharmazeuten sowie zum Gebrauche an landwirtschaftlichen Versuchsstationen. Unter Mitarbeit zahlreicher Fachgelehrter herausgegeben von Professor Dr. **Carl Neuberg**, Berlin. 2 Teile. Mit zahlreichen Textfiguren und Tabellen.
Preis M. 58,—; in 2 Halblederbänden gebunden M. 63,—.

Biochemie. Ein Lehrbuch für Mediziner, Zoologen und Botaniker von Professor Dr. **F. Röhmann**, Breslau. Mit 43 Textfiguren und 1 Tafel. 1909. In Leinwand gebunden Preis M. 20,—.

Die chemische Entwicklungserregung des tierischen Eies. (Künstliche Parthenogenese.) Von **Jaques Loeb**, Professor der Physiologie an der University of California in Berkeley. Mit 56 Textfiguren. 1909.
Preis M. 9,—; in Leinwand gebunden M. 10,—.

Über das Wesen der formativen Reizung. Vortrag, gehalten auf dem XVI. Internationalen Medizinischen Kongreß in Budapest 1909. Von **Jaques Loeb**, Professor der Physiologie an der University of California in Berkeley. 1909. Preis M. 1,—.

Umwelt und Innenwelt der Tiere. Von Dr. med. h. c. **J. von Uexküll**. 1909.
Preis M. 7,—; in Leinwand gebunden M. 8,—.

Instinkt und Erfahrung. Von **C. Lloyd Morgan**, D. Sc. LL. D., F. R. S., Professor an der Universität zu Bristol. Autorisierte Übersetzung von Dr. R. Thesing. 1913.
Preis M. 6,—; in Leinwand gebunden M. 6,80.

Die Naturwissenschaften. Wochenschrift für die Fortschritte der Naturwissenschaft, der Medizin und der Technik. Zugleich Fortsetzung der von W. Sklarek begründeten Naturwissenschaftlichen Rundschau. Herausgegeben von Dr. **Arnold Berliner** und Prof. Dr. **August Pütter**. Jährlich 52 Nummern im Umfang von je ca. 48 Spalten. Preis vierteljährlich M. 6,—.

Zu beziehen durch jede Buchhandlung.

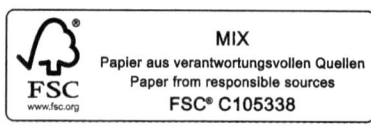

If you have any concerns about our products,
you can contact us on
ProductSafety@springernature.com

In case Publisher is established outside the EU,
the EU authorized representative is:
**Springer Nature Customer Service Center GmbH
Europaplatz 3, 69115 Heidelberg, Germany**

Printed by Libri Plureos GmbH
in Hamburg, Germany